脑血管病中西医康复

主审 毕鸿雁
主编 高振梅 任硕 刘彦彬 李超

山东科学技术出版社

图书在版编目（CIP）数据

脑血管病中西医康复 / 高振梅等主编. —济南：山东科学技术出版社，2018.10（2019.10重印）

ISBN 978-7-5331-9674-5

Ⅰ. ①脑… Ⅱ. ①高… Ⅲ. ①脑血管疾病—康复 Ⅳ. ①R743.309

中国版本图书馆CIP数据核字（2018）第225983号

脑血管病中西医康复
NAOXUEGUANBING ZHONGXIYI KANGFU

责任编辑：崔丽君
装帧设计：孙　佳

主管单位：山东出版传媒股份有限公司
出　版　者：山东科学技术出版社
　　　　　　地址：济南市市中区英雄山路189号
　　　　　　邮编：250002　电话：（0531）82098088
　　　　　　网址：www.lkj.com.cn
　　　　　　电子邮件：sdkj@sdcbcm.com
发　行　者：山东科学技术出版社
　　　　　　地址：济南市市中区英雄山路189号
　　　　　　邮编：250002　电话：（0531）82098071
印　刷　者：山东金坐标印务有限公司
　　　　　　地址：莱芜市赢牟西大街28号
　　　　　　邮编：271100　电话：（0634）6276023

规格：小16开（170mm×240mm）
印张：16.25　字数：300千　印数：2001～4000
版次：2018年10月第1版　2019年10月第2次印刷
定价：68.00元

《脑血管病中西医康复》编委会

主　审： 毕鸿雁

主　编： 高振梅　任　硕　刘彦彬　李　超

副主编： 徐东娟　王　庆　马　赛　苑　艳　娄天伟

编　委：（按姓氏笔画排序）

　　　　　卫　晨　王万宏　丛倩倩　巩　晓　刘　婕

　　　　　孙　超　孙文玉　李琳琳　杨玉如　何春华

　　　　　邹建鹏　陈玉潇　郑　淇　郝世杰　徐朦婷

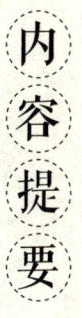

　　本书共分为八章,重点针对脑血管病患者的康复流程及规范化康复操作进行了详细介绍,内容主要包括基本康复操作、目前最先进的康复理念和技术、常见治疗难点的分析,以及传统中医适宜技术的应用,对广大临床一线康复师、治疗师有较好的指导意义,同时也填补了脑血管疾病中西医康复治疗的空白。此外,本书还简单介绍了脑血管病的生理、病理、解剖基础、中西医发病机制、常见危险因素、并发症的预防护理及居家康复等,内容涵盖了脑血管病急性期到后遗症期等各个阶段。

　　本书的写作重点是脑血管病患者的康复治疗,书中所有治疗方案均来自临床一线康复工作者,首次采用分期撰写的模式,以患者常见功能障碍为纲,内容包含目前最先进的康复训练方法、传统中医适宜技术的应用及患者训练后的课后作业,整个康复流程思维清晰、重点突出,技术应用合理规范、实用高效,能够很好地指导基层康复师、治疗师的临床实践。

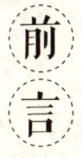

随着生活水平的提高，人们对生活质量有了新的要求，康复医学随之迅速繁荣。经过几十年的发展，现代脑血管病康复已经建立起相对系统的评估治疗体系，并且仍然在不断发展和完善。新的康复理论、康复技术层出不穷。中医学源远流长、博大精深，中医康复治疗技术在历代古籍中有大量记载，只是未能形成完整的理论体系和规范的康复流程。

山东中医药大学附属医院康复科作为国家中医药管理局中医康复能力提升规范化建设示范单位，在加强中医康复理论和技术的挖掘、传承、学习、实践的同时，不断跟进现代康复新理论、新技术，中西并重，砥砺前行，总结出一套技术运用合理、临床疗效突出、针对脑血管病各个时期的康复流程。此康复流程实用、高效、可操作性强，希望给予基层康复工作者最直接的帮助。

本书以脑血管病各期常见功能障碍为纲，在分析功能障碍形成原因的基础上，融合了先进的康复理论、康复技术，提出了行之有效的康复方案，图文并茂、简单易懂，并注重课下、家庭综合训练。同时，将中医传统康复技术融入脑血管病的各个时期，既突出中医的特色，又体现现代康复医学的优势，力求高效、规范。希望尽我们的微薄之力为中西医结合康复事业添彩增辉。由于时间仓促，加之水平有限，本书疏漏之处在所难免，诚恳欢迎广大读者批评指正。

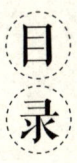

目录

第一章 现代医学对脑血管病的认识 / 1

第一节 脑血管病概述 / 1
第二节 脑的解剖结构 / 5
第三节 脑血管病康复原则 / 19

第二章 中医对脑血管病的认识 / 21

第一节 概述 / 21
第二节 历代医家对中风病的认识 / 26
第三节 中风病的临床证治 / 32

第三章 脑血管病临床常用康复评定 / 35

第一节 康复评定的内容和目的 / 35
第二节 常用康复评定方法 / 35

第四章 脑血管病康复理论 / 50

第一节 Bobath疗法 / 50
第二节 Brunnstrom疗法 / 53
第三节 Rood疗法 / 57
第四节 神经肌肉本体感觉促进技术 / 60
第五节 运动再学习疗法 / 62

第五章 脑血管病康复治疗 / 66

第一节 软瘫期 / 66
第二节 痉挛期 / 89
第三节 恢复期 / 111

第四节　意识障碍的康复 / 145
第五节　认知障碍的康复 / 150
第六节　言语吞咽障碍的康复 / 156
第七节　脑卒中患者的心肺康复 / 174

第六章　脑血管病中医适宜技术的应用 / 189

第一节　脑血管病的中医康复理论运用 / 189
第二节　巨刺针法在脑血管病中的应用 / 193
第三节　脑血管病中医适宜技术——针法 / 197
第四节　脑血管病中医适宜技术——灸法 / 212
第五节　脑血管病中医适宜技术——太极罐法 / 216
第六节　脑血管病中医适宜技术——导引 / 221

第七章　康复护理 / 230

第一节　基础病的管理 / 230
第二节　内科常见并发症的预防与护理 / 231
第三节　康复常见并发症的预防 / 236
第四节　易发生的不良事件的预防 / 239

第八章　居家康复 / 241

第一节　居家康复概述 / 241
第二节　日常生活活动能力的居家康复方案 / 242

第一章 现代医学对脑血管病的认识

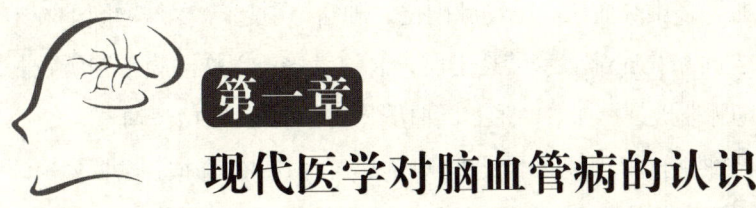

第一节 脑血管病概述

一、概念及分型

(一) 概念

脑血管病(CVD)是指脑血管破裂出血或血栓形成引起的以脑部出血性或缺血性损伤症状为主要临床表现的一组疾病,又称脑血管意外或脑卒中,俗称脑中风。该病患者多为中老年人,急性发作较多,严重者可发生意识障碍和肢体瘫痪,是造成人类死亡和残疾的主要疾病之一,也是高血压患者的主要致死原因。

(二) 分型

1. 按性质分　脑血管病按其性质通常分为缺血性脑血管病和出血性脑血管病两大类。

(1)缺血性脑血管病:① 短暂性脑缺血发作(TIA),又名小中风或一过性脑缺血发作,其病因与脑动脉硬化有关,是脑组织短暂性、缺血性、局灶性损害所致的功能障碍。② 脑血栓形成,多由于动脉粥样硬化、各种动脉炎、外伤及其他物理因素、血液病引起脑血管局部病变形成的血凝块堵塞而发病。③ 脑栓塞,可由多种疾病所产生的栓子进入血液,阻塞脑部血管而诱发。临床上以心脏疾病为最常见原因,其次是骨折或外伤后脂肪入血、虫卵或细菌感染、气胸等导致空气入血、静脉炎形成的栓子等栓塞脑血管所致。

(2)出血性脑血管病:① 脑出血,指脑实质血管破裂出血,不包括外伤性脑出血，多由高血压、脑动脉硬化、肿瘤等引起。②蛛网膜下腔出血，由于脑表面和脑底部血管破裂出血，血液直接流入蛛网膜下腔所致。常见原因有动脉瘤破裂、血管畸形、高血压、动脉硬化、血液病等。

（3）混合性脑血管病：20世纪70年代以来，由于CT和核磁共振的广泛应用，临床上发现出血和梗死并存的脑血管病，即混合性脑血管病，占同期各种脑血管病住院人数的2.67%。其病因和发病机制迄今尚不完全清楚，目前多认为高血压和动脉硬化是重要病因，并与其严重程度密切相关。

2. 按进程分　可分为急性脑血管病和慢性脑血管病两种。

（1）急性脑血管病：包括短暂性脑缺血发作、脑血栓形成、脑栓塞、高血压脑病、脑出血和蛛网膜下腔出血等。

（2）慢性脑血管病：包括脑动脉硬化、脑血管病性痴呆、脑动脉盗血综合征、帕金森病等。

通常所说的脑血管病是指急性脑血管病，发病急，常危及患者生命，因此，也易引起人们的重视。慢性脑血管病病程长，易被人忽视。

二、流行病学

脑血管病居全球死因第二位。2005年全球约有6200万人罹患卒中，预计2030年将达到7700万。近年，脑血管病在中国已跃升为首位死因，且是导致成年人长期残疾的主要原因，高发病率、高致残率、高死亡率已使其成为全球性公共卫生问题。

三、脑血管病常见危险因素

1. 年龄、家族史及气候

（1）年龄：脑血管病的发病率随年龄的增长而增高，55～75岁年龄段患者的发病率增高更为明显，几乎呈对数指数上升。年龄增长是脑血管病的一种不可干预的影响因素。

（2）家族史：有研究显示，脑卒中患者的父母死于脑血管病者是对照组的4倍。

（3）气候：高纬度地区及秋冬季节脑血管病发病率高，与低气温易导致脑血管痉挛有关。

2. 吸烟、饮酒

（1）吸烟：吸烟对人体动脉危害较大，吸烟量的增加可导致高血压和动脉硬化病情进一步恶化，脑血流量明显降低，并可加速脑动脉硬化进程，降低脑血管舒缩功能。

（2）酗酒或慢性酒精中毒：亦是脑血管病的危险因素，大量饮酒可增加出血性卒中的发生危险。有研究认为，少量饮酒可预防缺血性卒中。

3. 饮食、肥胖

（1）饮食：高钠、低钙、高肉类、高动物油脂摄入可促进高血压、动脉硬化的发生，故对脑血管病也是不利的。

（2）肥胖：肥胖与高血压、高血糖有关。由于高血压、冠状动脉粥样硬化性心脏病（冠心病）、糖尿病是脑卒中的危险因素，故肥胖是脑卒中的间接危险因素。

4. 高血压　　高血压是最重要的脑卒中独立危险因素。不论何种脑血管疾病，血压与其发病率均呈正相关关系。无论收缩压或舒张压增高，均可增加脑出血和脑梗死的发生风险。有研究指出，当舒张压在 9.33～14.7 kPa（70～110 mmHg）之间时，每增加 7.5 mmHg，脑卒中的发病率就增加 1 倍。单纯收缩压增高者脑梗死的发病率比血压正常者高 2 倍。患高血压但未经治疗者比接受过治疗者的脑卒中发病率更高。因此，早期治疗高血压可明显降低脑卒中的发病率。

5. 高脂血症　　研究显示，血清胆固醇水平和缺血性脑血管病有关，特别当胆固醇超过 4.14 mmol/L 时，相关关系更明显，低密度脂蛋白胆固醇（LDL-C）增高和高密度脂蛋白胆固醇降低（HDL-C）可能与脑卒中的发生有关。血清胆固醇水平较低也可增加出血性脑卒中的发生风险。另有研究认为，脂蛋白 a 是缺血性卒中，特别是青年脑卒中的独立遗传危险因素。

6. 高同型半胱氨酸血症　　高同型半胱氨酸血症是动脉粥样硬化、缺血性卒中和TIA的独立危险因素，原因不明的青年或者老年缺血性脑卒中要考虑本病的可能。血浆中半胱氨酸的水平随年龄增长，并与红细胞叶酸和维生素B_{12}水平成反比。高同型半胱氨酸血症能损伤血管内皮，促进血管平滑肌细胞增生，致动脉硬化；同型半胱氨酸的氧化可产生自由基和过氧化氢，促进LDL-C氧化，增加泡沫细胞形成，致使血管壁增厚；影响血管的调节功能，致使血管收缩舒张功能紊乱；对血管内皮细胞有毒性作用，可增加血小板黏附及血栓烷A2（TXA2）产生，促进脑血栓形成。

7. 高尿酸血症　　尿酸（UA）是嘌呤代谢的终产物，正常情况下是人体主要的内源性水溶性抗氧化剂之一。在高UA情况下，尿酸盐结晶通过与脂蛋白结合促进脂质过氧化和LDL-C的氧化，使氧自由基生成增加，诱发并参与引起血管的炎症反应，使血管内膜受损，从而促进血栓形成。UA>7 mg／dL组较UA≤7 mg/dL组脑梗死进展危险增加72.1%。

8. 心脏病　　包括冠心病、风湿性心脏病（风心病）、二尖瓣脱垂、心脏黏液瘤等在内的各种心脏病是公认的脑血管病的重要危险因素。能够导致脑栓塞的心脏瓣膜病和心内膜病变主要包括风湿性心脏病、细菌性心内膜炎、非细菌性血栓性心内膜炎、二尖瓣脱垂和心肌梗死后左室附壁血栓。20%的风湿性心脏病患者合并全身性栓塞，其中50%为脑血栓。易导致脑栓塞的心律失常主要为心房颤动和病态窦房结综合征。其发病机制是由于心脏不规律跳动致使血流瘀滞，在左心耳处易产生血栓，血栓脱落后被推入人体循环即可发生脑栓塞。

9. 动脉硬化　　动脉硬化是脑血管病的常见病因及重要危险因素。眼底动脉硬化可基本反映脑动脉硬化状况，伴眼底动脉硬化者发生脑血管病的危险性显著增加，其硬化程度越高，危险程度越大，合并高血压者差别更为明显。

10. 糖尿病　　糖尿病患者发生脑血管疾病的危险性比血糖正常的同龄人高约1倍。糖尿病可促进动脉粥样硬化的发生与发展。高血糖及脑组织缺血缺氧增加无氧酵解、酸性产物堆积，导致酸中毒，加重局部脑组织缺血、水肿坏死，导致恶性循环。高血糖对神经功能还有直接的损害作用。

11. TIA和脑卒中史　　约20%的脑梗死患者有TIA史，TIA患者脑卒中的年发生率为1%～15%，TIA发作越频繁，发生脑卒中的危险性越高。有卒中史者的脑血管疾病复发率比一般人群高4倍。

第二节　脑的解剖结构

一、大脑结构

（一）端脑

1. 端脑的结构　　见表1.2.1、图1.2.1。

表1.2.1　端脑的结构

端脑	大脑皮质	躯体运动中枢		是随意运动的最高中枢，位于中央前回和中央旁小叶前部
		躯体感觉中枢		位于中央后回及中央旁小叶后部
		视觉中枢		位于枕叶内侧面距状沟上、下的皮质
		听觉中枢		位于颞叶的颞横回
		语言中枢		人脑大脑皮质所特有，通常只存在于优势侧半球
	基底核（基底节）	尾状核（新纹状体）		尾状核是由前向后弯曲的圆柱体，分为头、体、尾3部分，位于背侧丘脑背外侧，伸延于侧脑室前角、中央部和下角
		豆状核		豆状核位于岛叶深部，借内囊与内侧的尾状核和丘脑分开，此核在水平切面上呈三角形，并被两个白质板分隔成3部分，外侧部最大称壳（新纹状体），内侧两部分合称苍白球（旧纹状体）

（续表）

端脑	大脑皮质	基底核（基底节）	杏仁体	杏仁体在侧脑室下角前端的上方，海马旁回沟的深面，与尾状核的末端相连，为边缘系统的皮质下中枢，与调节内脏活动和情绪的产生有关，其纤维联系见边缘系统
			屏状核	屏状核位于岛叶皮质与豆状核之间，功能不明
	大脑白质	内囊	内囊前肢	位于尾状核与豆状核之间
			内囊膝	内囊前肢与内囊后肢相连的地方
			内囊后肢	位于豆状核与背侧丘脑之间
	侧脑室	侧脑室位于大脑半球内，侧脑室左右各一，延伸至半球的各个叶内。分为4部分：中央部位于顶叶内，前角伸向额叶，后角伸入枕叶，下角伸至颞叶内		
	边缘系统	海马结构		海马结构是指齿状回外侧，侧脑室下角底壁上有一弓状隆起，称为海马，与齿状回构成海马结构
		齿状回		是海马结构的一部分。海马裂和海马伞之间形如齿状的原皮质
		扣带回		扣带回位于大脑半球内侧面，胼胝体上面，胼胝体沟与扣带沟之间
		乳头体		位于垂体下方，两大脑脚之间，与情绪运作有关
		杏仁核		附着在海马的末端，呈杏仁状，是边缘系统的一部分，是产生情绪，识别情绪和调节情绪的脑部组织，控制学习和记忆

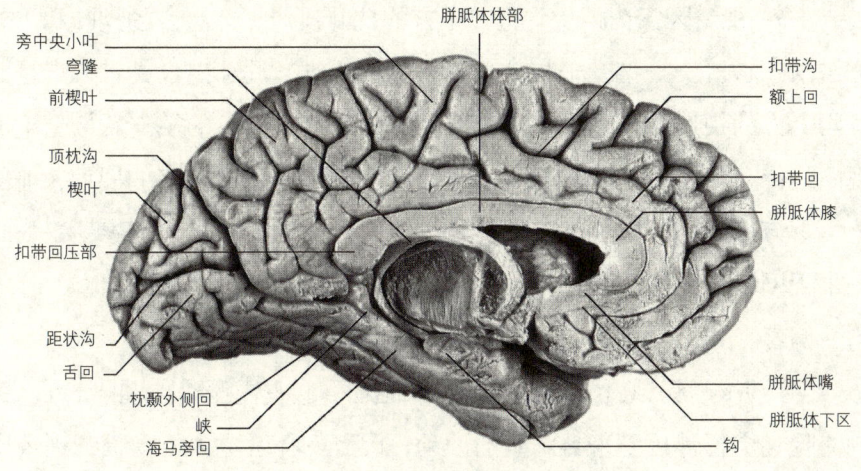

图1.2.1 端脑内侧面观

2. 端脑的功能定位

（1）第Ⅰ躯体运动区：位于中央前回和中央旁小叶前部（4区和6区），该中枢对骨骼肌运动的管理有一定的局部定位关系，其特点如下：① 上下颠倒，但头部是正的，中央前回最上部和中央旁小叶前部与下肢、会阴部运动有关，中部与躯干和上肢的运动有关，下部与面、舌、咽、喉的运动有关；② 左右交叉，即一侧运动区支配对侧肢体的运动。但一些与运动有关的肌肉受两侧运动区的支配，如眼球外肌、咽喉肌、咀嚼肌等；③ 身体各部分投影区的大小与各部形体大小无关，而取决于功能的重要性和复杂程度。该区接受中央后回、背侧丘脑腹前核、腹外侧核和腹后核的纤维，发出纤维组成锥体束，至脑干一般躯体运动核，特殊内脏运动核和脊髓前角运动神经元。

（2）第Ⅰ躯体感觉区：位于中央后回和中央旁小叶后部（3、1、2区），接受背侧丘脑腹后核传来的对侧半身痛、温、触、压及位置和运动觉，身体各部代表区的投影和第Ⅰ躯体运动区相似，身体各部在此区的投射特点是：① 上下颠倒，但头部是正的；② 左右交叉；③ 身体各部在该区投射范围的大小取决于该部感觉敏感程度，例如手指和唇的感受器最密集，在感觉区的投射范围最大。

（3）视觉区：在距状沟上、下方的枕叶皮质，即上方的楔叶和下方的舌回（17区），接受来自外侧膝状体的纤维。局部定位关系特点是距状沟上方的视皮质接受上部视网膜传来的冲动，下方的视皮质接受下部视网膜传来的冲动。距状沟后1/3上、下方接受黄斑区传来的冲动，前部上、下方接受视网膜前部（周边区）传来的冲动。一侧视区接受双眼同侧半视网膜传来的冲动，损伤一侧视区可引起双眼对侧视野偏盲，称同向性偏盲。

（4）听觉区：在颞横回（41区、42区），接受内侧膝状体的纤维。每侧的听觉中枢都接受来自两耳的冲动，因此一侧听觉中枢受损，不致引起全聋。

（5）平衡觉区：关于此中枢的位置存有争议，一般认为在中央后回下端，头面部感觉区的附近。

（6）嗅觉区：在海马旁回沟的内侧部及其附近。

（7）味觉区：在中央后回下部（43区），舌和咽的一般感觉区附近。

（8）语言中枢：人类大脑皮质与动物的本质区别是进行思维和意识等高级活动，并进行语言的表达，所以在人类大脑皮质上具有相应的语言中枢，如说话、阅读和书写等中枢。①运动性语言中枢（说话中枢）在额下回后部（44区、45区），又称Broca区。如果此中枢受损，患者虽能发音，却不能说出具有意义的语言，称运动性失语症。② 书写中枢（8区）在额中回的后部，紧靠中央前回的上肢代表区，特别是手的运动区。此中枢若受损，虽然患者手的运动功能仍然保存，但写字、绘图等精细动作发生障碍，称为失写症。③ 听觉性语言中枢在颞上回后部（22区），能调整自己的语言和听取、理解别人的语言。此中枢受损后，患者虽能听到别人讲话，但不理解讲话的意思，自己讲的话也同样不能理解，故不能正确回答问题和正常说话，称感觉性失语症。④ 视觉性语言中枢又称阅读中枢，在顶下小叶的角回（39区），靠近视觉中枢。此中枢若受损，虽患者视觉没有障碍，但不能理解文字符号的意义，称为失读症。

(二)间脑

1. 间脑的结构 见表1.2.2。

表1.2.2 间脑的结构

组成		位置
间脑	丘脑	又称背侧丘脑,是间脑中最大的卵圆形灰质核团,位于第三脑室的两侧,左、右丘脑借灰质团块(称为中间块)相连,是最重要的感觉传导接替站
	上丘脑	由丘脑髓纹、缰三角、缰连合、松果体构成,位于第三脑室顶部周围
	下丘脑	位于丘脑沟以下,形成第三脑室下部的侧壁和底部。它是自主神经的皮质下最高中枢,边缘系统、网状结构的重要联系点,垂体内分泌系统的激发处。主要包括乳头体和结节部、视上部
	底丘脑	位于间脑和中脑被盖的过渡地区,内含底丘脑核,与黑质、红核、苍白球有密切联系,属锥体外系的重要结构

2. 间脑的功能定位

(1)丘脑的功能定位:是感觉传导的皮质下最高中枢和中继站,对运动系统、边缘系统、上行网状系统、大脑皮质的活动有影响。

(2)上丘脑的功能定位:在作用功能上,上丘脑与嗅觉、视觉有密切联系。

(3)下丘脑的功能定位:神经内分泌和自主神经整合中枢,是维持机体内环境稳定和控制内分泌功能活动的重要结构,对摄食、体温调节、水盐平衡、情绪变化、睡眠、生殖、垂体腺功能、内脏活动有广泛调节作用。

(4)底丘脑功能定位:人类一侧底丘脑核受损,可产生对侧肢体,尤其上肢较为显著的、不自主的舞蹈样动作,表现为半身舞蹈病或半身颤搐。

(三)脑干

1. 脑干的结构 见表1.2.3、图1.2.2。

表1.2.3　脑干的结构

组成		位置
脑干	延髓	延髓形似倒置的圆锥体，其下界平枕骨大孔与脊髓相连，上界与脑桥以延髓脑桥沟（腹面）和髓纹（背面）为界
	脑桥	脑桥腹面宽阔膨隆，下缘借延髓脑桥沟与延髓分界，上缘与中脑的大脑脚相连接
	中脑	中脑形体较小，中间的室腔为大脑水管。腹面上界为间脑视束，下界为脑桥上缘

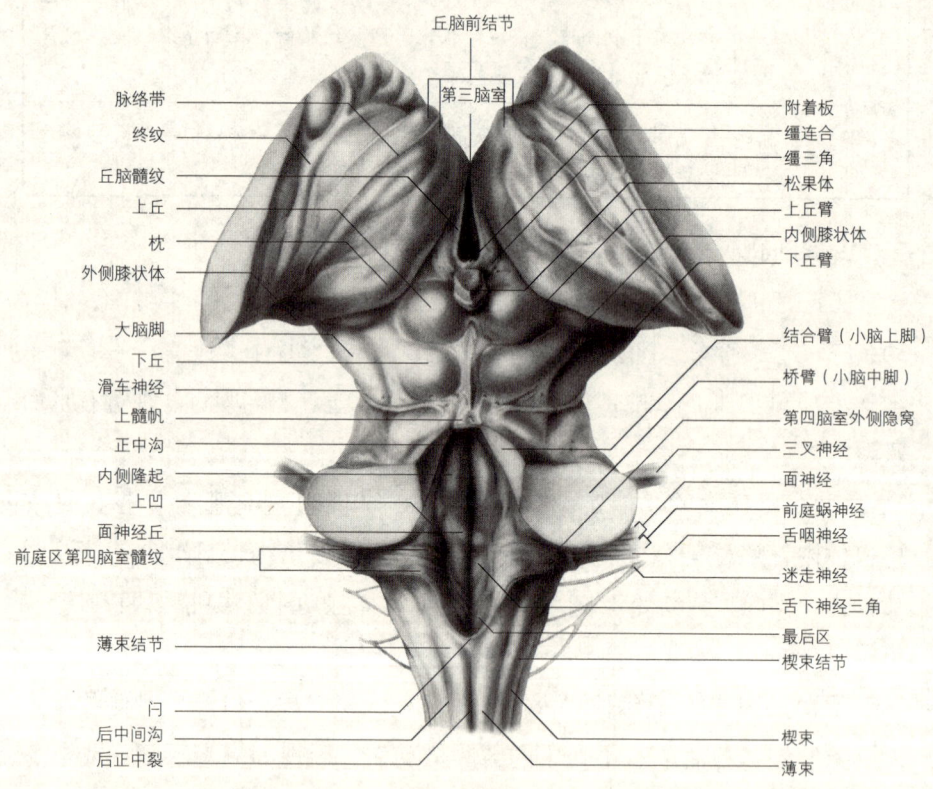

图1.2.2　脑干

2. 脑干的功能定位

(1) 延髓：居于脑的最下部，与脊髓相连；其主要功能为控制呼吸、心跳、消化等。

(2) 脑桥：位于中脑与延脑之间。脑桥的白质神经纤维通到小脑皮质可将神经冲动自小脑一半球传至另一半球，使之发挥协调身体两侧肌肉活动的功能。

(3) 中脑：位于脑桥之上，恰好是整个脑的中点。中脑是视觉与听觉的反射中枢，凡是瞳孔、眼球、肌肉等活动，均受中脑的控制。

(4) 网状系统：居于脑干的中央，是由许多错综复杂的神经元集合而成的网状结构。网状系统的主要功能是控制觉醒、注意、睡眠等不同层次的意识状态。

(四) 小脑

1. 小脑的结构　见表1.2.4。

表1.2.4　小脑的结构

	组成	位置
小脑	小脑上脚	大部分由小脑的传出纤维构成，经中脚前内侧潜入脑桥上部的背面
	小脑中脚	起自脑桥基底部外侧，弯向背侧连于小脑
	小脑下脚	起自脊髓和下橄榄核，在小脑中脚的内侧进入小脑
	小脑蚓	小脑中间比较狭窄的部位，称为小脑蚓
	小脑半球	小脑蚓两侧膨大的部分，称为小脑半球
	小脑扁桃体	在蚓垂两旁，部分靠近延髓背面的小脑半球向下膨隆，称为小脑扁桃体

2. 小脑的功能定位　主要是维持身体平衡（原小脑）、调节肌张力（旧小脑）和协调躯体的随意运动（新小脑）。

(1) 前庭小脑：控制躯干肌及眼外肌运动神经元，维持身体平衡，协调眼球运动。

（2）脊髓小脑：控制运动中的躯干肌和肢带肌（肢体近端肌肉）的张力和协调。控制运动中的肢体远端肌肉的张力和协调。

（3）大脑小脑：控制上、下肢精确运动的起始、计划和协调，包括确定运动的力量、方向和范围。

二、大脑循环系统

（一）颈内动脉

1. 位置　　颈内动脉在平对甲状软骨上缘处自颈总动脉分出，向上达颅底穿经颈动脉管入颅内，沿蝶骨体两侧的颈动脉沟折向前行，其末端在大脑底面前穿质之下分为大脑前动脉和大脑中动脉，见图1.2.3。

2. 供应脑区　　颈动脉在颈部分为颈内、颈外动脉后上行，向上分为大脑前动脉和大脑中动脉，颈内动脉尚分出眼动脉支配视网膜。颈内动脉卒中的严重度变异性很大，取决于侧支循环的代偿程度，侧支循环倾向于在慢性进展性卒中中形成。

3. 颈内动脉闭塞的临床表现　　颅内或颅外颈内动脉闭塞占缺血性卒中的1/5。在颈内动脉硬化性闭塞患者中，约15%有先兆，包括TIA和同侧视网膜动脉缺血引起的单眼盲。颈内动脉闭塞可以没有症状。有症状的闭塞可以引起类似于大脑中动脉闭塞的表现（对侧偏瘫、偏身感觉减退、同向偏盲，优势半球受累可产生失语）。

（二）大脑前动脉

1. 位置　　在视神经或视交叉外侧，正对嗅三角处，呈直角或几乎直角方向由颈内动脉发出，最初呈水平位行向前内，在半球间裂内向上、向内后上行，绕过胼胝体膝部沿胼胝体沟直达胼胝体压部的后方，与大脑后动脉末梢吻合。

2. 供应脑区　　大脑前动脉皮质支供应大脑半球内侧面前3/4及额顶叶背侧面上1/4皮质及皮质下白质，深穿支供应内囊前肢及部分膝部、尾状核、豆状核前部等。发生病变时主要表现为病变对侧下肢瘫痪，也可伴有下肢感觉障碍。

3. 大脑前动脉闭塞的临床表现　　大脑前动脉闭塞并不多见，可能因为来自颅外或心脏的栓子更倾向于进入管径大、血流大的大脑中动脉。症状包括累及对侧下肢的偏瘫和感觉缺失，可以累及患者的自主排尿功能，因为患者难以抑制反射性膀胱收缩，造成尿失禁。

（三）大脑中动脉

1. 位置　　大脑中动脉是颈内动脉的直接延续，在颈内动脉的分支中最为粗大。大脑中动脉在视交叉外下方向外横过前穿质进入大脑外侧沟，再向后外，在岛阈附近分支。分支前的一段称大脑中动脉主干，呈S形、弓形或平直形，长15 mm，外径3 mm。此动脉在岛阈附近呈双干（76%）、单干（13%）及三干（11%）。其分支位于脑底下方、蝶鞍上方，环绕视交叉、灰结节、乳头体周围，由前交通动脉、两侧大脑前动脉始段、两侧颈内动脉末段、两侧后交通动脉和两侧大脑后动脉始段吻合而成。此环使两侧颈内动脉系与椎-基底动脉系相交通。

2. 供应脑区　　供应整个大脑半球的背外侧面，包括额中回以下，中央前后回下3/4，顶下小叶，枕外侧回，颞下回上缘，颞极内、外侧面，额叶眶部外侧半及岛叶各部皮质。

3. 大脑中动脉闭塞的临床表现　　大脑中动脉供血区是缺血性卒中最常累及的部位，临床表现取决于累及部位。

（1）上部分支卒中：导致累及对侧下肢的面、手、上肢的偏瘫和同样部位的感觉减退，但没有同向偏盲。如果优势半球受累，可合并出现表达性（Broca）失语，其特征是语言表达困难而理解无障碍。

（2）下半分支卒中：少有单独发生，导致对侧同向偏盲，可能预后更糟，显著皮层感觉功能障碍，产生对侧图形觉和立体觉减退；空间感减退；包括对存在疾病的否认（病态失认）；忽视或不能认识对侧肢体；忽视对侧周围空间；穿衣失认；结构失认。如果优势半球受累，可发生感觉性失语（Wernicke's失语），表现为语言理解和流利受累，常常出现无意义语言。如果非优势半球受累，可出现急性意识障碍。

（3）大脑中动脉二分支或三分支梗死：在动脉主干分为两支（上、下二支）或三支（上、中、下三支）处有病灶。这种严重的梗死产生包括上下分支所有症状。其临床表现在于累及下肢外对侧面、手和上肢的偏瘫和偏身感觉障碍、同向偏盲，如果累及优势半球则产生混合性（运动和感觉）失语。

（4）大脑中动脉主干闭塞：发生在大脑中动脉发出豆纹动脉的近端。因为整个大脑中动脉供血区域全部受累，故为该动脉闭塞发生的卒中中最为严重的一种。所发生的临床表现除了累及内囊部位的运动纤维导致对侧下肢瘫痪外，等同于三分支闭塞引起之症状，最终结果是产生偏身包括面、手、上下肢的运动和感觉障碍。

（四）椎基底动脉系统

1. 位置　　椎动脉由锁骨下动脉发出，左右各一，穿过颈椎两侧6个横突孔，经枕骨大孔上升到颅内后，2条椎动脉在脑桥椎动脉多普勒频谱波形下缘汇合在一起，形成一条粗大的基底动脉，即我们通常所称的椎基底动脉系统。

2. 供应脑区　　基底动脉至中脑分成2条大脑后动脉，供应大脑后2/5的血液，包括枕叶、颞叶的基底面及丘脑等。椎基底动脉在小脑和脑桥的分支供应小脑和脑桥的血液。2条大脑前动脉之间由前交通支连接起来，两侧颈内动脉与大脑后动脉之间由后交通支连接起来，构成脑底动脉环。当此环的某处血液出现障碍时，可互相调节供应。此外，颈内动脉通过眼动脉，还可以与面、上颌、颞浅等动脉吻合。

3. 椎基底动脉闭塞的临床表现　　最主要的症状为发作性眩晕，伴恶心、呕吐，可有耳鸣及听力减退。眩晕多在头颈部快速转动或体位改变时发生，呈旋转性、浮动性或摇摆性，双下肢发软，站立不稳，有地面移动或倾斜感，一般持续数分钟、数小时或数天。有视力障碍者约占40%，表现为视力模糊、减退、复视、幻视。若脑干或小脑受损，则出现眼球震颤、共济失调、平衡障碍、吞咽困难、构音障碍及交叉性瘫等症状。少数患者有猝倒发作，常在迅速转头时突发双下肢无力倒地，意识清楚，能自行站立，数秒或数分钟后恢复，与脑干网状结构缺血使躯体肌张力突然降低有关。此外，还可有偏头痛、记忆力减退及精神异常等表现。椎动脉周围附着大量交感神经节后纤维，因此椎动脉型颈椎病引起的椎基底动脉供血不足常伴有自主神经功能紊乱，出现胃肠、呼吸及心血管系统症状，病变侧Horner征阳性。还可有颈项酸痛、后枕部痛、颈部活动受限等症状。神经系统阳性体征多很轻微，可有水平性眼球震颤、轻度锥体束征（如肌力减退、腱反射活跃或亢进、腹壁反射不对称等）、Romberg征阳性、指鼻试验不准确、面部或肢体感觉减退等表现。

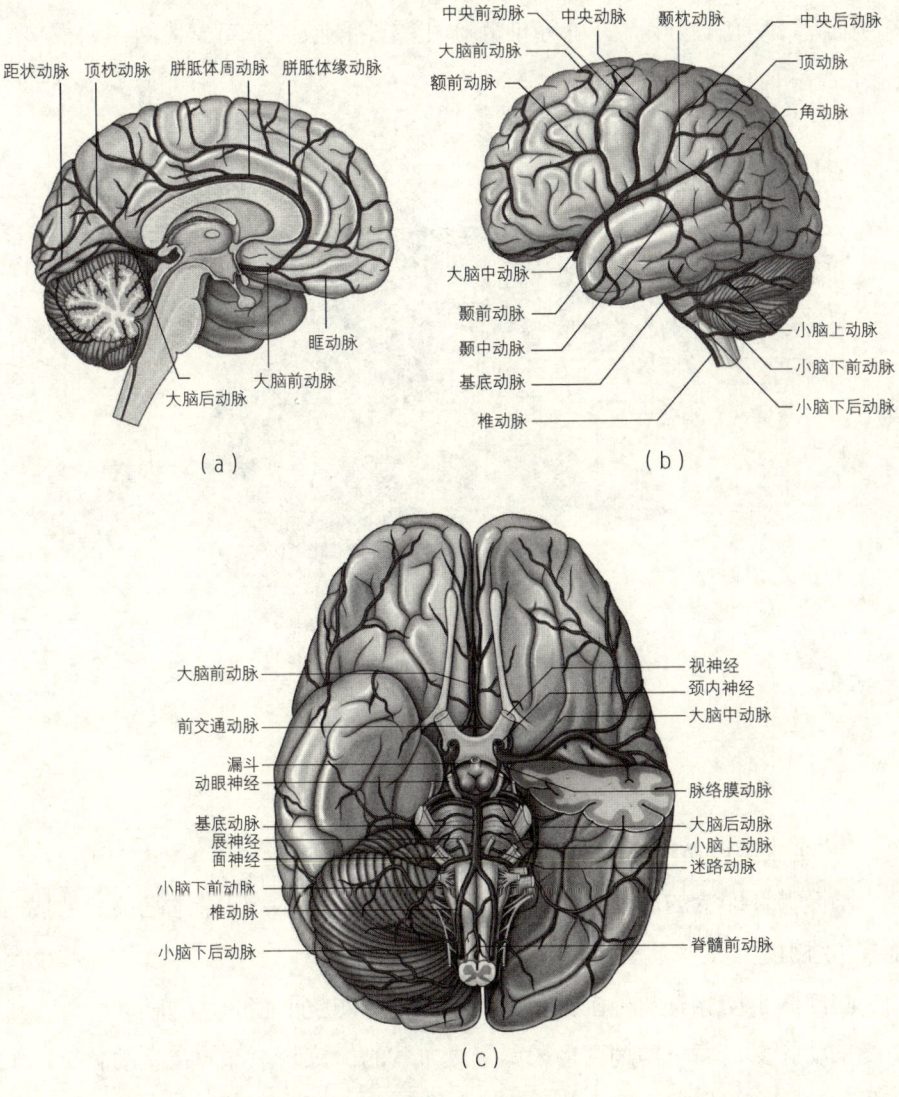

图1.2.3　脑动脉系统

（五）脑静脉系统

与脑动脉相比，脑静脉管壁较薄。与身体其他部位的静脉不同，脑静脉管壁中没有静脉瓣，静脉血的回流依赖高位的势能。脑静脉血的回流路径可以归纳为：大部脑静脉血经脑深部静脉和脑血窦流入颈内静脉；小部脑静脉血经眼部翼状静脉丛，进入静脉到血管再到头皮，最后流入椎管中的椎旁静脉系统。脑静脉系统有大量交通支静脉丛，即使两侧颈内静脉都被阻塞，大脑静脉血仍可经椎静脉和颈外静脉系统完成其回流，见图1.2.4。

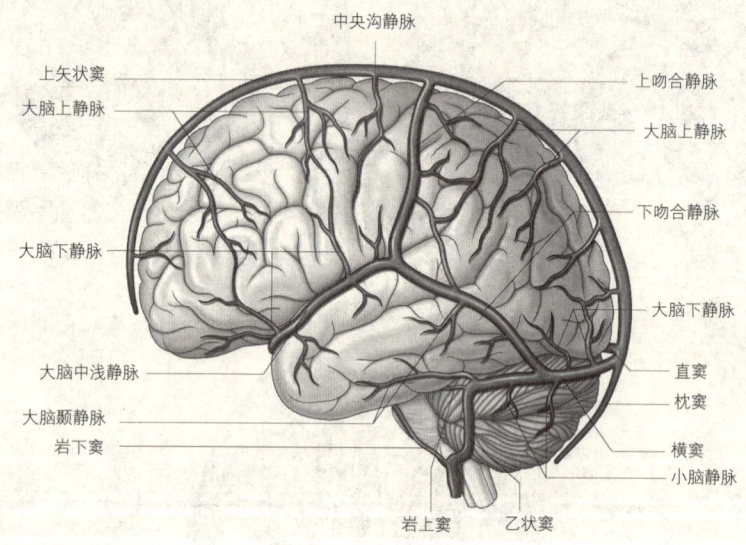

图1.2.4　脑静脉系统

（六）大脑微循环

脑微循环即脑的微动脉和微静脉之间的血液循环，其基本功能是完成血液和组织之间的物质交换。

脑部微小动脉有两种血管来源，一种是蛛网膜下腔的软脑膜动脉分支的终末动脉支，另一种是直接来源于大血管的供应脑深部的穿支动脉支。这两种动脉系统相向而行，分别穿透脑皮质层和深部髓质，在皮质下白质的深处汇合，形成分水岭区。此处的小动脉均为终末支，无吻合支，且血管密度低，故极易发生局部的循环缺血和低灌注，急性缺血易发生腔隙性梗死或脑微出血，慢性则可导致脑白质病变。终末微动脉的血流形成毛细血管网，经毛细血管后微静脉汇入硬膜下静脉窦。脑小动脉有其独有的循环特点：首先大脑几乎没有能量储备功能，故脑血流量对其影响大。虽然人脑只占了体重的2%，但消耗了心排血量的20%维持正常脑功能。由于人脑缺乏能量储备功能，故必须依靠持续性的血流灌注提供所需的葡萄糖、氧气及其他营养物质。静止时脑血流量的决定因素有灌注压、自动调节机制、血管对二氧化碳分压的反应性。在日常活动中脑动脉压的波动范围大，大脑血管的自动调节机制可在一定的动脉压范围内保持脑血流的相对恒定。脑微循环有其独特的结构即血脑屏障，由内皮细胞、紧密连接蛋白及基底膜构成。在毛细血管水平，其完整性与周细胞、血管星形胶质细胞等也密切相关。

三、大脑神经系统

见表1.2.5。

表1.2.5 十二对脑神经

名称	组成	损伤临床表现
嗅神经	嗅神经由特殊内脏感觉纤维组成	颅前窝骨折延及筛板时，可撕脱嗅丝和脑膜，造成嗅觉障碍，脑脊液也可流入鼻腔
视神经	视神经由特殊躯体感觉纤维组成，传导视觉冲动	颅内压增高时，常出现视盘水肿
动眼神经	动眼神经为运动性神经，含有躯体运动和内脏运动两种纤维	动眼神经麻痹时，出现上眼睑下垂，眼球向内、向上及向下活动受限而出现外斜视和复视，并有瞳孔散大，调节和聚合反射消失
滑车神经	滑车神经为运动性神经	滑车神经是脑神经中最细的神经。滑车神经损伤后眼球不能向外下方注视，受累眼采取外斜视位，导致复视

(续表)

名称	组成	损伤临床表现
三叉神经	三叉神经为混合性神经	三叉神经半月节以上损伤时可出现患侧头面部皮肤及舌、口、鼻腔黏膜的一般感觉丧失；角膜反射消失；患侧咀嚼肌瘫痪，张口时下颌偏向患侧
		三叉神经半月节以下受损时可出现各单支损伤表现，眼神经受损时，出现患侧睑裂以上皮肤感觉障碍，角膜反射消失；上颌神经损伤时可至患侧下睑及上唇皮肤、上颌牙齿、牙龈及硬腭黏膜的感觉障碍；下颌神经受损时可致患侧下颌牙齿、牙龈及舌前2/3和下颌皮肤的一般感觉障碍，并有患侧咀嚼肌的运动障碍
展神经	展神经为运动神经	展神经损伤时出现眼内斜视
面神经	面神经属于混合神经	中枢型：出现病灶对侧颜面下部肌肉麻痹。表现为鼻唇沟变浅，露齿时口角下垂（或称口角歪向病灶侧，即瘫痪面肌对侧），不能吹口哨和鼓腮等
		周围型：出现病灶同侧全部面肌瘫痪，表现为不能皱额、皱眉、闭目、角膜反射消失，鼻唇沟变浅，不能露齿、鼓腮、吹口哨，口角下垂（或称口角歪向病灶对侧，即瘫痪面肌对侧）。此外还可出现舌前2/3味觉障碍
前庭蜗神经	前庭蜗神经由特殊躯体感觉性神经纤维组成	损伤表现为耳鸣、耳聋、眩晕、眼震、平衡障碍等
舌咽神经	舌咽神经为混合神经	舌咽神经损伤表现为舌后1/3味觉消失，舌根及咽峡区痛觉消失，咽肌收缩力弱，泌涎障碍
迷走神经	迷走神经属于混合神经	损伤可引起循环、消化和呼吸系统功能失调
副神经	副神经为运动神经	受损时可出现一侧胸锁乳突肌肌力下降或肌肉萎缩
舌下神经	舌下神经主要由躯体运动纤维组成	单侧舌下神经麻痹时伸舌舌尖偏向病侧，双侧麻痹者不能伸舌

第三节 脑血管病康复原则

一、急性期康复治疗

1. 原则　　急性期是指发病后病情稳定2周以内这段时间。一旦患者病情稳定，神志清楚，就应当在24～48小时后开始康复性活动或者训练。在急性期尽早开展运动治疗可以预防和治疗并发症，防止长期卧床造成的生理功能减退，激发患者争取康复的欲望，为恢复期康复治疗的顺利进行打下基础。

2. 目的　　预防废用综合征及并发症，防止过度安静休息。在严格管理下，确立基本的动作，为进一步康复治疗打好基础。

3. 内容　　定时变换体位，保持良好的肢体位置，做好关节活动范围的维持，早期进行坐位训练，做好并发症的管理。

二、恢复期康复治疗

1. 原则　　恢复期指发病后2周～6个月。此期患者病情平稳，能够逐渐接受现实，是康复治疗的最重要阶段。此期的康复训练应按照人类运动发育规律，由简到繁，由易到难，循序渐进。同时按照运动时间由短到长、运动强度由低到高的顺序进行，运动方式由被动、辅助到自主运动顺序进行。顺序如下：床上移动翻身→坐位→坐位平衡→双膝立位平衡→单膝立位平衡→坐到站→站立平衡→步行→上下楼梯。在康复训练过程中，应强调重建正常运动模式，其次才是加强软弱肌力训练。训练中应包含患侧恢复和健侧代偿。

2. 目的　　改善运动、言语认知和其他受损的功能，促进患者在精神、心理和社会上的再适应，恢复自主活动、社会活动和人际间的交往，尽可能恢复患者的日常生活活动能力。

3. 内容　　物理治疗与作业治疗、语言治疗、吞咽训练、认知训练、继发障碍预防与治疗。

三、后遗症期康复治疗

1. 原则　　脑卒中后遗症期是指脑损害导致的功能障碍经过各种治疗，受损的功能在相当长的时间内不会有明显改善，此时进入后遗症期，临床上，部分患者出现在发病后6～12个月，多出现在发病后1～2年。此期主要是对患者生活、工作环境进行改造，训练患者逐渐适应新的环境，提高自理能力。

2. 目的　　加强残存和已有的功能，即代偿性功能训练，以及环境改造和必要的职业技能训练。同时，注意防止异常肌张力和挛缩的进一步加重。避免废用综合征、骨质疏松和其他并发症的发生，帮助患者下床活动并进行适当的户外活动，注意多与患者交流，进行必要的心理疏导，激发其主动参与意识，发挥家庭和社会的作用。

3. 内容　　在后遗症期的康复中，家庭成员的态度是否积极对患者的身心功能恢复具有重要作用。以家庭为基础进行训练，通过对家庭成员的培训，让他们掌握真正实用、有效、简单的康复技术，由家庭成员担负起训练脑卒中患者的责任，帮助他们自我训练的方式可以达到事半功倍的效果。

实践证明，在脑卒中患者的康复过程中，家庭成员的积极性高、主动参与协助治疗，并努力坚持开展家庭康复训练者的康复治疗效果、功能恢复程度明显优于无家庭积极支持者。患者和家属有掌握脑卒中有关康复训练知识的需求。功能维持和提高期患者的主要康复场所为家庭，患者是健康和生命的自我维护者。

因此，在脑卒中患者后遗症期的康复治疗中，应当充分调动家庭成员的积极性，促使家庭成员参与脑卒中患者的治疗过程。开展有关脑卒中知识的普及教育，帮助患者建立良好的生活和行为方式。同时充分利用社会支持系统，尤其是家庭成员的作用，这对脑卒中患者日常生活自理的恢复有重要意义。

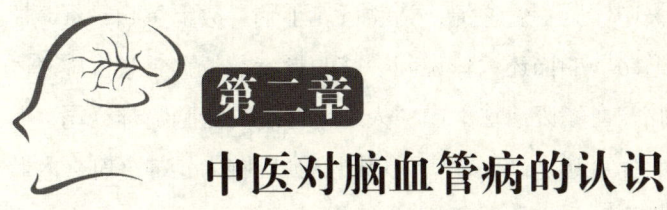

第二章 中医对脑血管病的认识

第一节 概述

中风者,脑脉气血之病也。中风病名繁多,中医称之为大厥、暴厥、薄厥、煎厥、中风、卒中、偏枯、真中、类中、阴中、阳中、非风、类风、偏废、偏瘫、半身不遂等。现代医学认为脑血管病变主要包括脑出血、蛛网膜下腔出血、高血压脑病、脑血栓形成、脑栓塞、腔隙性脑梗死、短暂性脑缺血发作、脑血管痉挛等,都归属于中风病的范畴。因此,中风病与现代医学脑血管疾病的内涵外延大体相当。

一、中医对脑髓的认识

脑是人体脏腑的元首,脑髓是生命活动的中枢。在我国古代医学文献中,没有中医脑髓学专著。随着医学科学的发展,人们逐渐认识到人体脑髓的主导地位,发现中风病与脑脉气血的内在联系。《黄帝内经》关于人体脑髓学的解剖知识远较西医认识为早。尤其是近年来,随着中医脑髓学系统研究的深入,丰富了中医脑髓学的理论,并逐步认识到中风为脑脉气血之病变。

(一)脑为髓海

中医对头脑精髓的认识由来已久。据《黄帝内经》记载:"人始生,先成精,精成而脑髓生""诸髓者,皆属于脑""脑为髓之海,其输上在其盖,下在风府。"说明头脑为精髓聚集之首府。《春秋纬·元命苞》:"脑之为言在也,人精在脑。"说明人精在脑,脑能察物。东汉张仲景《金匮玉函经·证治总则》中"头者,身之元首,人神所注",以及李梴

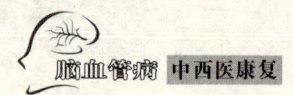

《医学入门·脏腑》中"脑者髓之海,诸髓皆属于脑;故上至脑,下至尾骶,皆精髓升降之道路"的描述大体说明了脑的形态及位置。张锡纯《医学衷中参西录·论脑贫血痿废治法》中"人之全体运动皆脑髓神经司之"的论述表明头脑在人体至巅之部位,头为诸阳之会,脑为元神之府,内藏精髓神明,外聚经络气血。

(二)脑主神明

神明是精神、情志、思维、认识的活动,是人体生命活动的表现。脑主神明是指头脑有统帅诸神的功能,头脑居人体脏腑之首位,为神、魂、魄、意、志汇集之所,一切精神、意志、思维、认识、情感、记忆之活动,都接受头脑元神之统率。

《素问·脉要精微论》云"头者,精明之府",指出头脑是精髓神明的首府。元神如主,千神如臣,元神为人体生命活动的中枢,居于脑中,统领诸神。清·王学权认为:"人之记性,含藏在脑""盖脑为髓海,又曰元神之府。水髓充足,则元神精湛,而强记不忘。"说明诸阳之神气,上会于头;诸阴之精血,上聚于脑;头脑有主导思维记忆的功能。张锡纯在《医学衷中参西录·人身神明诠》中讲:"盖神明之体藏于脑,神明之用发于心也""神明在脑之说,吾中华医学早先西人数千百年而发明之,且其所发明者,较西人尤为精奥。"说明头为一身之首,脑为百神之会。

可见,头脑是精髓神明的首府,脑髓为思维记忆之中枢。中风病无论是缺血性中风,还是出血性中风,都直接影响着精髓神明的生理活动。头脑居人体脏腑之首位,总统诸神,主宰全身。脑府瘀血,神明失司,轻者口眼㖞斜、手足不遂;重者便溺阻隔、神志昏迷;精神失常者,阴证则沉默寡言,阳证则躁狂易怒。

(三)脑主五官七窍

头脑是人体器官的主宰,官窍者,五官七窍也;精神之户牖也。《灵枢·邪气藏府病形》论述人体血气皆上于面而走空窍,其精阳气上走于目而为睛,其别气走于耳而为听,其宗气上出于鼻而为臭,其浊气出于胃,走唇舌而为味,由于脑髓本身与外界不通,而依赖人体的感觉器官,目之视、耳之听、鼻之嗅、口之味,把外界现象反映入脑,以认识客观事物。王清任在《医林改错·脑髓说》中指出："两耳通脑，所听之声归于脑……两目系如线，长于脑，所见之物归于脑……鼻通于脑，所闻香臭归于脑。"说明人体耳、目、口、鼻把外界现象反映于脑，产生知觉，并做出相应反应。人体官窍由脑统治，故头脑为五官七窍之大主也，头脑与官窍不仅在生理上密切联系，在病理上亦相互影响。《灵枢·海论》云"脑为髓之海……髓海不足，则脑转耳鸣，胫酸眩冒，目无所见，懈怠安卧"。《灵枢·脉度》指出"五脏不和则七窍不通"，因头脑为中风病的病位，而眼、耳、鼻、口、舌皆在头部，距脑最近，五官七窍皆受其影响，症见口眼㖞斜、舌强言謇、眩晕耳鸣、神昏鼻鼾等，皆为中风病所引起的五官七窍之病变。

总之，头居天阳至巅之位，脑在元首颅腔之中，然脑髓生成，始于胚胎之时；人始生，先成精，精生髓，髓充脑，脑藏神。诸髓者，皆属于脑，脑为髓之海。头脑为精髓神明之首府，脑髓为生命活动之中枢。脑髓是藏精聚髓之元首，头脑不仅有思维意识之功能，而且有调节脏腑、经络、气血、津液的功能。五脏六腑之精华，皆上奉于头脑，使头脑保持正常的生理功能。中风者，脑脉气血之病变也，由于气滞血瘀、血凝脉涩、脑脉瘀阻，而导致缺血性中风；由于气逆血热、血菀脉壅、脑脉溢血，而导致出血性中风。

二、中风病命名

"中风"一词，从外风到内风，从真中到类中，从中风到非风，从肝阳化风到血冲脑经，经历了反复更名的过程，其主要原因就在于对"风"字的认识角度不同，最后仍确立中风病为统一病名，又称脑卒中、脑中风。中风病病名繁杂，现梳理如下。

（一）隋唐之前

中风一病最早见于《黄帝内经》，其中有"内外中风之病""五藏之中风""饮酒中风""汗出中风""新沐中风"等描述。虽有古代中风病之名，但无现代中风病之实。"卒中"一词最早见于《素问·本病论》中的"卒中偏痹，手足不仁"，可能包括缺血性中风；《灵枢·九宫八风》

中的"偏中于邪风，则为击仆偏枯矣"，类似于出血性中风。东汉张机《金匮要略·中风历节病》首创中风病之名，并分为中络、中经、中府、中藏之不同。在临床上以肌肤麻木、半身不遂、舌謇失语、神志昏迷为主症，与现代中风病的临床症候大体相同。华佗《中藏经·风中有五生死论》认为，中风病千端万状，"莫离于五脏六腑而生矣"，强调以心风、肝风、脾风、肾风、肺风为主病，并提及偏枯、失音、口眼㖞斜、舌强不言、半身不遂、语言謇涩、皮肤不仁、手足挛缩等常见中风病症候。

（二）隋唐时期

隋·巢元方《诸病源候论·风病诸候》提出了中风、风癔、风痱、风痉、风痿、风口㖞、风噤口、风偏枯、风不仁、风失音不语、风角弓反张、风舌强不语，以及心中风、肝中风、脾中风、肺中风、肾中风五脏中风之名称。尤其是"中风候"学说，认为中风病的发病部位为"风邪入脑"。隋·杨上善《黄帝内经太素·诸风数类》认为中风病为"风邪循脉入脑，故名脑病也"，提出了中风病的发病部位在人体首脑的概念。唐·孙思邈《千金要方·诸风》确立了中风病的名称，指出："中风大法有四：一曰偏枯，二曰风痱，三曰风懿，四曰风痹。"同时，明确提出五脏中风及大风、卒风、贼风、恶风、偏风、久风、头风、风眩、风虚、卒中、卒中风等名称，《千金翼方·中风》还首次提及了"脑中风"的病名。

唐·王焘《外台秘要·中风》记述了中风、卒中风、风失音不语、风半身不遂等名称。宋·陈言《三因极一病证方论·五脏中风证》有中风病之专论，强调肝中风、心中风、脾中风、肺中风、肾中风、胃中风的名称，并提及了中风、卒中、偏枯、偏废、偏风、贼风、猥退风、半身不遂、手脚瘫痪、口眼㖞斜、肌肤不仁，以及风懿、风痱、风柔、风颤、风暗等；首次提及了"头中风"一词。《圣济总录·诸风》中主张五脏之中风，并论及卒中风、中风半身不遂、中风失语、舌强言謇、风懿、风痱、风瘫、风噤口、风偏枯、风脚软、风腰腿不遂、风角弓反张、急风、偏风、柔风、贼风、肉苛等相关名称。

（三）金元时期

金·刘完素《素问玄机原病式·六气为病》强调了中风内因说，提出了中风、卒中、僵仆、卒倒、瘫痪、瞑眩、暗风等名称。金·张从政《儒门事亲·风论》提及了头风、首风、偏枯、失音、昏冒、风痰、风热、口眼㖞斜、手足麻痹、牙关紧急、不省人事，以及中风、暗风、抽搐、僵仆、半身不遂、失音不语等名称。金·李东垣《医学发明·中风》对中风病的认识有独到的见解，提出了中风病分为中血脉、中腑、中脏三大证。

元·朱震亨《丹溪心法·中风》先把中风病分为中脏和中腑两大类，并提到了半身不遂、手足麻木、口眼㖞斜、语言謇涩、筋脉拘挛、风痰瘫痪、痿痹不仁、口噤昏迷等症状。王履《医经溯洄集·中风辨》主张把中风分为真中风和类中风两大证；并提及了卒然喑哑、中风痱、偏枯、心风、肺风、肝风、脾风、肾风等名称。

（四）明清时期

明·楼英《医学纲目·中风》力倡"卒中"之名："中风，世俗之称也……其卒然仆倒者，经称为击仆，世又称为卒中。"包括手足不遂、神志昏迷、瘫痪弹曳、眩晕倒仆、半身不遂、膝脚缓弱、四肢无力、颤掉拘挛等症状。张介宾《景岳全书·非风》首创"非风"之论，主张去"中风二字……以非风名之，庶乎使人易晓，而知其本非风证矣"。王肯堂《证治准绳·中风》提出将中风分为"阴中"与"阳中"；李中梓《医宗必读·中风》主张中风病辨"闭证""脱证"；龚廷贤《寿世保元·中风》强调中风分"虚中风"与"实中风"两大类；赵献可《医贯·中风论》强调中风主虚论，并首倡中风"阴中之水虚"和"阳中之火虚"两证；秦昌遇《症因脉治·中风总论》认为中风病分为"外感"和"内伤"两类，明确指出："外感者，真中风也；内伤者，类中风也。"

清·喻昌《医门法律·中风论》强调中风病以中络、中经、中腑、中脏为证名；叶天士《临证指南医案·中风》深化认识，认为中风应以内风、暗风、虚风、肝风为病名；尤在泾《金匮翼·中风》认为中风病无论"外感之风"和"内伤之风"，皆以肝风为基础；徐大椿《医学源流论·中风论》指出"中风乃急暴之证，其为实邪无疑"，主张中风有虚证和实证之分，而无真中和类中之别；程国彭《医学心悟·中风真中类中辨

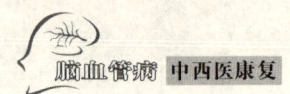

症法》指出"中风者，真中风也；类中者，似中风而非中风也"；沈金鳌《杂病源流犀烛·中风源流》主张将中风病分为中脏、中腑、中血脉三大主证，并提及了偏枯、风痱、风懿、风痹、暴喑等证名；王清任《医林改错·半身不遂论》明确中风以半身不遂为病名；费伯雄《医醇剩义·中风》主张中风病以中络、中经、中腑、中脏为证名，并提到了口眼㖞斜、半身不遂、中风僵卧、肝风、肾风等证候。

（五）近代医家

周学海在《读医随笔》中把中风病分为阴虚和阳虚两大纲。张伯龙《雪雅堂医案》认为中风为血冲脑气筋之证，应以"类中"为病名；张锡纯《医学衷中参西录》强调类中即内风，内风即类中，总结出中风病为"脑充血"和"脑贫血"两大类；何炳元《全国名医验案类编中风案》汇集中风病"分脑充血、脑积血、脑出血、脑筋麻痹"四端；吴瑞甫《删补中风论》阐明中风病"血涌入脑者，脑内之脉管破裂也；脑脉闭塞者，脑内之脉管阻塞也"。至此，中医对中风病的认识已接近于现代脑血管疾病的实质；现代中医学家王永炎院士把中风病分为缺血性中风、出血性中风两大类，并把缺血性中风分为风痰瘀血证、痰热腑实证、气虚血瘀证、阴虚风动证四种，将出血性中风分为风火上扰清窍证、痰浊蒙塞心神证、邪热内闭心窍证、元气败脱心神散乱证四种。

第二节　历代医家对中风病的认识

脑血管疾病是由各种病因引起的脑部血管疾病的总称。中医学虽无相同命名，但根据其相关的临床表现，脑血管疾病应隶属于"头痛""眩晕""中风""厥证""失眠""耳鸣""耳聋"等范畴。中医学对本病有丰富的防治经验，历代医家各有精辟的论述，现按不同时期分述于下。

一、《黄帝内经》对中风病病因病机的认识

（一）偏枯

中风一病，源于《内经》，其所记述的"仆击""大厥""薄厥""偏枯""瘖痱""痱风""㖞斜"等病变类似本病在卒中昏迷期及后遗症阶段的某些临床表现，书中对本病的病因病机亦有一定的认识。《素问·风论》曰："风中五脏六腑之俞，亦为脏腑之风，各入其门户，所中则为偏风。"认为偏风的原因是风邪入中脏腑。《灵枢·刺节真邪篇》曰："虚邪偏客于身半，甚入深，内居营卫，营卫稍衰，则真气去，邪气独留，发为偏枯。"明确指出正气不足，营卫虚弱，外邪入中，引起偏枯。《素问·调经论》曰："血之与气，并走于上，则为大厥，厥则暴死，气复反则生，不反则死。"认识到暴死卒病与风邪之间的关系，对症状和治疗也做了相应论述，还明确指出中风的病变部位主要在头部，是由气血逆而不降所致。此外，《内经》还认识到本病的发生与体质、饮食有密切的关系，《素问·通评虚实论》篇明确指出"仆击，偏枯痿厥，气满发逆，肥贵人，则膏粱之疾也"。

（二）厥证

厥证的一部分属于脑血管疾病。《素问·厥论》曰："厥……或令人暴不知人，或至半日远至一日，乃知人者何也……阳气盛于上，则下气重上，而邪气逆，逆则阳气乱，阳气乱则不知人也。"认为厥即突然昏仆不省人事。《素问·大奇论》谓"暴厥者，不知与人言"，《素问·生气通天论》谓"大怒则形气绝而血菀于上，使人薄厥"，指出气机逆乱是厥证的病机。

二、《伤寒杂病论》对中风病病因病机的认识

中风之名始于张仲景的《金匮要略》，该书对本病设专篇加以阐述。仲景概括地总结了本病的两个主要特征：① 发病急，变化快，病情危重。如《金匮要略·中风历节病脉证并治第五》曰："邪入于腑，即不识人；邪入于脏，舌即难言，口吐涎。"② 临床表现为半身不遂，口眼歪斜。如该篇指出："夫风之为病，当半身不遂……脉微而数，中风使然""正

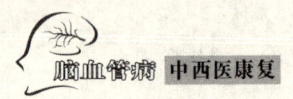

气引邪、喎僻不遂"。对病因的认识亦同《内经》一样，认为是由络脉空虚，风邪乘虚入中，贼邪不泻所致，同时进一步指出由于风邪入中的浅深和病情轻重的不同，而有在络在经、中脏中腑的区别，为后世辨治本病奠定了基础。

此外，张仲景还述及与脑血管疾病有关的症候，《金匮要略·血痹虚劳病脉并治第六》中指出："血痹、阴阳俱微，寸口关上微，尺中小紧，外证身体不仁，如风痹状，黄芪桂枝五物汤主之。"指出了气血亏虚致麻木不仁的病机和治法方药。

三、魏晋至唐宋时期对中风病病因病机的认识

（一）汉唐时期以外风立论

《华氏中藏经》曰"风之厥，皆由中于四时不从之气，故为病焉……有偏枯者，有失音者……皆起于风也""风寒暑湿之邪入中……或半身不遂……或口眼偏邪或手足侧，或能行步而不能言语，或能言语而不能行步，或左偏枯，或右壅滞"，认为外邪入侵是引起中风的主要原因。隋·巢元方《诸病源候论·中风候》对中风病仍承《内经》之说，认为"风偏枯者，由气血偏虚，则腠理开，受于风湿，风湿客于半身，在分腠之间，使血气凝涩，不能润养，久不瘥，真气去，邪气独留"所致，书中记载了治疗中风后遗症的导引疗法。

唐·孙思邈《千金要方·论杂风状》亦将本病进行归类，孙氏指出："中风大法有四：一曰偏枯，二曰风痱，三曰风懿，四曰风痹，夫诸急卒病多是风……偏枯者，半身不遂，肌肉偏不用而痛，言不变，智不乱，病在分腠之间……风痱者，身无痛，四脚不收，智乱不甚，言微可知，则可治；甚则不能言，不可治。风懿者，实不知人，咽中塞窒然，舌强不能言，病在脏腑。"孙氏分类虽不同于仲景，但基本原则也是根据症状之异说明病变的程度，即风懿最重，风痱较重，偏枯稍轻，风痹最轻。严用和《济生方·中风论治》对本病的治疗提出了以"调气"为主的观点，其云："若因七情而得之者，法当调气，不当治风；外因六淫而得者，亦当先调气，然后依所感六气，随证治之，此良法也。但发直吐沫，摇头上窜，面赤如妆，或头面青

黑，汗缀如珠，眼闭口开，声如鼾睡，遗尿不知人者，皆不可治。"严氏突出了"气血失调"在本病病机中的地位，但对本病的发展依旧认为是"真气先虚，荣卫失度，腠理空疏，邪气乘虚而入"。

（二）金元时期以内风为主

唐宋以前的医家对于中风的发病多以正虚外邪入中立论，唐宋以后，医家们对中风的病因和治疗进行了新的探讨，尤其是金元时期的学术争鸣是中风病因学说的重要转折点，充实了中风的病因学说和治疗方法，突出以"内风"立论，但对于引起内风的原因，则各持一端，看法不一。

刘完素首先提出中风是由肾水不足、心火暴盛所致，认为中风者，非谓肝木之风实甚而卒中之也，亦非外中于风尔，由于将息失宜，而心火暴甚，肾水虚衰，不能制之，则阴虚阳实，而热气怫郁，心神昏冒，筋骨不用，而卒倒无所知也。又在《素问病机气宜保命集·中风论》中讲："中风者，俱有先兆之证。凡人如大拇指及次指麻木不仁，或手足不用，或肌肉蠕动者，三年内必有大风之至。"

李东垣认为中风是形盛气衰、本气自病，《医学发明·中风有三》云："中风者，非外来风邪，乃本气自病也。凡人年逾四旬，气衰者多有此病，壮岁之际无有也。若肥盛则间有之，亦形盛气衰如此。"又云："中血脉，则口眼㖞斜……中腑，则肢节废；中脏，则性命危急。此三者，治各不同。"

朱震亨指出中风是湿痰化热生风所致，《丹溪治法心要·中风》云："半身不遂，大率多痰，痰壅盛者，口眼歪斜者，不能言者，法当吐。"

以上三家主火、主气、主痰的学术观点虽各不同，但均认为中风一病，风自内生，而非外中，开辟了中风分内风、外风之端，故被后人认为是中风病因学说史上的一大转折。

王履认真总结了自《内经》以来各家对中风病因的不同认识，首次从病因角度将中风分为"真中""类中"两个类型。他在《医经溯洄集·中风辨》中指出："昔人三子之论，皆不可偏废。但三子以相类中风之病，视为中风而立论，故使后人狐疑而不决，殊不知因于风者，真中风也；因于火、因于气、因于湿者，类中风而非中风也……辨之为风，则从昔人以始，辨之为火、气、湿，则从三子以始，庶乎析理明而用法当。"十分明确地将外风所致中风与内伤所致中风区别开来，对临床辨治起到一定的指导作用。

（三）对厥证的认识更加深化

晋·王叔和在《脉经·脉法》中指出："肝胆俱虚，右手关上脉阴阳俱虚者……病若恍惚，尸厥不知人。"隋·巢元方进一步描述了尸厥的表现并探讨其病机为阳脉卒下坠，阴脉卒上升，阴阳离居，荣卫不通，真气厥乱，客邪乘之；表现为其状如死，脉尚动而形无知也。金·张子和在《儒门事亲·指风痹厥逆近世差玄说》中论述了厥亦有不知人者。朱丹溪在《丹溪心法·厥》中说："尸厥……忽然手足逆冷……精神不守或错言妄语，牙紧口噤或昏不知人，头旋晕倒。"朱氏立论"阳有余阴不足"，相火妄动为贼邪，则病变丛生，危害生机，对后世影响很大。

四、明清时期对中风病病因病机的认识

（一）中风理论逐渐成熟

继王履提出"真中""类中"后，明·张景岳提出"非风"之论，强调"内伤积损"是导致本病的根本原因。《景岳全书·非风》篇开宗明义地指出："非风一证，即时人所谓中风证也。此证多见卒倒，卒倒多由昏愦，本皆内伤积损颓败而然，原非外感风寒所致。"对本病的病因病机进行总结，本病发病多因七情内伤或酒色过度，先伤五脏之真阴，此致病之本也。再或内劳外伤，复有所触，以损一日时之元气；或以年力衰迈，气血将离，则积损为颓。明·楼英在《医学纲目·论中风》中指出："中风皆因脉道不利，血气闭塞也。"明确中风因血脉瘀闭、气血运行不畅而致病。明·皇甫中在《明医指掌·真中风》篇亦详细谈了"真中风"的证治。明·吴昆认为阴阳异位、升降失常是导致中风的原因，他在《医方考·中风门》中说："浊邪风涌而上，则清阳失位而倒置矣，故令人暴仆。"明·李中梓在《医宗必读·真中风》中提出了"凡中风昏倒……最要分别闭与脱二证明白"的观点。《证治汇补·中风》指出："平人手指麻木，不时眩晕，乃中风先兆，须预防之，宜慎起居，节饮食，远房帏，

调情志。"介绍了中风先兆及预防措施。

清代医家尤在泾认为中风之病有真、类之分，在《医门法律·中风门》中讲："凡风初中经络，不行外散，仅从内夺引邪深入者，医之过也。"认为外风宜疏散，内风当辨经络腑脏虚实而治之。清·叶天士创立肝阳化风之说，《临证指南医案·中风》指出中风为"内风"，今叶氏发明内风，乃身中阳气之变动。肝为内脏，因精血衰耗，水不涵木，木少滋荣，故肝阳偏亢，内风时起，实足以补前人之未及；叶氏以阴虚肝旺，风阳妄动、中土受戕，阴阳并损作为中风发病的3种原因，并较系统而概括地论述了类中风的病因、病机、证候、治法、方剂等。

清·王清任从景岳之说，专以气虚立论，认为若元气一亏，经络自然空虚，有空庞之隙，难免其气向一边归并，无气则不能动，不能动名曰半身不遂。不遂者，不遂人用也，并以"补阳还五汤"治疗中风后遗症，王氏在前人认识的基础上，通过临床观察和分析，认为半身不遂不是外感风邪所致，而是元气亏损、半身无气的结果。

（二）厥证分虚实

明·李梴在《医学入门·内伤七情》中把厥证区分为外感发厥与内伤杂病厥证。明·赵献可《医贯》对血厥实证的病机做了阐发："肝藏血而主怒，怒则火起于肝，载血上行，故气血菀于上，是血气乱于胸中，相薄而厥也。"《景岳全书·厥逆》云："气厥之证有二，以气虚气实皆能厥也。气虚卒倒者，必其形气索然，色清白，身微冷，脉微弱，此气脱证也……气实而厥者，其形气愤然，勃勃然，脉沉弦而滑，胸膈喘满，此气逆之证也，大怒则气绝而血菀于上，即此类也。""血厥之证有二，以血脱血逆皆能厥也……血逆者，即经所云血与气并走于上之谓"。至于论治，张景岳以虚实为纲，指出气厥、血厥皆有虚实二证。明·皇甫中在朱丹溪的基础上对厥证进行了更加详备的论述；清代医家沈金鳌则认为厥证有数种，总在肝风痰火。

五、近现代中医对中风病病因病机的认识

随着西方医学的传入，近现代医家在继承前人经验的基础上，结合西

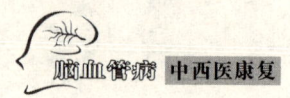

医学知识对脑血管疾病开始中西医汇通。于是诸说纷呈，各辟蹊径，今选录部分之作，以点代面。

张寿甫在《医学衷中参西录·治内外中风方》中将中风分为脑充血与脑贫血两类进行治疗；《增评柳选四家医案·王旭高医案》记述了王氏凭脉查证诊治水不涵木、肝阳偏亢、阳亢风动而致中经之证。总之，中风是本虚标实之证，在本为阴阳失调，脏腑失常，经络失衡，气血失和，津液失宜；在标为内风逆动，内寒变凝，内热化火，内湿生痰，内燥成瘀。

第三节　中风病的临床证治

中风病根据好发年龄、先兆诱因、发病形式、临床表现等，可分为缺血性中风和出血性中风两大类。中风的急性期是指发病后2周内，中脏腑类最长病期可至1个月；恢复期是发病2周或1个月至半年内；后遗症期系发病半年以上。目前中风病大多以中经络、中脏腑作为辨证和治疗的依据。

一、中经络

1. 风痰入络证

（1）主症：半身不遂、口舌歪斜、舌强言謇、口角流涎或肌肤不仁、手足麻木，可兼见恶寒、发热、手足拘挛、关节酸痛等症。舌苔薄白，脉浮数。

（2）治法：祛风化痰通络。

（3）代表方：熄风化痰通络方加减或半夏白术天麻汤合桃红四物汤加减。药用法半夏、生白术、天麻、紫丹参、香附、酒大黄、胆南星等。

2. 风阳上扰证

（1）主症：平素头晕头痛、耳鸣目眩，突然发生口眼㖞斜、舌强语謇或手足重滞、面红目赤、心烦易怒、口苦咽干、便秘尿黄，甚则出现半身不遂等症。舌质红苔黄，脉弦。

（2）治法：平肝潜阳，活血通络。

（3）代表方：天麻钩藤饮加减。药用天麻、钩藤、珍珠母、石决明、桑叶、菊花、黄芩、山栀、牛膝。

3. 阴虚风动证

（1）主症：平素头晕耳鸣、腰痛，突然发生口眼㖞斜、言语不利、心烦失眠、眩晕耳鸣、手足拘挛或蠕动。舌红或暗淡，苔少或光剥，脉细弦或数。

（2）治法：滋阴潜阳，息风通络。

（3）代表方：镇肝熄风汤加减。药用白芍、天冬、玄参、枸杞子、龙骨、牡蛎、龟板、代赭石、牛膝、当归、天麻、钩藤。

4. 气虚血瘀证

（1）主症：半身不遂，肢体软弱，偏身麻木，舌㖞语謇，手足肿胀，面色淡白，气短乏力，心悸自汗。舌质暗淡，苔薄白或白腻，脉细缓或细涩。

（2）治法：益气活血。

（3）代表方：补阳还五汤加减。药用生黄芪、全当归、桃仁、红花、赤芍、川芎、地龙等。

二、中脏腑

1. 痰热内闭证

（1）主症：意识障碍、半身不遂，口舌㖞斜，言语謇涩或不语，痰鸣漉漉，面白唇暗，肢体瘫软，手足不温，静卧不烦，二便自遗。舌质紫暗，苔白腻，脉沉滑缓。

（2）治法：清热化痰，醒神开窍。

（3）代表方：羚羊角汤加减。药用羚羊角粉（山羊角代）、生石决明、夏枯草、菊花、龟板、生地、丹皮、白芍、天竺黄、胆南星等。亦可选用羚角钩藤汤和温胆汤加减。

2. 痰蒙清窍证

（1）主症：意识障碍、半身不遂，口舌㖞斜，言语謇涩或不语，鼻鼾痰鸣或肢体拘急、躁扰不宁，可兼见身热、口臭、抽搐、呕血等症。舌质红、舌苔黄腻，脉弦滑数。

（2）治法：燥湿化痰，醒神开窍。

（3）代表方：涤痰汤加减。药用制半夏、制南星、陈皮、枳实、茯苓、人参、石菖蒲、竹茹、甘草、生姜等。

3. 痰火闭窍证

（1）主症：突然昏倒，昏愦不语，躁扰不宁，肢体强直，痰多息促，两目直视，鼻鼾身热，大便秘结。舌红，苔黄厚腻，脉滑数有力。

（2）治法：熄风清火，豁痰开窍。

（3）代表方：羚角钩藤汤加减。药用羚羊角（山羊角代）、钩藤、珍珠母、石决明、胆南星、竹沥、半夏、天竺黄、黄连、石菖蒲、郁金。

4. 元气败脱证

（1）主症：昏愦不知，目合口开，四肢松懈瘫软，肢冷汗多，二便自遗，舌卷缩。舌质紫暗，苔白腻，脉微欲绝。

（2）治法：益气回阳固脱。

（3）代表方：参附汤合生脉散加味。药用人参、附子、麦冬、五味子等。

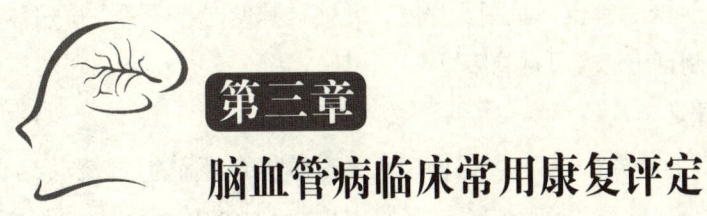

第三章
脑血管病临床常用康复评定

第一节 康复评定的内容和目的

康复评定是康复医学的重要组成部分，是制订康复计划的前提和基础，也是评价治疗效果的客观标准。通过康复评定可以了解患者的损伤程度和功能障碍残疾程度，从而制订详细的个体化康复治疗和训练计划，指导患者的康复治疗，使患者的康复疗效最大化。

康复评定通常由康复协作组完成。协作组由康复医师任组长，由康复医师、物理治疗师、作业治疗师、言语治疗师、心理治疗师、假肢矫形器师、康复护士和社会工作者等组成。

第二节 常用康复评定方法

康复评定是进行高质量的康复医学研究、积累最佳研究证据的必不可少的重要手段。康复评定贯穿康复治疗的全过程，在运用各种疗法进行康复治疗的过程中，不同时期的评定有不同的目的，康复评定对制订康复治疗计划、判定康复疗效、判断预后意义重大。

一、运动功能评定

运动功能评定是进行运动治疗的基础。通过运动功能的评定可以明确运动功能障碍的性质、部位、范围、程度，并估计其发展、预后、转归，确定康复目标，制订出切实可行的康复治疗计划。

（一）肌力评定

肌力是指肌肉收缩的力量，以肌肉最大兴奋时所能负荷的重量表示。肌力评定是康复评定的一项重要内容，是肌肉功能评定的重要方法。肌力检查方法可分为徒手肌力检查（manual muscle test，MMT）与器械检查两类。

徒手肌力检查是检查者用自己的双手，凭借自身的技能和判断力，按照一定的标准，通过观察肢体主动运动的范围及感觉肌肉收缩的力量判断肌力是否正常及其等级的一种检查方法（见表3.2.1）。

表3.2.1　徒手肌力检查分级

分级	标准
1级	触诊可摸到有肌肉收缩，但不能引起任何关节活动
2-级	可见肌肉收缩，消除重力下关节可以轻微活动，范围<100%，而>50%
2级	不能对抗重力运动，消除重力影响下能进行全关节范围的活动
2+级	能对抗重力运动，但关节运动范围<50%
3-级	能对抗重力运动，但关节运动范围<100%，而>50%
3级	能对抗重力运动，且能完成全关节范围的活动，但不能对抗任何阻力
3+级	情况与3级相仿，但在运动末期能对抗一定阻力
4-级	能对抗与4级相同的阻力，但关节运动范围<100%，而>50%
4级	能对抗中等阻力活动
4+级	在活动的初、早期能对抗的阻力与4级相同，但在末期能对抗5级阻力
5-级	能对抗5级阻力，但关节运动范围<100%，而>50%
5级	能对抗的阻力与正常相应肌肉的力量相同，并能完成全关节范围的活动

（二）肌张力评定

肌肉静止松弛状态下的紧张度称为肌张力。肌张力是维持身体各种姿势及正常运动的基础，并表现为多种形式，见表3.2.2。

表3.2.2　改良Ashworth分级法

分级	标准
0级	正常肌张力
1级	肌张力略微增加：受累部分被动屈伸时，在关节活动范围之末时呈现最小的阻力或出现突然卡住和突然释放
1+级	肌张力轻度增加：在关节活动后50%范围内出现突然卡住，然后在关节活动范围后50%均呈现最小阻力
2级	肌张力较明显地增加：通过关节活动范围的大部分时，肌张力均较明显地增加，但受累部分仍能较容易地被移动
3级	肌张力严重增加：被动活动困难
4级	僵直：受累部分被动屈伸时呈现僵直状态，不能活动

（三）Brunnstrom评定

1. Brunnstrom技术　　Brunnstrom技术是20世纪70年代由瑞典物理治疗师Signe Brunnstrom创立的一套中枢神经系统损伤后针对运动障碍的治疗方法。主要依据患者运动功能恢复的各个不同阶段，提出"恢复六阶段"理论：即肌张力由低逐渐增高，联合反应、共同运动、痉挛状态逐渐显著，随着共同运动的完成，出现分离运动、精细运动等，直至完全恢复正常。此疗法利用各种运动模式诱发运动反应，再从异常运动模式中引导、分离出正常运动的成分，达到恢复患者运动功能的目的。

Brunnstrom技术主要包括：体位摆放及床上训练，坐位训练，引导联合反应和共同运动，引导分离运动，行走训练，日常生活练习。

2. Brunnstrom评定量表　　见表3.2.3。

表3.2.3　Brunnstrom运动功能恢复六级分期评定表

阶段	上肢	手	下肢
Ⅰ	弛缓，无任何运动	弛缓，无任何运动	弛缓，无任何运动
Ⅱ	开始出现T痉挛及共同运动模式	仅有细微的手指屈曲	出现极少的随意运动
Ⅲ	屈肌异常运动模式达到高峰	可做钩状抓握，但不能伸指	伸肌异常运动模式达到高峰
Ⅳ	异常运动开始减弱，可做以下活动： 1. 肩0°，肘屈曲90°时，前臂旋前、旋后 2. 肘伸直时，肩前屈90° 3. 手背可触及腰后部	能侧方抓握及松开拇指，手指可随意做小范围伸展	1. 坐位时可屈膝90°以上，使脚向后滑动 2. 坐位时膝关节伸展 3. 仰卧位髋伸展
Ⅴ	出现分离运动： 1. 肘伸直，肩外展90° 2. 肘伸直，肩屈曲30°~90°，前臂旋前、旋后 3. 肘伸直，前臂中立位，臂可上举过头	能抓握圆柱状或球状物体，手指可一起伸开，但不能做单个手指伸开	1. 坐位膝关节伸展，踝关节背屈 2. 坐位，髋内旋 3. 立位，踝背屈
Ⅵ	运动协调正常或接近正常	能进行各种抓握动作，但速度和准确性稍差	运动速度和协调性接近正常

二、言语功能评定

（一）失语症的评定

失语症是脑损害所致的语言交流能力障碍，指后天获得的对各种语言符号（口语文字、手语等）的表达及认识能力的受损或丧失。具体而言，是通过口语、书面语言或手势语来传达思想、感情、意识和需要的交流能力，即听、说、读、写能力的缺陷。失语症的评定较繁杂，在此列举常用量表,具体评定内容不再赘述。

1. 波士顿诊断性失语症检查(Boston diagnostic aphasia examination,BDAE)　此检查是目前英语国家普遍采用的标准失语症检查法,由5大项27个分测验组成:① 会话和自发性言语;② 听觉理解;③ 口语表达;④ 书面语言理解;⑤ 书写。此方法检查时间较长,评分较困难。

2. 西方失语症成套测验(western aphasia battery,WAB)　此方法克服了BDAE检查法冗长的缺点,在1小时内可完成检查,比较实用,是目前广泛应用的检查方法之一。

3. 汉语标准失语症检查　此方法是在日本标准失语症检查法的基础上,按照汉语的语言特点和中国人的文化习惯编制的,此检查方法只适用于成人失语症。

4. 汉语失语成套测验(aphasia battey of Chinese,ABC)　此检查包括自发谈话、复述、命名、理解、阅读、书写、结构与视空间、运用和计算9大项目,并规定了评分标准,是国内较常用的检查方法。

(二)构音障碍评定

1. 构音器官功能检查　主要包括倾听患者说话时的声音特征,观察患者的颜面、双唇、舌、颌、腭、咽、喉部呼吸在静态下的情况;请患者做各种言语肌随意运动以确定其异常情况等。

2. 功能性检查方法(Frenchay构音障碍评定法)　包括8个项目29个分测验表,见表3.2.4。

表3.2.4　Frenchay构音障碍评定法

功能		损伤严重程度				
		a正常←			→严重损伤e	
		a	b	c	d	e
反射	咳嗽					
	吞咽					
	流涎					

（续表）

功能		损伤严重程度 a正常← →严重损伤e				
		a	b	c	d	e
呼吸	静止状态					
	言语时					
唇	静止状态					
	唇角外展					
	闭唇鼓腮					
	交替发音					
	言语时					
颌	静止状态					
	言语时					
软腭	进流质食物					
	软腭抬高					
	言语时					
喉	发音时间					
	音调					
	音量					
	言语时					
舌	静止状态					
	伸舌					
	上下运动					
	两侧运动					
	交替发音					
	言语时					

（续表）

功能		损伤严重程度				
		a正常← →严重损伤e				
		a	b	c	d	e
言语	读字					
	读句子					
	会话					
	速度					

3. 器械检查　依靠现代化的仪器设备，对说话时喉、口腔、咽腔和鼻腔的情况进行直接观察，对各种声学参数进行实时分析，并进行疗效评价。包括鼻流量计检查、喉空气动力学测量、纤维喉镜检查、电子喉镜检查、电声门图检查、肌电图检查、电脑嗓音分析系统检查。

三、吞咽障碍评定

由于下颌、唇、舌、软腭、咽喉、食管括约肌或食管功能受损，不能安全有效地把食物由口送到胃以取得足够营养和水分的进食困难，称为吞咽障碍。表现为饮水呛咳，液体或固体食物滞留口腔，吞下过程障碍或哽噎。吞咽功能评定包括以下方面。

1. 触摸吞咽动作。

2. 反复唾液吞咽试验。

3. 饮水试验　又称洼田饮水试验。患者取端坐位，以水杯盛温开水30 mL，嘱其饮用，观察饮水所用时间和呛咳情况等，进行分级与判断。

4. 特殊检查　包括吞咽造影检查、电视内窥镜吞咽功能检查、超声检查、测压检查、咽部放射性核素扫描检查和表面肌电图检查等。需要由专业设备及技术人员进行检查。

四、平衡功能评定

平衡是人体保持体位、完成各项日常生活活动，尤其是各种转移动作、行走及跑、跳等复杂运动的基本保证。当各种原因导致维持姿势稳定的感觉运动器官受到损伤时，平衡功能便受到损害。

(一) 平衡的分类

1. 静态平衡（static balance）　指身体不动时，维持身体于某种姿势的能力，如坐、站立、单腿站立、倒立、站在平衡木上维持不动。

2. 动态平衡（dynamic balance）　指身体在空间移动时，维持控制身体姿势的能力，动作中重心会不断改变，是移动性及操作性动作的主要成分。坐或站着进行各种作业活动，站起和坐下、行走等动作都需要具备动态平衡能力。自我动态平衡是指人体在无外力作用下从一种姿势调整到另外一种姿势的过程；他人动态平衡是指人体在外力推动作用下调整姿势的过程。

(二) 方法及标准

目前临床上常用的平衡能力的评定方法有：Berg平衡量表、偏瘫患者平衡功能评定、脊髓损伤患者平衡障碍评定、平衡仪客观定量分析。常用Berg平衡量表进行偏瘫患者平衡反应评价。

1. Berg平衡量表（BBS）　Berg平衡量表为综合性功能检查量表，常用于评定脑血管及脑损伤患者的平衡功能，是目前国外临床上应用最多的平衡量表，它通过观察多种功能活动评价患者重心主动转移的能力，对患者坐、站位下的动静态平衡进行全面检查。Berg平衡量表是一个标准化的评定方法，已广泛应用于临床，显示出较好的信度、效度和敏感性。Berg评定量表将平衡功能从易到难分为14项内容进行检查。

计分方法：每一评定项目分为0、1、2、3、4分共5个功能等级予以计分。4分表示能够正常完成所检查的动作，0分则表示不能完成或需要大量帮助才能完成。量表最低分为0分，最高分为56分。分数越高表示平衡能力越好。Berg量表评分的临床意义见表3.2.5。

表3.2.5 Berg量表评分的临床意义

Berg量表评分	跌倒风险	行走能力
0~20分	平衡功能差	患者需要坐轮椅
21~40分	有一定的平衡能力	患者可在辅助下步行
<40分	有跌倒的危险	
<45分	跌倒风险增大	45分通常作为老年人跌倒风险的临界值
41~56分	平衡功能较好	患者可独立步行

Berg平衡量表的检查工具包括秒表、尺子、椅子、小板凳和台阶,测试用椅子的高度要适当,评分标准见表3.2.6。

表3.2.6 Berg平衡量表评分标准

序号	检查项目	指令(方法)	评分标准	
1	从坐到站	请站起来,尝试不用你的手支撑	不用手扶能够独立地站起并保持稳定	4分
			用手扶着能够独立地站起	3分
			几次尝试后自己用手扶着站起	2分
			需要他人少量的帮助才能站起或保持稳定	1分
			需要他人中等或最大量的帮助才能站起或保持稳定	0分
2	无支撑站立	请在无支撑的情况下站立2分钟	能够安全站立2分钟	4分
			在监视下能够站立2分钟	3分
			在无支持的条件下能够站立30秒	2分
			需要若干次尝试才能无支持站立达30秒	1分
			无帮助时不能站立30秒	0分

（续表）

序号	检查项目	指令（方法）	评分标准	
3	无支撑坐位	请合拢双上肢坐2分钟	能够安全地保持坐位2分钟	4分
			在监视下能够保持坐位2分钟	3分
			能坐30秒	2分
			能坐10秒	1分
			没有靠背支持，不能坐10秒	0分
4	从站到坐	请坐下	最小量用手帮助安全地坐下	4分
			借助双手能够控制身体的下降	3分
			用小腿的后部顶住椅子来控制身体的下降	2分
			独立地坐，但不能控制身体下降	1分
			需要他人帮助才能坐下	0分
5	转移	请转移到椅子上	稍用手扶着就能够安全地转移	4分
			绝对需要用手扶着才能够安全地转移	3分
			需要口头提示或监视才能够转移	2分
			需要一个人的帮助	1分
			为了安全，需要两个人的帮助或监视	0分
6	无支持闭目站立	请闭上眼睛站立10秒	能够安全地站10秒	4分
			监视下能够安全地站10秒	3分
			能站3秒	2分
			闭眼不能达3秒，但站立稳定	1分
			为了不摔倒而需要两个人的帮助	0分

（续表）

序号	检查项目	指令（方法）	评分标准	
7	双脚并拢无支持站立	请你在无帮助情况下双脚并拢站立	能够独立地将双脚并拢且安全站立1分钟	4分
			能够独立地将双脚并拢并在监视下站立1分钟	3分
			能够独立地将双脚并拢，但不能保持30秒	2分
			需要别人帮助才能将双脚并拢，但能够双脚并拢站15秒	1分
			需要别人帮助才能将双脚并拢，双脚并拢站立不能保持15秒	0分
8	站立情况下双上肢前伸并向前移动	将上肢抬高90°，手指伸直并最大可能前伸。上肢上举90°后将尺子放在手指末端。手指前伸时不能触及尺子。记录受检者经最大努力前倾时手指前伸的距离。如果可能的话，让受检者双上肢同时前伸以防止躯干旋转	能够向前伸出>25 cm	4分
			能够安全地向前伸出>12 cm	3分
			能够安全地向前伸出>5 cm	2分
			上肢可以向前伸出，但需要监视	1分
			在向前伸展时失去平衡或需要外部支持	0分
9	站立位下从地面捡物	请将鞋捡起来	能够轻易且安全地将鞋捡起	4分
			能够将鞋捡起，但需要监视	3分
			伸手向下距鞋2~5 cm且独立地保持平衡，但不能将鞋捡起	2分
			试着做伸手向下捡鞋的动作时需要监视，但仍不能将鞋捡起	1分
			不能试着做伸手向下捡鞋的动作或需要帮助免于失去平衡或摔倒	0分

（续表）

序号	检查项目	指令（方法）	评分标准	
10	转身向后看	从左肩上向后看，再从右肩上向后看。检查者在受检者正后方持一物品，鼓励患者转身	从左右侧向后看，体重转移良好	4分
			仅从一侧向后看，另一侧体重转移较差	3分
			仅能转向侧面，但身体的平衡可以维持	2分
			转身时需要监视	1分
			需要帮助以防失去平衡或摔倒	0分
11	原地旋转360°	旋转完整1周，暂停，然后从另一方向旋转完整1周	在≤4秒的时间内，安全地转身360°	4分
			在≤4秒的时间内，仅能从一个方向安全地转身360°	3分
			能够安全地转身360°但动作缓慢	2分
			需要密切监视或口头提示	1分
			转身时需要帮助	0分
12	将一只脚放在凳子上	请交替用脚踏在台阶/踏板上，连续做直到每只脚接触台阶/踏板4次	能够安全且独立地站，在20秒的时间内完成8次	4分
			能够独立地站，完成8次>20秒	3分
			无须辅助在监视下能够完成4次	2分
			需要少量帮助能够完成>2次	1分
			需要帮助以防止摔倒或完全不能做	0分
13	无支撑情况下两脚前后站立	将一只脚放在另一只脚正前方。如果这样不行的话，可扩大步幅，前脚后跟应在后脚脚趾前面（在评定3分时，步幅超过另一只脚长度，宽度接近正常人走步宽度）	能够独立地将双脚一前一后地排列（无距离）并保持30秒	4分
			能够独立地将一只脚放在另一只脚的前方（有距离）并保持30秒	3分
			能够独立地迈一小步并保持30秒	2分
			向前迈步需要帮助，但能够保持15秒	1分
			迈步或站立时失去平衡	0分

（续表）

序号	检查项目	指令（方法）	评分标准	
14	单腿站立	无帮助情况下尽最大努力单腿站立	能够独立抬腿并保持>10秒	4分
			能够独立抬腿并保持5~10秒	3分
			能够独立抬腿并保持≥3秒	2分
			试图抬腿，不能保持3秒，但可维持独立站立	1分
			不能抬腿或需要帮助以防摔倒	0分

2. 偏瘫患者平衡反应评定　　标准见表3.2.7。

表3.2.7　偏瘫患者平衡反应评价表

序号	评价动作	判定标准	分级
1	长坐位	不能独立完成，需辅助	0
2	长坐位	能独立完成	I
3	端坐位	能独立完成，但不稳定，外力一推即倒	II
4	坐位平衡反应出现	端坐位，外力破坏坐位姿势时出现调整反应	III
5	膝手卧位	能够完成并且可以抬起一侧上肢、一侧下肢	IV
6	跪位	可以维持，但不稳定，一推即倒	V
7	跪位步行	跪位稳定，并且可以利用跪位步行	VI
8	站立位	可以维持站立，但不稳定，重心移动时常不能维持站立	VII
9	单腿站立	重心转移可以维持站立位	VIII
10	平衡板上站立	站在平衡板上，物理治疗师摇动平衡板，患者出现平衡反应	IX
11	站立平衡反应	外力破坏患者的立位平衡，可出现立位平衡反应	X

五、日常生活活动（ADL）能力

反映人们在家庭（或医疗机构）内和在社区中的最基本能力，有许多种评定方法，主要通过各种标准化量表进行评定。常用的标准化ADL评定方法为Barthel指数。

1. Barthel指数　　由Florencemahoney和Dorothy Barthel于1965年设计并应用于临床，是康复医疗机构应用最广、研究最多的ADL评估方法。Barthel指数评定方法简单，可信度、灵敏度高。不仅可以用来评定患者治疗前后的功能状态，还可用于预测治疗效果、住院时间和预后。见表3.2.8。

表3.2.8　Barthel指数评定量表

序号	项目	完全独立	需部分帮助	需极大帮助	完全依赖
1	进食	10	5	0	—
2	洗澡	5	0	—	—
3	修饰	5	0	—	—
4	穿衣	10	5	0	—
5	控制大便	10	5	0	—
6	控制小便	10	5	0	—
7	如厕	10	5	0	—
8	床椅转移	15	10	5	0
9	平地行走	15	10	5	0
10	上下楼梯	10	5	0	—

Barthel指数总分：_____分

注：根据患者的实际情况，在每个项目对应的得分上划"√"。

2. 自理能力分级　　见表3.2.9。

表3.2.9　自理能力分级

自理能力等级	等级划分标准	需要照护程度
重度依赖	总分≤40分	全部需他人照护
中度依赖	总分41~60分	大部分需他人照护
轻度依赖	总分61~99分	少部分需他人照护
无须依赖	总分100分	无须他人照护

第四章 脑血管病康复理论

第一节 Bobath 疗法

一、概述

Bobath治疗技术由英国物理治疗师Berta Bobath和她的丈夫Karel Bobath共同创立,主要用于治疗成人偏瘫和儿童脑瘫,其技术理论主要经历了2次变革,传统的Bobath技术以"神经发育学"理论为基础,现代Bobath技术以系统运动控制模型、大脑可塑性等技术为理论基础。

传统Bobath疗法认为运动发育是动态的、有顺序的、从头端到尾端、从近端到远端发展的,因此,Bobath技术主张运用各种促进技术控制异常运动和异常的姿势反射,出现正常运动后,再按照患者的运动发育顺序,即从低级到高级进行训练,促进正常运动功能的恢复。

现代Bobath技术的理论基础包括系统运动控制模型学说、神经及肌肉可塑性、中枢性姿势控制与运动控制等,在治疗时更强调运动感觉的上行系统、姿势运动的下行系统和核心控制。Bobath技术适用于因中枢神经系统病损引起的运动功能障碍,如脑瘫、偏瘫等。

二、治疗原则

1. **强调患者学习运动的感觉** 运动的感觉可通过后天的反复学习、训练而获得。反复学习运动的方式及动作可促进患者获得正常运动的感觉,治疗师须根据患者的情况及存在的问题,设计相关的训练活动,只有反复刺激和重复动作才可促进和巩固动作的学习。

2. 强调正常姿势性肌张力与模式　日常生活的每一种技能活动均是以姿势控制、翻正反应、平衡反应及其他保护性反应、抓握与放松等基本模式为基础而发生的。Bobath认为中枢神经损伤后，高级神经中枢失去控制，而在某些特定的姿势下，肌张力是可以得到抑制的，再通过一系列的促进技术诱发正常的姿势反射和运动模式，最终达到恢复功能的目的。

3. 遵循运动发育学顺序　Bobath认为治疗的基础是运动的神经发育学原则，运动发育是动态的、有顺序的、从头端到尾端、从近端到远端发展的，在治疗过程中应以发育的观点对患者进行评定，按照发育的顺序对患者进行治疗。治疗顺序先是头颈部，然后是躯干，最后是四肢。

三、常用治疗技术

1. 关键点的控制　治疗师通过控制患者身体的某些部位达到抑制痉挛和异常姿势反射的目的，人体关键点可影响身体其他部位的肌张力，关键点的控制主要包括以下几个方面。

（1）中心控制点：胸骨柄中下段，主要控制躯干的张力。

（2）近端控制点：头部、骨盆、肩部等，分别控制全身、骨盆和肩胛带部位的张力。

（3）远端控制点：手指、足，分别控制上肢、手部、下肢及足等部位的张力。

2. 反射抑制模式（reflex inhibiting pattern，RIP）　RIP是Bobath抑制异常运动和姿势反射而提出的一些运动模式，针对常见的异常模式，偏瘫患者的反射性抑制方法如下。

（1）躯干抗痉挛模式：患者取健侧卧位，治疗师位于患者身后，一手扶其肩部，一手抵住其髋部，双手做相反方向的缓慢牵拉以缓解躯干痉挛。

（2）上下肢抗痉挛模式：使患侧上肢处于外展、外旋，伸肘，前臂旋后，伸腕或拇指外展的位置，可对抗上肢的屈曲痉挛模式。使患侧下肢轻度屈髋、屈膝、内收、内旋下肢，背屈踝、趾，可对抗下肢的伸肌痉挛模式。

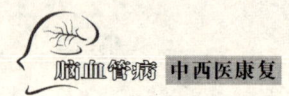

（3）肩胛带抗痉挛模式：使患侧肩部处于向前、向上方伸展的位置，可达到缓解肩胛周围肌肉痉挛的目的。

3. 促进姿势反射

（1）翻正反应：当身体的姿势及平衡被打破时，身体重新排列获得新的稳定的能力，常用来进行翻身、转移和平衡训练。

（2）平衡反应：维持全身平衡的一种反应，使人体在任何体位时均能维持平衡状态，是一种自主反应。当人体突然受到外界刺激引起重心变化时，四肢和躯干会出现自主性的保护运动，将身体的重心恢复到原有稳定状态。

四、临床应用

Bobath疗法将偏瘫患者的恢复阶段分为3个不同的时期，即弛缓期、痉挛期和恢复期，各期治疗技术均有所不同。在弛缓期，应加强高级姿势反应和患侧肢体的负重训练以刺激运动功能的恢复，在训练时不要使用任何阻力，因为过强的阻力将增强肌肉的张力，对于大多数患者而言，应该以缓解患侧的痉挛作为治疗目的。对痉挛期患者，应尽可能应用反射抑制性抗痉挛模式缓解肢体的肌张力。而在恢复期，应促进肢体的分离，如将加强手指的分离运动等作为训练目的。

治疗师应根据患者不同时期的不同表现制订相应的治疗目标和治疗计划，再对患者实施针对性康复治疗。偏瘫患者不同时期的表现及治疗目标与治疗计划见表4.1.1。

表4.1.1 不同时期的治疗目标与治疗计划

恢复阶段	主要问题	治疗目标	治疗计划
弛缓期	肌肉松弛 肌张力低下 无主动运动	预防肌肉痉挛 预防关节畸形 诱发患侧肢体主动运动 诱发正常运动模式	良肢位摆放 床上转移训练 关节被动活动训练 主动运动诱发训练

（续表）

恢复阶段	主要问题	治疗目标	治疗计划
痉挛期	痉挛、腱反射亢进 出现异常姿势反射 出现异常运动模式	抑制痉挛 抑制异常运动模式 诱发分离运动	关节被动活动 肌肉牵伸训练 负重训练 躯干控制训练 纠正异常姿势
恢复期	痉挛逐渐减轻 出现分离运动 协调性接近正常 平衡接近正常	强化肢体运动协调性 加强动态平衡稳定性 改善步态	双侧肢体协调性训练 运动协调性训练 精细运动训练 步态纠正训练

第二节　Brunnstrom 疗法

一、概述

Brunnstrom技术由著名的物理治疗师 Signe Brunnstrom确立，是用于偏瘫患者运动功能障碍的评价方法和治疗技术。1961年，Brunnstrom训练法作为神经生理学疗法在哥伦比亚大学物理疗法科应用并推广。Brunnstrom所提出的对中枢性瘫痪本质的认识为康复医学的发展奠定了坚实的理论基础，其提出的偏瘫康复治疗技术在国际上产生了很大的影响，为后来康复治疗技术的发展提供了宝贵的经验。

Brunnstrom技术的基本点是在脑损伤后恢复过程中的任何时期均使用可利用的运动模式诱发运动的反应，以便让患者能观察到瘫痪肢体仍然可以运动，刺激患者对康复和主动参与治疗的欲望。Brunnstrom技术强调在整个恢复过程中逐渐向正常、复杂的运动模式发展，从而达到中枢神经系统的重新组合。肢体的共同运动和其他异常的运动模式是脑损伤患者在恢复正常自主运动之前必需的过程，因此主张在恢复早期利用这些异常的模式来帮助患者控制肢体的共同运动，达到最终能自己进行独立运动的目的。

二、偏瘫患者的运动模式

1. 联合反应　　是在某些环境下出现的一种非随意运动或反射性肌张力增高的表现。患者在进行健侧肢体抗阻力运动时，可以不同程度地增高患侧肢体的肌张力或患侧出现相应的动作，这种反应称为联合反应。在偏瘫初期，尽管患肢不能做任何随意运动，但如果让患者健侧做抗阻运动则引起患侧肢体相应的运动，这就是联合反应，根据两侧肢体运动是否相同又分为对称性和不对称性两种。上肢联合反应一般为对称性运动，即健侧屈曲患侧也随之屈曲，健侧伸展患侧也随之伸展，例如对健侧上肢进行外展抗阻力，当阻力达到一定强度后，患侧肩可以出现外展动作；又如健侧肘关节抗阻力屈曲或伸直时，患侧肘关节可出现类似的动作。下肢内收、外展为对称性的，屈曲、伸展为非对称性的，即健侧屈曲则患侧伸展，健侧伸展则患侧屈曲。在仰卧位，健侧下肢抗阻力外展或内收时，患侧髋关节可出现相同动作，下肢的这种联合反应又称为Raimiste现象。

2. 共同运动　　是偏瘫患者期望完成某项患肢活动时引发的一种不可控制的特定的运动模式。在用力时共同运动表现特别明显，共同运动在上肢和下肢均可表现为屈曲模式或伸展模式。

（1）上肢共同运动：上肢屈肌占优势，表现为屈曲的共同运动模式。① 上肢屈曲共同运动表现为腕和手指屈曲，前臂旋后，肘关节屈曲，肩胛骨内收（回缩）、上提，肩关节后伸、外展、外旋，如同手抓同侧腋窝前的动作。② 上肢伸展共同运动表现为伸腕、屈指，前臂旋前，肘关节伸展，肩胛骨前伸，肩关节内收、内旋，如同坐位时手伸向两膝之间的动作。

（2）下肢共同运动：下肢伸肌占优势，表现为伸展的共同运动模式。① 下肢伸展共同运动表现为脚趾跖屈，踝跖屈、内翻，膝关节伸展，髋关节内收、内旋。② 下肢屈曲共同运动表现为脚趾背屈，踝背屈、内翻，膝关节约90°屈曲，髋关节屈曲、外展、外旋。

3. 原始反射　　中枢神经损伤后，在恢复的过程中会出现原始反射，这是一种在脑未发育成熟时才会有的反射，而中枢神经损伤后，原始反射就以病理反射形式出现。

（1）紧张性颈反射：当牵拉颈部的肌肉和关节时，肢体的肌张力会发生变化，包括对称性颈反射和非对称性颈反射。对称性颈反射是当颈屈曲时，上肢也出现屈曲运动，而下肢则会出现相反的伸展运动；同样，当颈伸展时，上肢则出现伸展运动，下肢出现屈曲运动。非对称性颈反射是当颈部旋转时，面对的一侧出现伸展运动，而反侧则出现屈曲运动。

（2）同侧屈曲反射：同侧屈曲反射是同侧肢体的单侧性反应，当刺激上肢近端的屈肌或伸肌时，同侧下肢会出现相同的屈曲或伸展运动。

（3）交叉屈伸反射：当一侧肢体的伸肌受到刺激时，会引起该肢体和对侧肢体的伸展倾向，而当一侧肢体的屈肌受到刺激时，会引起该肢体和对侧肢体的屈曲倾向。

（4）阳性支撑反射：当患者的足底受到刺激时，会引起踝关节跖区及髋关节、膝关节的伸展。

（5）紧张性腰反射：患者侧卧位时，位于上方的肢体屈肌占优势，下方的肢体伸肌占优势。

三、评定方法

Brunnstrom对大量偏瘫瘫患者进行观察，注意到偏瘫的恢复几乎是一个固定的连续过程，同时提出了著名的恢复6阶段理论，该理论是确定康复治疗目标、制订康复治疗计划、评定康复疗效不可缺少的理论依据。

1. 阶段Ⅰ　　弛缓阶段，患侧肌肉呈弛缓状态，肌张力消失。

2. 阶段Ⅱ　　痉挛阶段，患肢开始出现运动，这种运动伴随着痉挛、联合反应和共同运动的特点，患者试图活动时出现不伴有关节活动的微弱肌肉收缩。

3. 阶段Ⅲ　　共同运动阶段，痉挛程度加重，患者可以完成随意运动但始终伴随着共同运动的特点。

4. 阶段Ⅳ　　部分分离运动阶段，痉挛程度开始减轻，运动模式开始脱离共同运动模式的控制，出现了部分分离运动的组合。

5. 阶段Ⅴ　分离运动阶段，运动模式进一步脱离共同运动的模式，出现了难度较大的分离运动的组合。

6. 阶段Ⅵ　协调运动阶段，痉挛消失，各关节可以完成随意运动，运动的协调性与速度接近正常。

四、治疗技术及临床上的应用

1. 卧位及床上训练

（1）卧位训练：卧位训练可以利用紧张性腰反射，根据患者患侧肌张力的表现决定是否采取患侧卧位。仰卧位时，上肢的屈肌及下肢的伸肌处于优势状态，所以若患者已出现痉挛，应减少仰卧时间。

（2）床上训练：床上训练主要采取翻身坐起，可嘱患者健侧手采用十指交叉握住患侧手，向患侧方向摆动，健侧下肢屈曲，蹬住床面并利用惯性翻身。

2. 坐位训练

（1）坐位平衡训练：坐位平衡训练是坐位训练的基础，保持坐位平衡尤为重要。初期可以让患者坐在有靠背的椅子上，逐渐鼓励患者身体向前倾斜，背部离开椅子靠背，部分患者会借助健手扶持来保持身体平衡，治疗师应鼓励患者去除手的帮助，养成躯干肌保持平衡的习惯。

（2）诱发平衡反应：患者采取坐位，在有安全保障的情况下治疗师用手向前、后、左、右推动患者，破坏患者静态平衡后使患者重新调整重心维持平衡。

（3）躯干旋转：治疗师位于患者身后，双手放在患者肩膀上，嘱患者目视前方，将患者躯干向左转时，患者头部向右旋转，同样，躯干向右旋转时，头部向左旋转。

（4）头颈运动：治疗师一手放在患侧肩膀上，另一手放在患侧耳后，让患者头部用力向患侧肩膀靠拢，治疗师给予一定阻力，当阻力足够大时，可诱发耸肩动作。

3. 联合反应和共同运动

（1）屈肘：治疗师嘱患者健侧上肢做屈曲动作，并在屈肘的过程中施加阻力,逐渐引出患侧的屈肘运动,增加屈肌的肌力;也可让患者健侧肩做内收动作,并施加阻力,患侧也可做出同样的动作。

(2)伸肘:治疗师抵抗健侧肢体的伸展动作,通过联合反应,患侧肢体也会做出伸展动作,同样,嘱患者做肢体外展动作,并施加阻力,患侧也会做出外展动作。

4.分离运动诱发

(1)肘关节的分离运动:上肢的屈曲动作会伴随肩关节的外展动作,此时,治疗师可托住患侧肘关节使上肢水平前伸,然后患者用手触摸对侧肩部再将其恢复到上肢伸展位。

(2)手指的单指运动训练:患者手指可完全屈曲时,伸指动作较弱,训练应单指进行,可嘱患者拇指沿四指指跟滑动,也可进行对指训练。

第三节　Rood疗法

一、概述

Rood疗法由美国物理治疗师和职业治疗师Margaret Rood在20世纪50年代创立,主要强调选用有控制的感觉刺激,按个体发育顺序,通过应用某些动作的作用引出有目的的反应的一种康复治疗技术。

Rood疗法认为任何人体活动都是出生后原先存在的各种反射,通过不断的应用和发展,并由反复的感觉刺激不断地被修正,直到在大脑皮层意识水平上达到最高级的控制为止。

二、基础理论

Rood疗法的突出特点是通过施加在皮肤上的刺激引起促进或抑制,也就是对运动终板较丰富(一般为肌腹)的皮肤区域施加机械刺激或温度刺激,诱发或抑制骨骼肌运动,达到恢复肌肉正常运动模式的目的。运动模式基于先天的原始反射模式，经过不断利用和感觉的反馈修正，逐步在大脑皮质水平形成和谐的运动控制，如果对瘫痪患者的皮肤感受器反复施加正确的刺激，就可能重建正确的运动模式。

Rood疗法的理论基础可总结为利用适当的感觉刺激引起正常运动的产生和肌张力的正常化，同时强调利用个体运动发育顺序促进运动的控制能力，Rood将个体运动控制的发育水平划分为4个阶段，分别为肌肉的全范围收缩、关节周围肌群的协调收缩、关节远端固定与近端活动及技巧动作4个阶段。

三、Rood疗法常用的治疗技术

1. 促进技术　　利用皮肤、本体感觉等刺激诱发肌肉反应。

（1）触觉刺激：① 快速擦刷，用一头装有成束软毛的小型电动刷子刺激肌肉表面的皮肤或毛发3～5秒，如3～5秒后仍无反应，可重复刺激3～5次，亦可在相应的节段皮肤上刺激5秒。该法兴奋了高阈的C感觉纤维，促进γ运动神经元传出冲动，效应在刺激后30～40分钟出现高峰。② 轻触摸：轻敲受刺激肌表面的皮肤可促进梭外肌的反应，轻敲手背后指间、足背趾间皮肤或掌心、足底可引起肢体的回撤反应。

（2）温度刺激：主要应用冰刺激、局部刺激3～5秒，可促进肌收缩，也是起到兴奋C纤维的效果，但冰刺激后30秒左右常引起反跳现象，即由兴奋转为抑制。

（3）轻叩：轻叩皮肤可刺激低阈值的A纤维，从而引起皮肤表层运动肌的交替收缩，低阈值的纤维易于兴奋，通过易化梭外肌运动系统引出快速、短暂的应答。轻叩手背指间或足背趾间皮肤及轻叩掌心、足底均可引起相应肢体的回缩反应。重复刺激这些部位还可引起交叉性伸肌反应。轻叩肌腱或肌腹可以产生与快速牵拉相同的效应。

（4）牵拉：快速、轻微地牵拉肌肉可以立即引起肌肉收缩反应，牵拉内收肌群或屈肌群可以促进该群肌肉而抑制其拮抗肌群，牵拉手或足的内部肌肉可引起邻近固定肌的协同收缩，用力握拳或用力使足底收紧可对手和足的小肌群产生牵拉，可使近端肌群易化，若此时这一动作在负重体位下进行，近端关节肌群成为固定肌，可以促进这些肌群的收缩，进一步得到易化。

（5）挤压：挤压肌腹可引起与牵拉肌梭相同的牵张反应，用力挤压关节可使关节间隙变窄，可刺激高阈值感受器，引起关节周围的肌肉收缩。

2. 抑制技术　　利用感觉刺激抑制肌肉反应适用于痉挛和其他肌张力增高的情况。

（1）轻轻地压缩关节以缓解痉挛，由此法可使偏瘫患者因痉挛引起的肩痛得以缓解，在治疗偏瘫患者肩部疼痛时，治疗者可以托起患者肘部，使上肢外展，然后把上臂向肩胛盂方向轻轻地推，使肱骨头进入关节窝，保持片刻，可以使肌肉放松，缓解疼痛。

（2）在肌腱附着点加压，在痉挛的肌肉肌腱附着点持续加压可使这些肌肉放松。

（3）用有效的、轻的压力从头部开始沿脊柱直到骶尾部反复对后背脊神经支配区域进行刺激，可反射性抑制全身肌紧张，达到全身放松的目的。

（4）持续牵张，此法可以是短时间牵拉，也可以将延长的肌肉通过系列夹板或石膏托固定进行持续牵拉，必要时更换新的夹板或石膏托使肌腱保持延长状态。

四、临床应用

1. 迟缓性瘫痪　　对于迟缓性瘫痪，应采取快速、较强的刺激以诱发肌肉运动，常用技术包括整体运动、快速擦刷、远端固定近端活动等。

2. 痉挛性瘫痪　　对于痉挛性瘫痪应根据其特点以抑制手法为主，应用缓慢、较轻的刺激以抑制肌肉的紧张状态，常用的技术包括缓慢持续地牵拉肌肉、轻刷擦、体位应用、反复运动等。

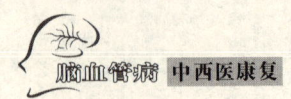

第四节 神经肌肉本体感觉促进技术

一、概述

神经肌肉本体感觉促进技术（proprioceptive neuromuscular facilitation，PNF）由美国神经生理学家、内科医师 Herman Kabat 博士于20世纪40年代创立，并首先在脊髓灰质炎患者的康复治疗中使用。半个多世纪以来，PNF得到不断的发展和完善，已经成为多种神经肌肉系统疾病的有效康复治疗手段。

PNF是通过对本体感受器进行刺激，达到促进相关神经肌肉反应以增强相应肌肉的收缩能力的目的，同时通过调整感觉神经的异常兴奋性改变肌肉的张力，使之以正常的运动方式进行活动的训练技术。

二、PNF基本技术

1. 手法接触　　在进行治疗时，最好能够直接接触患者的皮肤，以更好地刺激本体感受器。动作要求治疗师保持蚓状握法，掌指关节屈曲，近端、远端指间关节伸展。保持这种手形能为治疗师控制运动提供良好的作用，并且不会因为挤压而造成患者的疼痛。

2. 阻力　　PNF强调"最佳阻力"，但要从患者的实际情况出发，"最佳阻力"应该是患者能接受的、可平稳移动或维持等长收缩的最大阻力，不要因为阻力过大而完不成动作，使患者丧失信心。

3. 牵张　　肌肉被拉长会自动产生牵张刺激，该刺激又反过来促进被拉长的肌肉、同一关节的协同肌和其他有关的肌肉收缩。牵张刺激可用于激发自主运动，增强较弱肌肉的收缩力量和反应速度，同时有利于姿势的控制。在实际操作中，治疗师对牵拉后肌肉产生的收缩给予一定的阻力，这样可以进一步提高疗效。

4. 牵引和挤压　　牵引是使躯干或四肢被拉长，通过牵引激活关节感受器。关节周围的肌群被拉长，可引起牵张刺激，一般牵引主要用于关节的屈曲及抗重力的运动。

挤压是通过对躯干或四肢关节的推挤使关节面接近、关节间隙变窄，通过挤压，关节部分感受器受到刺激，引起肌肉收缩。另外，挤压使关节间隙变小，有利于提高关节的稳定性，主要应用于下肢的伸展模式，提高肌肉的抗重力运动。

5. 时序　　是指运动发生的先后次序，一方面，正常的运动发育遵循着一定的顺序（由头向足、由近端到远端），运动控制能力也遵循着一定的顺序（即可动性、稳定性、控制性、技巧）；另一方面，日常的功能活动也具有一个平滑的过程及身体各部协调运动的顺序。在实际操作中，依据患者的具体情况，诱发或者抑制身体各部进行活动的次序一般先由肢体较强部位的活动开始，之后将其产生的效应逐渐扩散到弱的部位。

6. 视觉刺激　　治疗时，治疗师要告诉患者注视运动侧肢体的远端，通过视觉刺激帮助患者控制肢体的位置和运动，提高注意力，还可以通过变换患者的颈部位置辅助动作的完成，带动躯干的肌肉收缩。

7. 口令与交流　　口令是治疗师和患者沟通的直接方式，告诉患者做什么及发力的时机、大小和方向，要求语言简单易懂，治疗的过程中在适当的时候发出口令可刺激患者的主动运动，提高动作完成的质量。

三、运动模式

PNF的运动模式是在3个层面同时发生的组合运动模式，被称为"螺旋对角交叉"模式，由于有交叉运动成分，其活动必须跨越人体的中线，从而促进了身体两侧的相互影响和认知。"螺旋对角交叉"运动模式与日常生活动作中最主要的动作模式最为符合，也是大脑皮质最为熟悉、最易巩固的运动模式，所以，对于患者康复也是最为有效的。

PNF模式根据肢体近端关节的运动命名，分为D1模式和D2模式，每个对角线又由2个互为拮抗的运动模式组成，并以近端关节的运动命名，对四肢来说，每个肢体包括D1屈曲、D1伸展、D2屈曲、D2伸展4种基本模式。

1. 上肢模式　　以肩关节为轴心，上肢有4种基本模式。

（1）D1F屈：屈曲——内收——外旋。

（2）D1E伸：伸展——外展——内旋。

（3）D2F屈：屈曲——外展——外旋。

（4）D2E伸：伸展——内收——内旋。

2. 下肢模式　　以髋关节为轴心，下肢有4种基本模式。

（1）D1F屈：屈曲——内收——外旋。

（2）D1E伸：伸展——外展——内旋。

（3）D2F屈：屈曲——外展——内旋。

（4）D2E伸：伸展——内收——外旋。

四、临床应用

1. 适应证　　适用于多种神经疾患，如脑卒中后偏瘫、脑瘫、脑外伤、脊髓损伤、脊髓灰质炎等。

2. 禁忌证　　伤口和手术刚缝合部位，皮肤感觉缺乏部位，本体感觉障碍部位，听力障碍患者，对命令不能准确反应的婴幼儿患者，无意识患者，骨质疏松症患者，血压不稳定患者。

第五节　　运动再学习疗法

一、概述

"运动再学习"疗法是根据对正常人习得运动技能过程的充分认识，通过分析与运动功能障碍相关的各种异常表现或缺失成分，针对性地设计并引导患者主动练习运动缺失成分和功能性活动，促进脑功能重建，获得尽可能接近正常的运动技能。20世纪80年代初，澳大利亚学者J.Carr 和R.Shepherd 所著的 *Amotor Relearning Programme for Stroke*（《中风患者的运动再学习方案》）一书问世，对传统的促进技术（或易化技术）提出了挑战。它将成人脑卒中后运动功能的恢复训练视为一种再学习过程，主要以生物力学、运动学、神经学、行为学等为基础，在强调患者主动参与的前提下以任务或功能为导向，按照科学的运动技能获得方法对患者进行再教育以恢复其运动功能。

二、基本原理

1. 运动控制机制　　"运动再学习"技术关于运动控制的主要设想主要包括以下几点。

（1）重新获得行走、伸手和起立等运动作业能力，包含"学习"过程。残疾者和非残疾者一样具有学习需要，也就是说，他们需要实践，得到反馈和理解治疗目标。

（2）以预期和不断发展的两种形式进行运动控制训练，把调整姿势和患肢运动结合起来。

（3）特殊运动作业的控制最好通过该作业练习获得，并需在各种环境条件下进行。

（4）与运动作业有关的感觉传入有助于动作的调节。

2. "运动再学习"的3个阶段　　运动技能的学习过程可分为认知期、联系期和自发期。

3. 功能重建的机制　　脑组织损伤后除了自然恢复过程外，功能的恢复主要依赖脑的可塑性，即通过残留部分的功能重建和非损伤组织的再生，以新的方式完成已丧失的功能，这种功能重建依赖于使用模式的反复输入和改良，最终形成新的神经网络或程序，所以也被称为使用依赖性功能重建。

大量实验研究和临床观察证明，具体而非抽象的训练项目或目标、反复强化、兴趣性、挑战性、社会交流性及醒觉程度可以促进功能重建。

三、基本原则

1. 尽早开始康复，训练目标明确　　脑卒中后及时有效的康复治疗可以减少患者因误用和废用导致的适应性改变，尽最大可能促进运动功能恢复。

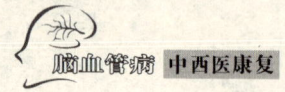

2. 训练的基本原则

（1）限制不必要的肌肉过强收缩，以免出现异常代偿模式及兴奋在中枢神经系统的扩散。

（2）及时反馈的应用，对神经网络和运动控制程序的形成和优化极为重要，通过具体的目标、各种感觉的反馈和治疗人员的引导，促使患者学习有效的运动控制方法。

（3）进行重心调整训练，人体姿势在准备发生变化前及变化中，其重心出现不断调整，即预备性和进行性体位调整，使身体各部分处于正确的对线关系，这时，肌肉以最低的耗能产生最高效的运动控制。

3. 训练要点

（1）目标明确：训练任务的设计要与实际功能密切相关，即任务导向性训练。

（2）闭合性与开放性训练环境相结合：闭合性环境指训练在固定不变的条件下进行，这种训练有助于早期患者尽快掌握动作要领。开放性环境指训练在不断变化的环境条件下进行，这种变化以患者能力为依据，引导患者提高灵活性，逐渐贴近实际生活环境。

（3）指令明确简练：以患者最易理解的方式进行，按运动技能学习过程设计方案，引导患者通过认知期和联系期，最终达到自发期，教育患者及其家属积极参与。训练具有计划性和持续性，患者应学会自我监测方法。

4. 创造学习和促进恢复的环境　　适宜的环境可以促进脑的功能重建，使患者按照运动再学习的方法持续练习，确保训练从医院到日常生活的转移。

四、临床应用

"运动再学习"方法由7部分组成，包括日常生活中的基本运动功能：即上肢功能、口面部功能、仰卧到床边坐起、坐位平衡、站起与坐下、站立平衡、步行等。治疗人员根据患者的具体情况选择最适合患者的部分开始治疗。

每一部分一般分4个步骤进行，通过分析制订一套科学的训练方案，包括：分析患者运动功能障碍的异常表现及丧失成分；指导并辅助患者强化训练运动功能障碍中的丧失成分；将丧失成分融入整体活动训练中，增加灵活性；促使运动技能训练向实际生活环境转移，指导患者自我监督和亲属参与，使训练逐渐贴近实际生活并尽可能长期坚持。

第五章 脑血管病康复治疗

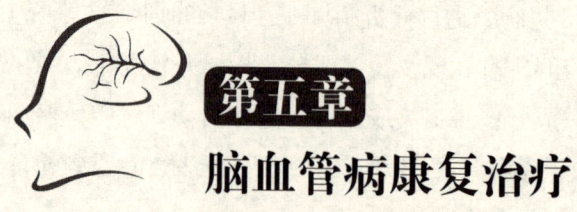

第一节 软瘫期

一、上肢部分

相当于Brunnstrom Ⅰ～Ⅱ期，此期肌力为0，患者无任何主动运动，但易出现肩关节半脱位、肩痛等一系列并发症，此期康复治疗的早期介入显得尤为重要。所以在急性期，一旦患者生命体征稳定，疾病不再进一步发展，应尽早进行康复治疗。软瘫期上肢训练方案中基础部分主要是利用原始反射诱发瘫痪侧上肢及手的肌肉收缩，通过对健侧肢体的活动施加阻力引起患侧肢体的联合反应或共同运动，以及姿势反射等，提高患侧肢体的肌张力和肌力，促使肩胛带的功能部分恢复，并注意预防痉挛。同时进行上肢及手所有关节的活动，防止肌肉萎缩、关节挛缩与畸形等。同时，在确定治疗措施后，应及时让患者家属及护理人员了解治疗内容，指导他们采用正确的方法对患者进行有效的监督与指导，以预防各种并发症及继发功能障碍的产生，原则上每2小时更换体位，嘱家属帮助患者保持良好的肢体位置。本节主要介绍软瘫期针对肌张力低下及感觉障碍的康复策略，该期上肢常见问题总结如下。

（一）肌张力低下

1. 原因及分析　肌张力低下即肌张力低于正常静息水平，对关节进行被动运动时感觉阻力消失的状态。可由上运动神经元受损导致，但为暂时性，也可由下运动神经元损害导致。主要临床表现为肌肉松弛、随意运动消失、腱反射减弱或消失，此期患者上肢关节活动度基本不受限，以保持良肢位摆放、关节被动活动及诱发上肢主动运动为主。

2. 康复策略

（1）肩胛带运动诱发训练：① 通过头颈部运动易化肩胛带的运动。患者取坐位，将患侧前臂和手掌置于治疗台上，取肩外展、肘屈曲位。治疗师一手扶持肩锁关节处，另一手抵于患者的头部侧面，令患者的头向患肩方向侧屈，同时治疗师用手施加阻力，诱发颈部肌肉等长性收缩。在这项训练中，治疗师用力要适度，随患者的用力缓慢柔和地加以对抗，防止颈部损伤。此法适用于肩胛带处于弛缓状态、随意运动减弱或消失的患者。训练过程中痉挛加重、经手法调整不能缓解者或颈部疼痛难以合作的患者不得使用此手法。见图5.1.1。② 肩胛胸廓关节运动的诱发训练。在早期应让患者取健侧卧位，治疗师坐在患者腰部附近靠近其躯干，一手握住患侧盂肱关节，使患侧肩胛骨恢复正常对线，另一手托扶患侧肩胛骨下角，协助完成肩胛骨的前方上提动作及后方下掣动作。见图5.1.2。最后用两手配合，协助完成肩胛骨的内收、外展运动。随着患者肩胛胸廓关节随意运动的出现，逐渐减少辅助量，直至患者能较好地完成主动运动和抗阻力运动。当肩胛胸廓关节的运动逐渐得到改善时，上肢的正常运动模式也会被较容易地诱发出来。应当强调的是，在肩胛胸廓关节运动功能缺失时，不能过度完成肩肱关节的屈曲和外展的被动运动，尤其不得使用滑轮或肩关节训练器。③ 利用联合反应诱发耸肩运动。患者取仰卧位，嘱患者健侧做耸肩动作，治疗师在患者做耸肩动作的同时施以阻力，由于联合反应，患侧肩关节也可以出现耸肩动作。见图5.1.3。

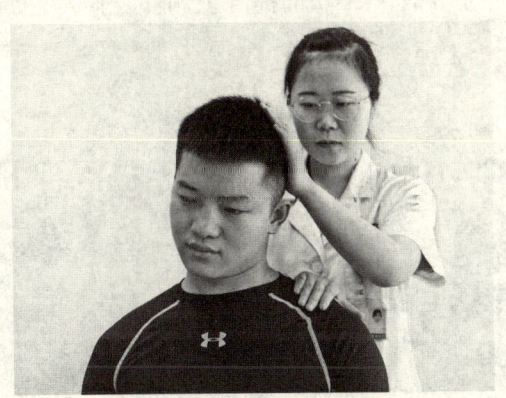

图5.1.1　通过头颈部运动易化肩胛带运动

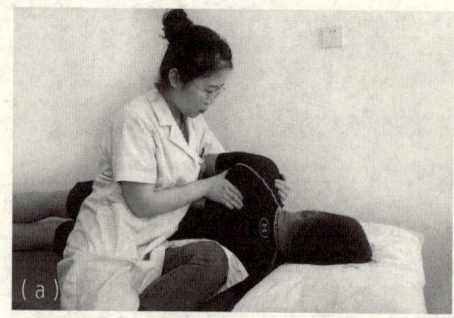
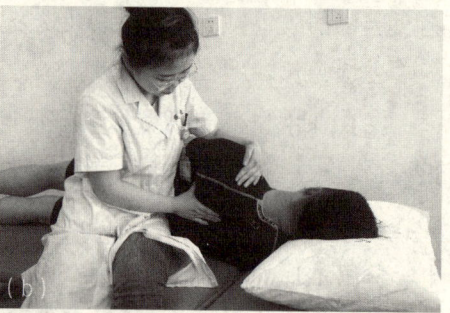

图5.1.2 肩胛胸廓关节诱发训练。（a）肩胛骨前方上提；（b）肩胛骨后方下掣

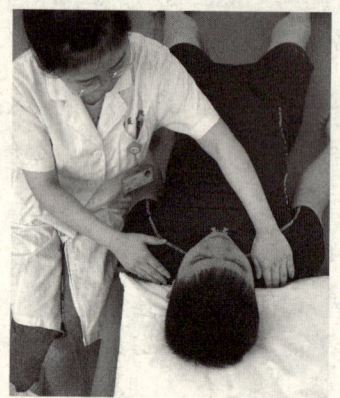

图5.1.3 联合反应诱发耸肩

（2）患侧上肢负重训练：① 患者取坐位，上肢保持肩关节外展、外旋、前臂旋后位支撑于床面（图5.1.4a）。② 上肢伸展并支撑体重，将身体重心向前、后、左、右各方向移动。③ 当患侧上肢可以完成支撑后，治疗师从肩部垂直向下施加压力，从而提高患侧伸肌张力，加强上肢的稳定性（图5.1.4b）。

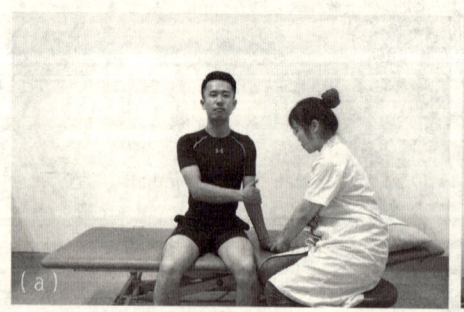
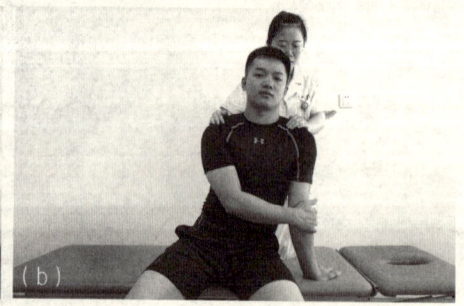

图5.1.4 患侧上肢负重

（3）日常生活能力训练：此期患者可以根据病情进行基本日常生活活动的训练，如在各种卧位下正确摆放肢体、定时变换体位、维持和改善关节活动度。如果患者意识清醒，病情允许，可以指导患者进行自助被动肢体运动及早期自理活动，如进食、排便、更衣时抬高臀部等活动，尽早完成床上或床边坐位。

（4）被动关节活动训练：软瘫期患者生命体征稳定后，应尽早进行被动关节活动训练，以预防关节挛缩。被动关节活动及训练过程中为了防止出现误用综合征，应注意以下几点。① 在绝对无痛状态下训练。治疗师应在熟悉解剖学和功能解剖学的基础上进行手法治疗，杜绝粗暴手法。对伴有关节疼痛的患者，训练前可做热敷或止痛疗法，手法应在无痛范围内进行，防止出现肩关节半脱位、肩-手综合征和加重痉挛。② 被动运动要在关节正常范围内进行，若患者出现疼痛，不可勉强；动作要缓慢、轻柔、有节律性，避免因粗暴动作造成软组织损伤；活动顺序应从近端关节到远端关节，各关节要进行各方向的运动；对容易引起变形或已有变形的关节要重点运动；在被动活动患侧肩关节外展时，当外展90°时应将肩置于外旋位，以防止肱骨大结节与肩峰碰撞产生肩痛。③ 应特别注意保护肩关节。在弛缓阶段肩关节很容易出现半脱位，同时因肩胛骨活动受限，早期肩关节活动应在正常活动范围的50%，随着肩胛胸廓关节运动的改善逐渐扩大关节活动范围，一般情况严禁使用牵引手法。④ 鼓励患者自我训练。治疗师告诉患者活动的部位、方向和收缩的肌肉，然后缓慢地进行2~3次被动运动，使患者体会运动的感觉，在逐渐减少辅助量的前提下进行主动运动，并教会患者利用健侧肢体辅助患肢运动。⑤ 这一时期应重点训练肩胛胸廓关节的运动。⑥ 体位性低血压的适应性训练。对一般情况良好、症状较轻的患者，可以在医生指导下尽早地进行体位变化的适应性训练。利用起立床或可调节角度的病床，从倾斜45°、训练5分钟开始，每日增加起立床倾斜的角度10°~15°，维持时间5~15分钟，两项交替增长。一般情况下，可在10日内达到倾斜80°、维持30分钟状态。在此基础上增加坐位训练次数，尽早离开病床到训练室训练。

3. 课下作业　　肩关节负重练习，15～20分钟/次，2次/天。见图5.1.5。

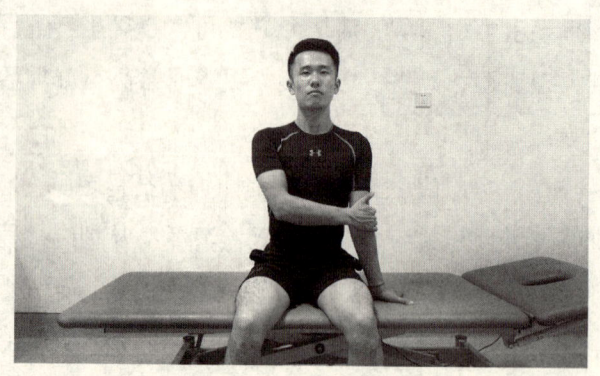

图5.1.5　肩关节负重

（二）感觉障碍

1. 原因及分析　　软瘫期患者常伴有不同程度和不同类型的感觉障碍，根据大脑损伤部位不同可分为皮质型、内囊型、丘脑型及脑干型感觉障碍。早期患者感觉系统受到刺激或者兴奋性增高时，会引起感觉过敏、感觉过度、感觉异常和感觉倒错及疼痛等情况；感觉系统被损坏或功能受到抑制时，出现感觉减退或消失等情况。

2. 康复策略

（1）Rood技术：主要给予Rood促进方法，包括在偏瘫侧肢体表面用软毛刷快速擦3～4次、冰袋冰敷和轻敲拍打，并对其加压、按摩以增强机体感觉的输入，使弛缓的肌肉易化，提高肌张力。① 针对偏瘫侧肢体表面用软毛刷快速擦。连续刷擦，在治疗部位的皮肤上做3～5秒的来回刷动。诱发小肌肉时每次要小于3秒，休息2～3秒后再进行下一次，每块肌肉刺激1分钟，诱发大肌肉时没必要休息3秒。刷擦一般由远端向近端进行。② 冰袋冰敷，冰具有与快速刷擦和触摸相同的作用。所用的冰应刚从冰箱里取出，带白雾（温度-12℃～-17℃）。具体方法有2个，一是一次刺激法，用冰一次性快速地擦过皮肤；二是连续刺激法，将冰放在局部3～5秒，重复5次，然后用毛巾轻轻蘸干，以防冰化成水，不可用毛巾擦皮肤，直到皮肤变红，一般30～40分钟时疗效达到高峰，这种方法可以引起与快速刷擦相同的效应。③ 轻敲拍打，并对其加压、按摩以增强机体感觉的输入，轻扣手背指尖或足背趾尖皮肤及轻扣掌心、足底均可引起相应肢体的回缩反应。

（2）关节挤压训练：患者取坐位，患侧上肢负重，健侧手协助控制患侧肘关节伸展，头转向患侧，体重向患侧上肢转移，压缩肩、肘、腕关节。该方法是提高患侧负重能力、改善本体感觉障碍的有效办法，要坚持自我训练。注意协助施加外力时要用力均匀，逐渐加压，逐渐减压，保护关节。

（3）感觉脱敏：感觉脱敏治疗的基本原则是进行脱敏治疗时，首先保护过敏的皮肤部位，可使用胶布，随着治疗的不断获效，逐渐取消保护性用品。先在患者健侧示范，开始刺激较弱，以后增强，每日3~4次，每次治疗时间不宜过长，5~10分钟为宜。

（4）脑卒中后感觉障碍再教育：在脑卒中偏瘫的康复治疗过程中，常常将感觉功能与运动功能的再教育结合在一起进行。由于异常肌张力干扰感觉体验，因此在进行感觉训练之前，应首先使肌张力正常化并抑制异常的运动模式。偏瘫患者的感觉再训练需要成百上千次的重复，因此，感觉再训练的内容应当包括在每一个治疗过程中，不仅仅是软瘫期。在治疗运动功能严重障碍的患者时，将感觉刺激加入到训练活动中有利于促进和加强运动功能的进步。在上肢负重训练过程中，采用不同质地的支撑面既可以易化运动又可以促进感觉功能的恢复。触觉障碍存在时应在每一次治疗开始时进行触觉刺激，如叩打、摩擦及用刷子刷皮肤表面，注意避免引起痉挛。

用于增加偏瘫患者感觉输入的作业活动举例如下：① 软瘫期包括在皮肤上涂擦护肤液，用粗的毛巾摩擦皮肤表面，用健手对患手进行反复摩擦（图5.1.6a），电刺激。② 恢复期包括揉面或揉捏不同硬度的橡皮泥（图5.1.6b），用手洗小件衣物，编织或刺绣，将各种器皿把手或手柄的表面材料或形状进行改造以提供更多的触觉刺激。

（5）复合感觉训练：该训练更适合手部有部分主动运动的患者，让其主动用手感知物品，这样才会取得更好的效果。实体觉训练分3个阶段。

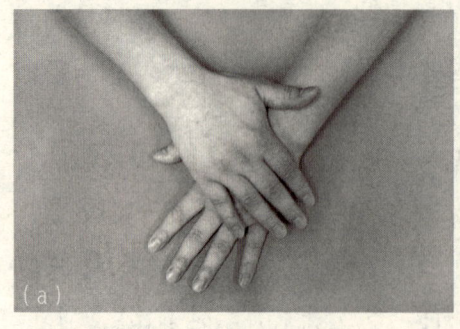 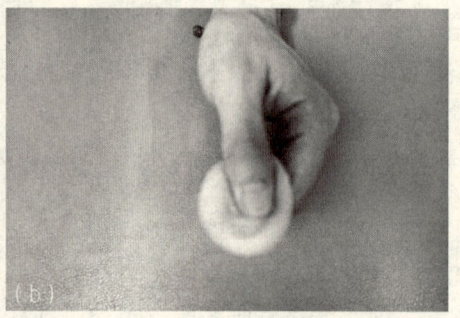

图5.1.6 感觉障碍再教育。(a)健手对患手反复摩擦；(b)捏橡皮泥

第1阶段：识别物品。患者闭目，让其尽可能描述手中物品的特征，睁开眼睛，如有遗漏，补充描述其特点。记录正确识别所需时间。触摸识别应从形状简单、体积较大且质地相同的目标开始，逐渐过渡到形状复杂、体积较小且质地不同的目标。

第2阶段：识别物品的质地。首先选择形状相同但质地不同的物品，如皮制品、毡子、砂纸、塑料等进行识别并比较。从差异明显的材料开始比较，如丝绒和粗砂纸的比较。随着触觉识别能力的提高，再识别两者质地差别细微、分辨难度较大的物品，如比较天鹅绒和棉絮。天鹅绒、棉絮、砂纸、金属片、软木、毛皮等是治疗中常用的材料。

第3阶段：识别日常生活用品。从识别较大的物品开始，逐步过渡到识别小巧的物品。

（6）运动想象疗法：患者取仰卧位，想象肩膀碰鼻尖；想象将上肢伸直并举过头顶，然后再慢慢放下；想象连续做最大范围的屈伸肘动作；想象翘手腕。

（7）注意事项：① 训练应循序渐进，由易到难，由简到繁，由慢到快。对于缺乏保护性感觉的患者应提出下列指南：避免将受累区域接触冷、热和锐利的物体。② 当抓握一个工具和物体时，有意识地不要用过大的力，物件的把手应尽量粗大，不使患手持物过久，经常变换工具，以免患区长时间受压。③ 注意有无皮肤红、肿、发热等受压指征，发现受压指征应立即休息，如果有水肿、破溃或其他创伤发生，应及时治疗，以免皮肤进一步感染。④ 经常保持手的柔软、湿润。

3. 课下作业　　健手对患手进行反复摩擦，5~10分钟/次，1次/天。

（三）心理障碍

偏瘫上肢的功能恢复不仅涉及运动功能问题，而且涉及心理问题。由于偏瘫上肢的运动功能恢复常较下肢缓慢，以及肩-手综合征等会引起一系列的心理问题，正确地处理好这些心理问题将有助于偏瘫患者整体功能的恢复。软瘫期患者的心理问题主要是否认心理，此时患者进入了所谓的"情绪休克期"。这期间的心理康复主要是通过医护人员和患者家人给予患者尽可能多的关爱，脑卒中偏瘫心理康复主要有以下几种方式。

1. 个别心理治疗　　了解患者的个性特点和成长经历，给予针对性的解释与干预。

2. 集体心理治疗　　让脑卒中偏瘫者在既有正常人也有偏瘫者的人群（如小组形式）中进行生活与学习，使患者既容易与其他人沟通，互相交流，也可以有更多的机会模仿正常的行为，这样不仅可以使患者建立和保持良好的心理状态，而且可以学会建立良好的人际关系。

3. 家庭治疗　　有家人的理解与支持，脑卒中偏瘫者会较容易克服各种负性心理，建立对未来的信心，尽早进入到康复治疗的角色当中。因此，在脑卒中偏瘫者的心理治疗中，家庭成员应充分发挥积极作用。无论以何种方式进行心理治疗，其目的都是使脑卒中偏瘫者及时地克服各种不利于康复的心理，建立起合理的情绪，保持良好的心理状态，积极地投入到康复功能训练中，尽早回归家庭，回归社会。

二、下肢部分

偏瘫患者的软瘫期一般可持续数天、数周或更长时间，患者主要表现为肌肉松弛、肌张力低下、不能进行自主运动，此阶段的患者无法移动患侧肢体，经常忽略其存在，且患者不能完成向健侧的翻身动作，不能独立完成坐位。软瘫期应及早进行良好体位的摆放与翻身训练，还应尽早对患者进行心理疏导和对患侧进行各种感觉刺激，为恢复期的康复训练奠定基础。软瘫期存在的常见问题如下。

（一）肌张力低下

1. 原因及分析　　软瘫期患者主要表现为肌肉松弛、肌张力低下、随意运动消失、腱反射减弱或消失。此期患者治疗应以良肢位摆放、关节被动活动及诱发主动运动为主。

2. 康复策略

（1）良肢位摆放：良肢位的正确摆放可以预防和减轻肢体痉挛，预防肩关节半脱位，对减少并发症、促进功能恢复、提高生活质量有着十分重要的意义。① 仰卧位，患者头下垫枕，不宜过高，肩胛骨下放一枕头，使肩上抬前挺，上臂外旋稍外展，肘、腕均伸直，掌心向上，手指伸直并分开，整个上肢放在枕头上。在臀部和下肢外侧垫枕头，髋关节稍向内旋，膝关节下垫毛巾卷，保持膝伸展微屈，脚底不接触任何东西。见图5.1.7。② 健侧卧位，健侧在下，患侧上肢肩前伸，肘和腕关节保持伸展，腋下垫软枕，使肩和上肢保持前伸。患侧下肢骨盆旋前，髋和下肢呈自然屈曲位，置于枕上。健侧下肢放在自觉舒适的位置，轻度伸髋，稍屈膝。见图5.1.8。③ 患侧卧位：患侧在下，健侧在上，患侧肩和肩胛骨向前伸，前臂后旋，使肘和腕伸展，手掌向上，手指伸开，健侧上肢可放在躯干上。健腿屈曲向前置于支撑枕上，患腿在后，取自然伸展位，踝关节尽量保持90°。见图5.1.9。④ 悬吊良肢位，患者取仰卧位，中分带用非弹性绳固定支撑头部，中分带一边在枕骨处，另一边在接近头顶处。两根宽带用非弹性绳分别固定于胸椎和骨盆处，使用窄带和腕带伸直肘关节，腕关节稍背伸。两根窄带分别悬吊膝关节使膝微屈，使用踝带固定踝关节使其处

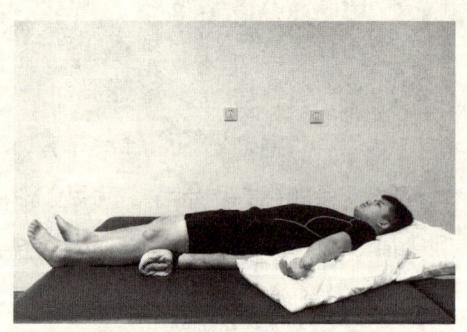

图5.1.7　仰卧位良肢位摆放

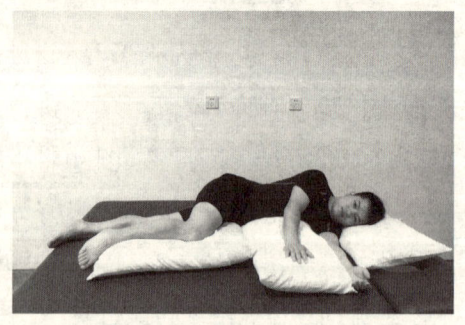

图5.1.8　健侧卧位良肢位摆放

于背屈位。作用：使患者处于不稳定的支撑面上，快速拍打骨盆上方的悬吊带，激发躯干和各肌群的协调收缩，增加感觉输入。见图5.1.10。

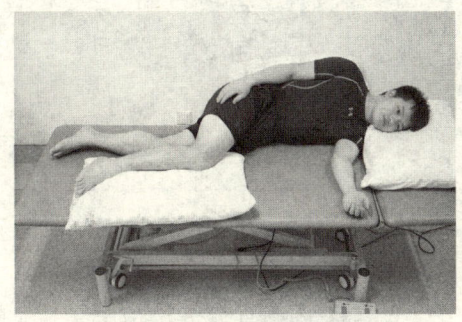 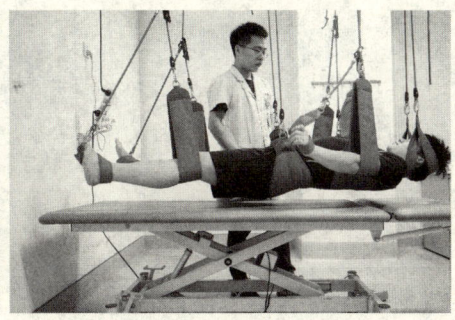

图5.1.9　患侧卧位良肢位摆放　　　图5.1.10　悬吊良肢位摆放

（2）床上翻身训练：翻身训练可能是患者日常生活最迫切的训练，且翻身训练是预防褥疮的重要措施，是一切康复训练的开始。① 辅助下向健侧翻身，将患侧下肢放于健侧下肢上，翻身时健肢带动患肢一起翻转。由健手将患手拉向健侧，治疗师于患侧帮助抬起肩胛、骨盆，翻身至健侧。见图5.1.11。② 向健侧翻身，健侧手握住患侧手上举，健侧下肢插到患侧腿下面。用健侧腿带动患侧，同时转头、转肩，完成翻身动作。见图5.1.12。③ 向患侧翻身，将患侧上肢外展防止受压，屈曲健侧下肢。头转向患侧，健侧肩上抬，上肢向患侧转，健侧下肢用力蹬床，将身体转向患侧。见图5.1.13。

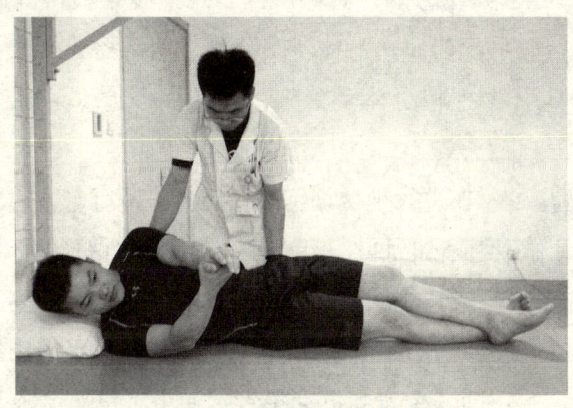

图5.1.11　辅助下向健侧翻身

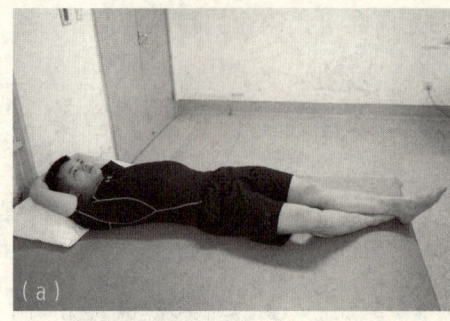
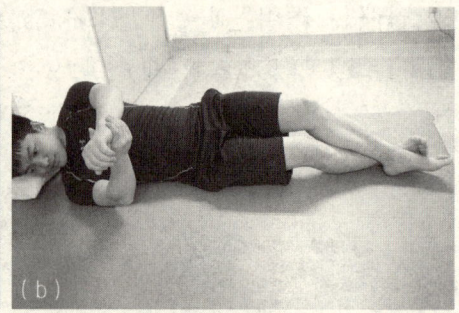

图5.1.12 向健侧翻身

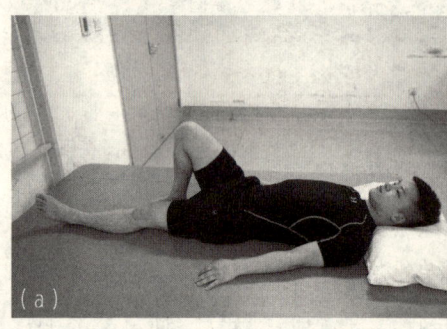
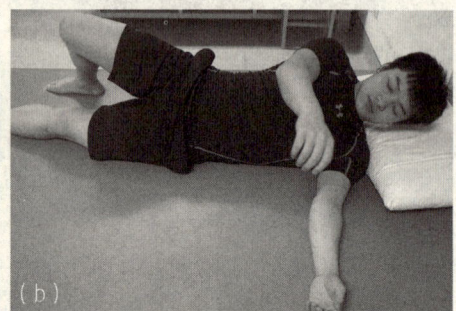

图5.1.13 向患侧翻身

（3）坐起训练：① 辅助下坐起，患者健侧脚插到患侧腿下，将患侧手放到治疗师肩上，治疗师扶起患侧肩，同时患者用健侧肘撑起上身，患者将双下肢放到床下并伸展肘关节，支撑坐起保持坐位。见图5.1.14。② 独自坐起，健手握住患手，健侧脚插到患侧腿下，用健侧腿将患侧下肢放到床边，同时颈部前屈，身体转向健侧，使双腿放至床下，健手松开患手，健侧肘于体侧撑起身体，抬头，肘伸直坐起，至床边坐位。见图5.1.15。

（4）床边坐位：在进行坐位训练前，应首先进行坐位适应性训练，摇高床头从30°开始逐渐增加到90°，每一角度应至少保持20分钟，防止体位性低血压。患者在坐位下的训练可以有效激活躯干肌，坐位下还可以增强偏瘫侧头、颈、上肢、躯干的协调控制能力。① 坐位平衡训练，患者取坐位，治疗师通过手法向各个方向推动患者，使患者重新调整并维持平衡。

第五章
脑血管病康复治疗

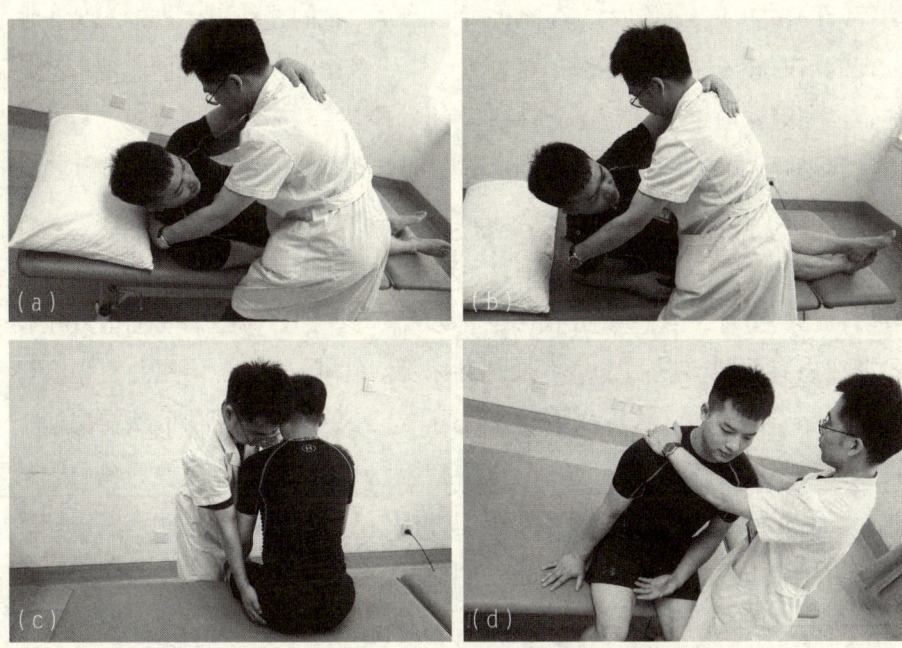

图5.1.14 辅助下坐起

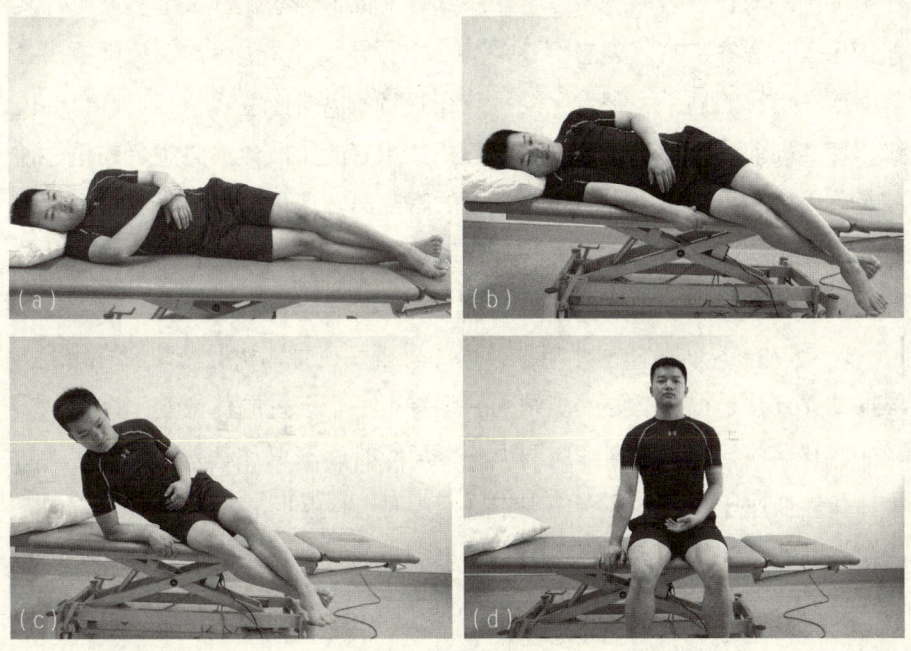

图5.1.15 独自坐起

治疗师的用力应从小到大，逐渐进行。需要注意的是，应事先向患者说明动作的目的和方法。为了保护肩关节，让患者用健手托住患侧肘部，患侧前臂搭在健侧前臂上。在这一时期患者尚不能主动完成平衡反应，故可向患者容易倾斜的方向轻轻加力，以诱发平衡反应。做这些动作时要注意保护患者的安全。② 躯干前屈，为了预防患者躯干在伸展位变得僵硬，治疗师可以早期介入，让患者坐在床边，双脚平放在地面上并帮助其向前倾斜触摸自己的脚趾。当患者还不能够主动活动时，治疗师在患者的前方用膝盖抵住患者的膝盖以防止患者滑落到床下。③ 躯干旋转伴屈曲，患者坐直，治疗师帮助患者将患侧手放到对侧肩上，用其健侧手协助保持患侧上肢的位置，以便在治疗师向后移动患者躯干并超过重心时，使患侧肩胛骨向前。治疗师将上肢绕过患者颈后，并用自己的手指压住患侧手以保持其位置，同时用其上肢将患侧肩向前下压，另一只手指导患者肋部向下、向内活动，使患侧肘关节向健侧髋关节方向移动。

（5）被动转移：治疗师把患者移到床边，患者两脚平放在地上。治疗师的两脚放在患者的脚两边，用膝部在前面抵住患侧膝关节，同时注意保护患者，患者常常因为患侧膝关节不稳而导致身体失衡。治疗师将患者前臂放在自己的肩上，把自己的手放在患者肩胛骨上并抓住其肩胛骨的内缘，使其向前。治疗师用伸直的上肢托住患者的上肢然后将患者的重心前移至脚上，在肩胛骨上加压直至患者的臀部离开床面，如果患者抬起头则有助于将重心转移到腿上。治疗师帮助患者接近坐位，患者后背应紧贴轮椅靠背。见图5.1.16。

（6）站立床训练：对于早期卧床的患者，在身体状况允许的情况下，早期站立训练是很有必要的。站立床训练是一个渐进的体位变化过程，应从30°开始，待患者逐渐适应并无不良反应时逐渐增加站立床的角度，防止体位性低血压。一旦患者出现不良反应时，应及时将患者平放并做相应的处理。站立床训练可使长期卧床的患者重新站立起来，增加患者康复的信心。见图5.1.17。

第五章
脑血管病康复治疗

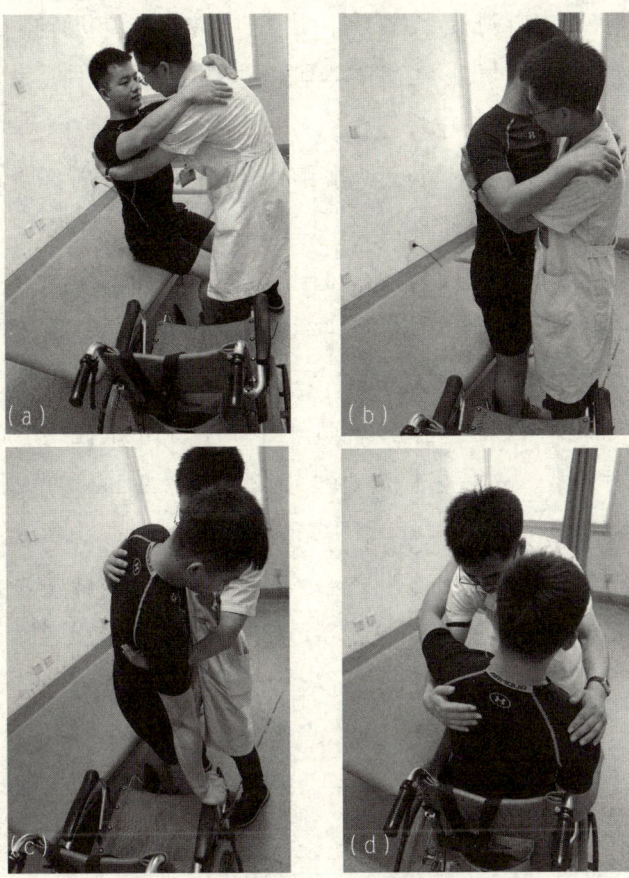

图5.1.16 被动转移

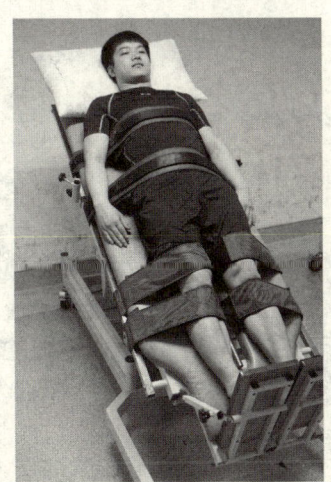

图5.1.17 站立床训练

（7）神经肌肉电刺激疗法：是应用低频脉冲电流刺激神经或肌肉使其收缩，以恢复其运动功能的方法。当肌肉失去神经支配后容易发生萎缩变性，为了延缓这种变化，选择适合患者病情的脉冲电流刺激肌肉或者肌群使之发生被动的节律性收缩可延迟萎缩及变性的发展。神经肌肉电刺激疗法可以使肌肉体积增大、肌力增强，还能改善淋巴和血液循环。

（8）保持关节活动度的训练：通过适当的关节被动运动，可维持肌肉的生理长度和张力，保持关节的正常活动范围。被动活动对维持关节正常活动范围有较大的帮助，是维护关节正常形态和功能的重要方法之一。① 髋关节屈曲被动活动。患者取仰卧位，治疗师一手托住患者小腿，另一手托住患者足跟，双手将患者大腿沿矢状面向上屈曲，使大腿前部尽量接近患者腹部。见图5.1.18。② 髋关节伸展被动活动。患者取俯卧位，治疗师一手抓握患者踝关节上方，另一手从下方抓住患者膝关节前部，并用前臂托住患者小腿和膝关节，用力向上方抬，被动伸展患者的髋部。见图5.1.19。③ 髋关节外展被动活动。患者取仰卧位，治疗师一手放在患者膝关节的下方，另一只手握住患者踝关节上方，将患者下肢沿额状面方向移动，一直达到全关节活动范围。见图5.1.20。④ 踝关节背屈被动活动。患者取仰卧位，治疗师一手固定患者踝关节上方，另一只手握住患者的后足跟，前臂贴住患者脚掌及外侧，用力向上方拉动。见图5.1.21。

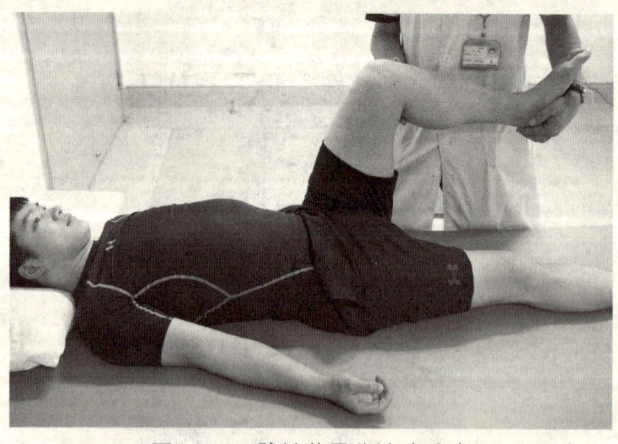

图5.1.18　髋关节屈曲被动活动

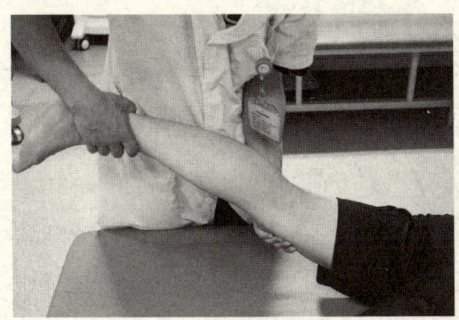
图5.1.19 髋关节伸展被动活动

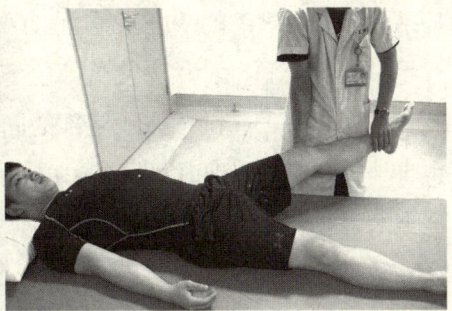
图5.1.20 髋关节外展被动活动

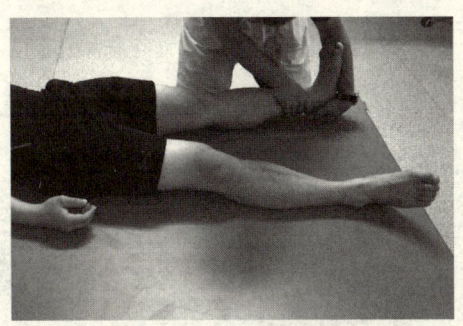
图 5.1.21 踝关节背屈被动活动

（9）利用联合反应诱发下肢训练：联合反应是指在某些环境下出现的一种非随意运动或反射性肌张力增高的表现。脑损伤患者在进行抗阻力运动时，可以不同程度地增高患侧肢体的肌张力或患侧出现相应的动作。利用联合反应可以诱发患侧下肢的内收和外展动作。① 患侧下肢外展的诱发。患者取仰卧位，嘱患者用力外展健侧下肢，治疗师对其外展施加阻力，利用联合反应，患侧下肢也出现外展动作。见图5.1.22。② 患侧下肢内收的诱发。患者取仰卧位，使患侧下肢处于外展位，健侧下肢同样取外展位，嘱患者用力内收健侧下肢，治疗师沿相反方向对其施加阻力，利用联合反应，患侧下肢出现内收动作。见图5.1.23。

（10）桥式运动：临床患者生命体征稳定、意识清楚就应该尽早开始床上的桥式运动训练，即使患者偏瘫侧躯干和肢体无力，也可通过健侧带动患侧完成桥式动作，并且对患侧的恢复起到促进作用。桥式运动还可以抑制下肢伸肌痉挛模式，有利于提高骨盆对下肢的控制和协调能力，是成功站立和步行训练的基础。① 辅助双桥运动。患者取仰卧位，屈髋屈膝，双足平踏在床面上，用力使臀部抬离床面。治疗师将一只手掌放于患侧膝关节的稍上方，在向下按压膝部的同时向足前方牵拉大腿；另一只手帮助患者抬起臀部，必要时可铺一中单或浴巾由2人提拉辅助完成此动作。随着患者的进步，治疗师可在逐渐减少帮助的同时，要求患者学会自己控制活动，防止向侧方倾倒。见图5.1.24。② 双桥运动，患者取仰卧位，屈髋屈膝，使小腿与水平面呈90°，足平放在床上，慢慢将臀部抬起，保持5～10秒后慢慢放下，指导患者保持患肢及重心的稳定，训练时两腿之间可夹持枕头或其他物体。

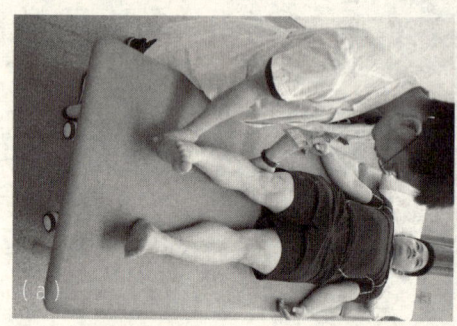 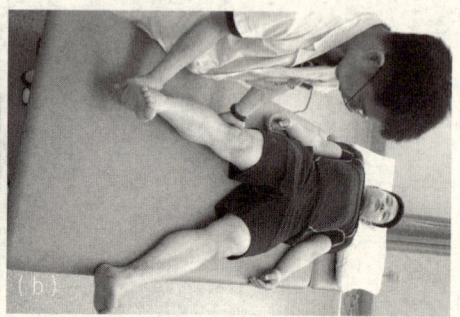

图5.1.22 患侧下肢外展的诱发

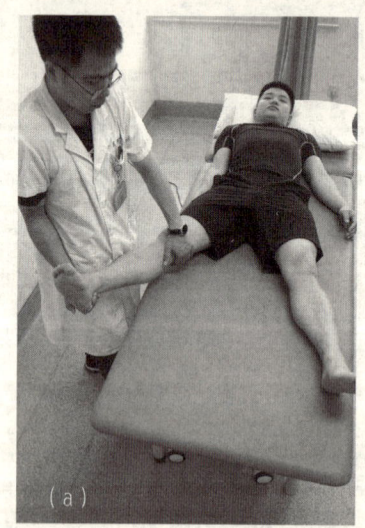 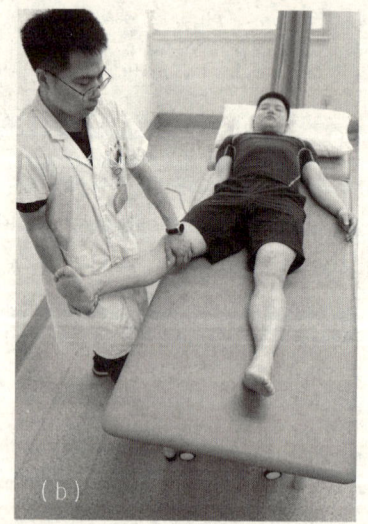

图5.1.23 患侧下肢内收的诱发

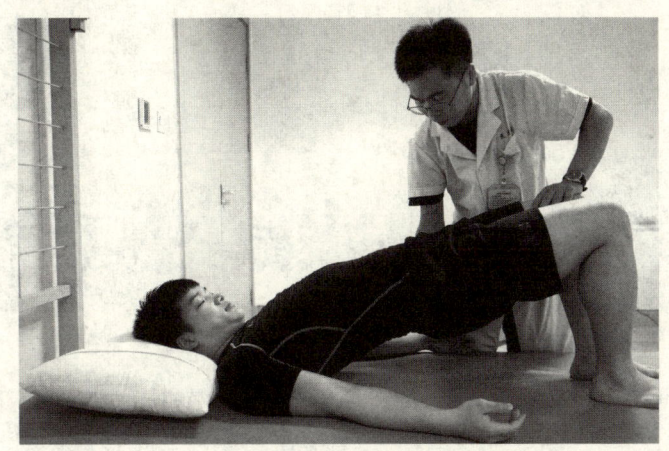

图5.1.24 患侧下肢内收的诱发

（11）骨盆PNF训练：① 骨盆的前方上提运动模式，患者取健侧卧位，髋关节前屈45°，膝关节屈曲90°。治疗师站于患者身体后方，双手叠放于患者髂前上棘部，将骨盆向后、向下牵伸，嘱患者将骨盆拉向前上方，口令："将你的骨盆拉向前上方""用力，拉"，根据患者功能施加适当的助力或阻力。见图5.1.25。② 骨盆的后方下掣运动模式，患者姿势、体位同上，治疗师双手叠放于患者坐骨结节部位，将骨盆向前上方推，嘱患者骨盆向后、向下运动，口令："顶住我的手，坐下来"，根据患者功能施加适当的助力或阻力。见图5.1.26。③ 骨盆的前方下掣运动模式，患者姿势体位同上，治疗师一手放于患者髂前上棘部位，另一手抓握患者膝关节部位，双手一起将骨盆向后上方推，嘱患者骨盆向前下方运动，口令："拉动我的手，向前向下拉""用力"，根据患者功能施加适当的助力或阻力。见图5.1.27。④ 骨盆的后方上提运动模式，患者姿势体位同上，双手叠放于患者髂嵴后方部位，将患者骨盆向前下方推，嘱患者骨盆向后上方运动，口令："用你的骨盆向后推我的手"，根据患者功能施加适当的助力或阻力。见图5.1.28。

3. 课下作业

（1）翻身训练：向健侧和患侧各5次/组，2组/天。

（2）双桥训练：20个/组，2组/次，2次/天。

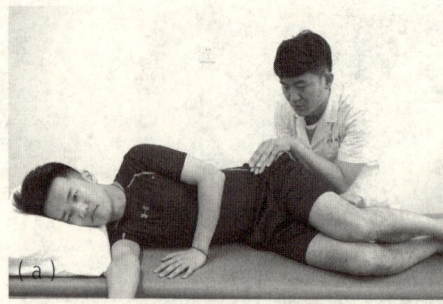 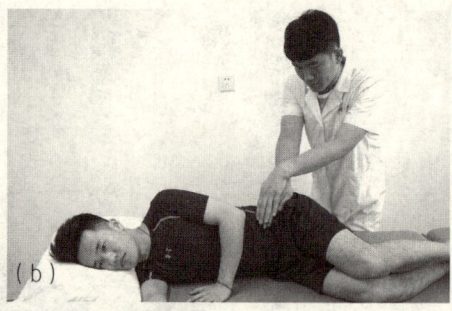

图5.1.25 骨盆的前方上提运动模式

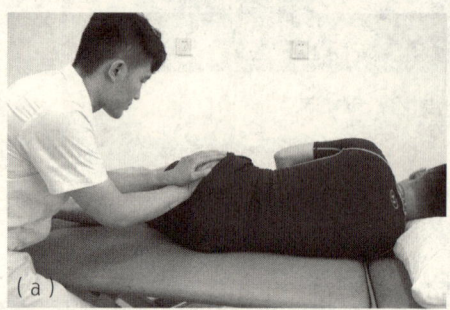 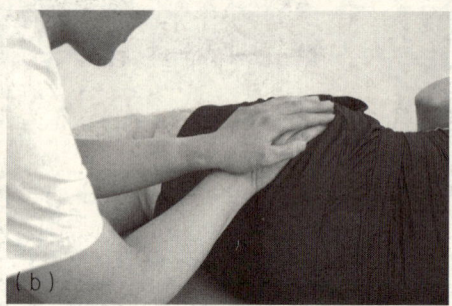

图5.1.26 骨盆的后方下掣运动模式

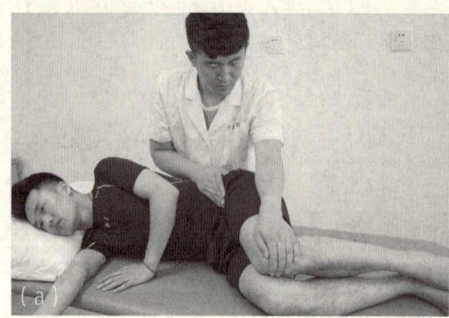 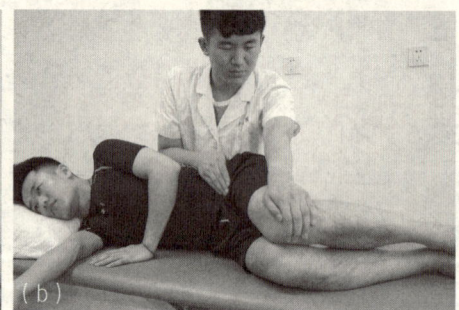

图5.1.27 骨盆的前方下掣运动模式

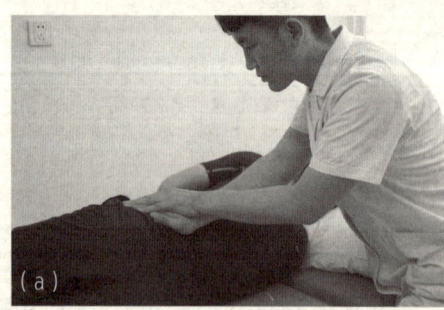 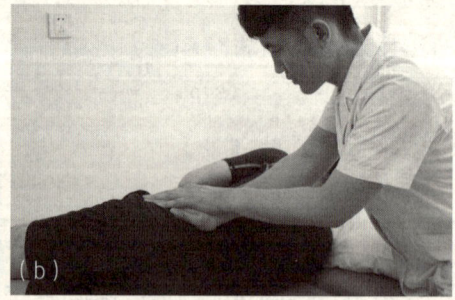

图5.1.28 骨盆的后方上提运动模式

（二）感觉障碍

1. 原因及分析　　软瘫期患者常伴有不同程度和不同类型的感觉障碍，根据大脑损伤部位可分为皮质型、内囊型、丘脑型及脑干型感觉障碍。早期患者感觉系统受到刺激或者兴奋性增高时，会引起感觉过敏、感觉过度、感觉异常和感觉倒错及疼痛等情况。感觉系统被损坏或功能受到抑制时，出现感觉减退或消失等情况。

2. 康复策略　　主要给予Rood促进方法，包括在偏瘫侧肢体表面用软毛刷快速擦（3~4次/秒）、冰袋冰敷和轻敲拍打，并对其加压、按摩以增强机体感觉的输入，使弛缓的肌肉易化，提高肌张力。具体方法同上肢软瘫期感觉障碍训练。

三、躯干部分

软瘫期患者躯干肌力与肌张力明显降低，仰卧位时胸廓向上、向外牵拉，脐被牵拉向健侧，腹部张力低下，肌肉松弛，坐位时患侧骨盆上方腹部肌肉松弛，腰部丧失正常轮廓。整个躯干部丧失运动控制能力，此时躯干训练先从卧位训练开始，此期躯干治疗的目的为提高躯干肌力及肌张力，诱发躯干主动运动，为下一步翻身、坐起等治疗性活动做基础，软瘫期躯干部分常见问题总结如下。

（一）躯干肌张力、肌力低下

1. 原因及分析　　迟缓期患者躯干表现为腹部肌肉收缩活动与肌张力明显降低，患者仰卧位时胸廓被向上、向外牵拉，脐被牵拉向健侧，患者翻身及坐起活动受限，早期患者试图移动时常利用较原始的躯干伸肌活动。

由于在迟缓期躯干肌张力明显降低，导致呼吸肌不能有效地发挥作用，患者在随意吸气过程中患侧肋间肌和膈肌活动明显减少，患者在早期可表现为用力吸气量、吸气量及最大通气量都有较明显减少。

2. 康复策略

（1）呼吸训练：① 腹式呼吸的诱导训练，治疗师坐于患者的头端，左手托于患者的枕骨位置，右手放松患者后颈部肌肉，嘱患者自然放松，治疗师左手置于枕后位置，右手放于患者胸骨前面，手指方向与患者身体长轴平行，左手轻轻抬起患者头部，嘱患者跟随治疗师左手用力的方向主动轻轻抬起头部，患者抬起头的速度应与治疗师左手辅助抬起的速度保持一致，此时治疗师的右手沿着患者身体长轴贴着胸骨向下推动，引导患者进行腹式呼吸，此过程可以多重复几次直到患者能够掌握腹式呼吸的方法。见图5.1.29。② 腹式呼吸加强训练，治疗师双手托住患者枕骨后方，缓慢同时用力将患者头部抬起，嘱患者顺着治疗师双手用力方向主动抬起头部，速度与治疗师用力速度保持一致。当患者头部抬起约45°时，利用滞空效应停留5~10秒，此时患者腹肌收紧，然后在治疗师辅助下患者缓慢将头放下。见图5.1.30。③ 利用腹式呼吸增强腹肌力量，患者仰卧于升降床上，肩胛骨探出床头，治疗师坐在升降床头端，将升降床的高度调节到与治疗师膝盖等高位置，用膝盖顶住患者两侧肩胛骨的下缘，双手托住患者枕骨后方，治疗师双手和膝盖缓慢向上抬起，嘱患者主动跟随治疗师受力方向和运动速度向上抬起头部和躯干，嘱患者腹部收紧，利用腹式呼吸进行腹肌力量增强练习。在最高位置利用滞空效应停留5~10秒以加强腹部核心，最后嘱患者顺着治疗师双手及膝盖放下的方向，缓慢将头与躯干放下。见图5.1.31。

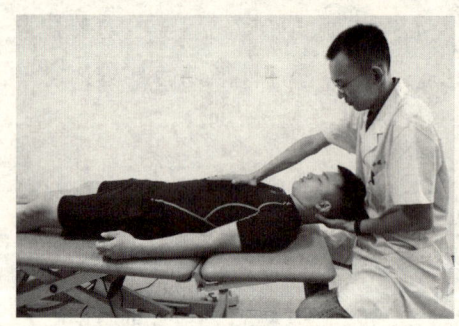

图5.1.29 腹式呼吸诱导训练

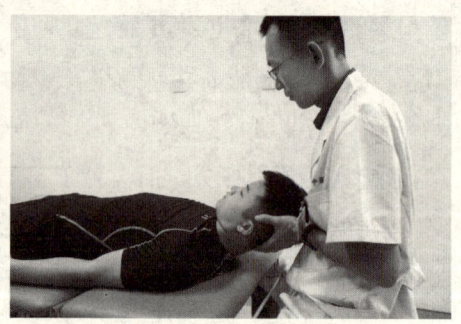

图5.1.30 腹式呼吸加强训练

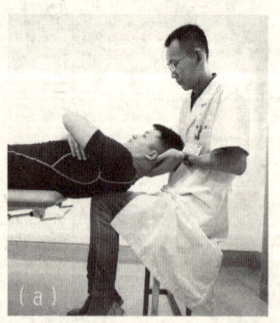

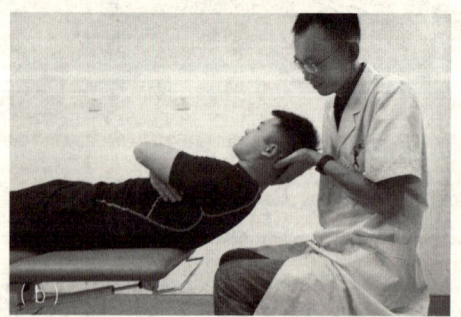

图5.1.31 利用腹式呼吸增强腹肌力量。（a）起始位；（b）终末位

（2）新Bobath治疗技术应用：① 半卧位躯干促通，治疗师跪于患者身后，在患者两腿之间放一枕头，患者仰卧于治疗师身上，治疗师一手稳定健侧躯干，另一手对患侧躯干进行手法促通，以激活迟缓的躯干，每次促通时间为2~3分钟，促通2次，然后让患者跟随治疗师促通诱导的方向进行坐起训练，同时向对侧进行躯干旋转训练。见图5.1.32。② 上半部躯干屈曲旋转训练，患者取仰卧位，治疗师站在患者侧面，将患侧上肢放在治疗师肩上，治疗师双手重叠置于患者患侧肩胛骨上。患者首先跟随治疗师做被动活动，使患者上部躯干能够尽可能充分地屈曲、旋转，当患者具备一定主动活动后，治疗师嘱患者尽力抬起头做躯干屈曲、旋转等主动活动。见图5.1.33。③ 仰卧位躯干坐起促通，患者取仰卧位，治疗师首先促通偏瘫侧上肢与手，目的在于给予感觉输入，然后轻握患者手腕，嘱患者进行肩前伸，同时眼睛朝向自己的肚脐方向，转动躯干至坐起。患者在训练过程中若出现患侧肩前伸不充分及坐起时躯干控制差等情况，应首先训练患侧肩胛骨前伸及半卧位至坐起促通训练。见图5.1.34。④ 仰卧位下双桥训练，患者取仰卧位，屈髋屈膝，在患者腰下放毛巾卷，治疗师跪坐于患者下肢的前方，一手稳定双侧大腿，一手放在腹部引导患者，让患者跟随着治疗师手指慢慢地节段性地抬高躯干，然后再跟随着慢慢地节段性地放下。见图5.1.35。

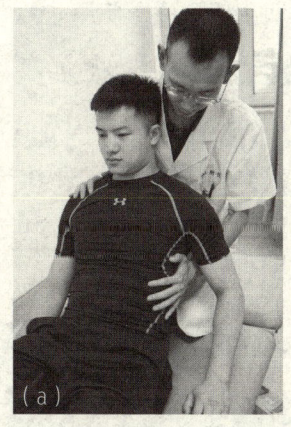 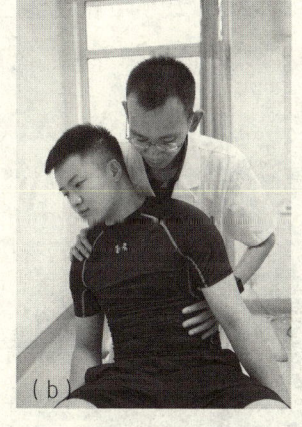

图5.1.32　半卧位躯干促通。（a）起始位；（b）终末位

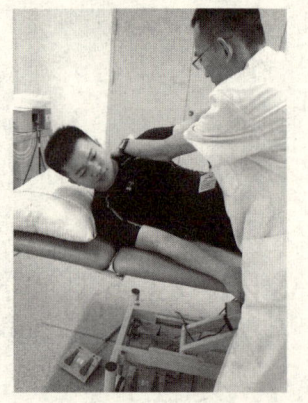
图5.1.33 上半部躯干屈曲旋转

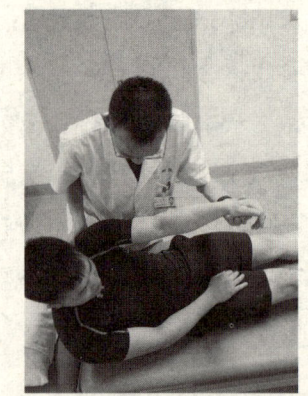
图5.1.34 仰卧位躯干坐起促通

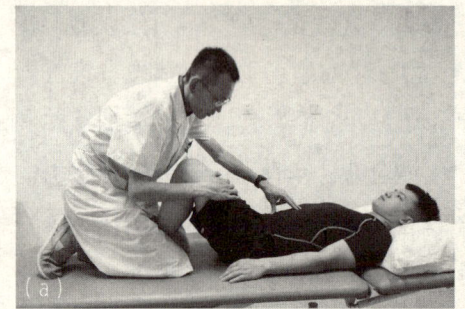
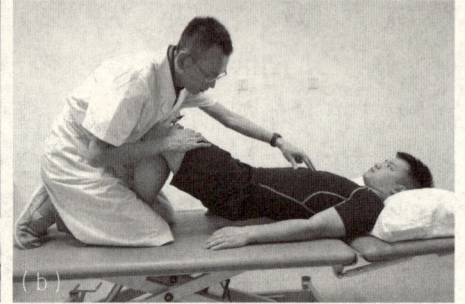
图5.1.35 仰卧位下双桥训练。（a）起始位；（b）终末位

（3）悬吊训练：① 仰卧位训练，患者取仰卧位，使用非弹性吊带分别悬吊患者双腿，腰部或骨盆处加弹性吊带辅助，嘱患者收腹，上提骨盆，并保持。见图5.1.36。② 侧卧位训练，患者取患侧卧位，使用非弹性吊带悬吊患者双腿，骨盆处使用弹性吊带辅助，嘱患者以双腿及肩部为支点，上提骨盆，并保持。见图5.1.37。

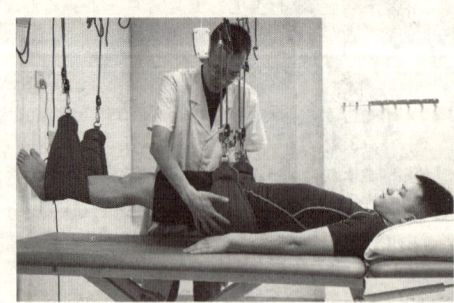
图5.1.36 仰卧位悬吊训练

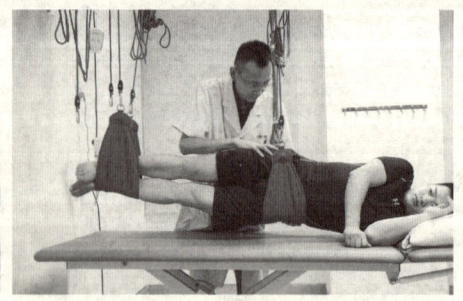
图5.1.37 侧卧位悬吊训练

3. 课下作业

（1）腹式呼吸训练：10次/天，50次/周。

（2）翻身训练：5次/天，50次/周。

第二节 痉挛期

一、上肢部分

痉挛期主要治疗目标是预防并发症，应减轻患肢肌痉挛的程度和抑制异常运动模式，促进分离运动出现，加强患肢的主动运动与日常生活能力相结合。这一时期上肢主要出现屈肌痉挛模式，即头向患侧屈，面朝向健侧；肩胛骨后撤、下降；肩关节内收、内旋；肘关节屈曲、前臂旋前；腕关节屈曲、尺偏；拇指及手指屈曲、内收。常见的痉挛模式包括屈肌共同运动和伸肌共同运动。本节将围绕上肢的屈肌痉挛模式的康复治疗策略展开论述。该期上肢常见问题及策略如下。

1. 原因及分析　　肌张力增高是一种由牵张反射高兴奋性所致的以速度依赖的紧张性牵张反射增强、伴腱反射异常为特征的运动障碍。

2. 康复策略

（1）缓解诱因：部分痉挛与各种外界刺激有关，因此在治疗前要尽量消除诱发肌肉痉挛的因素，如发热、结石、尿路感染、压疮、疼痛、便秘和服用加重肌肉痉挛的药物等。通常诱因解除后，肌肉痉挛会有明显减轻。

（2）姿势和体位：某些姿势和体位可减轻肌肉痉挛，如早期良肢位的摆放可有效缓解肢体的痉挛，可使异常增高的肌张力得到抑制，促进分离运动的出现（见软瘫期下肢良肢位的摆放）。

坐位：利用轮椅板保持肩部的正常位置，避免肩部的下坠和肩胛骨的后缩；在轮椅板上于放置前臂的位置上固定一块软垫，防止肘部长期受压损伤尺神经；在轮椅板上于放置手的位置上固定一块较大的硬海绵，使患手置于其上时自然形成腕关节背伸位；前臂有旋前倾向的屈曲时，可在轮椅上放手的位置处固定一个小立柱，让患者握住立柱，保持前臂中立位。见图5.2.1。

（3）反射性抑制手法：患者仰卧，被动使其肩关节稍外展、伸肘、前臂旋后、腕背伸、伸指并拇指外展。通过缓慢持续牵伸屈肌，可明显降低上肢屈肌张力，可重复训练。见图5.2.2。

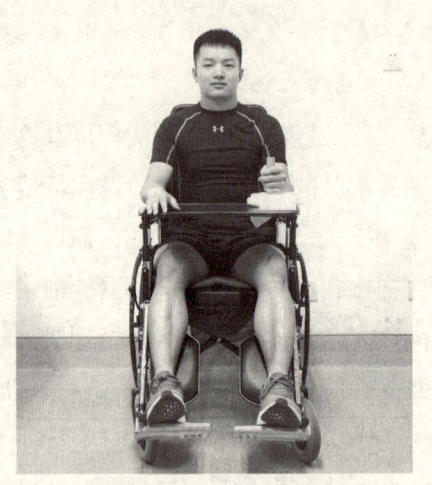

图5.2.1 轮椅坐位抗痉挛

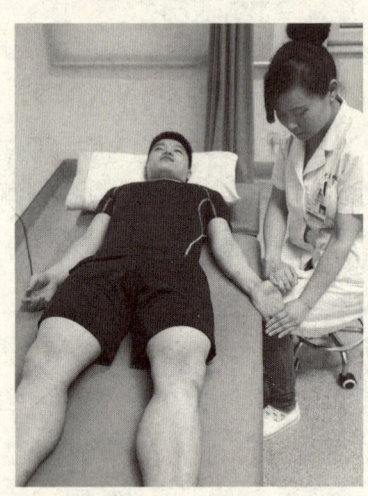

图5.2.2 偏瘫上肢反射性抑制手法

（4）肩胛带的放松训练：① 由于菱形肌、斜方肌，尤其是背阔肌、肩胛周围的肌肉痉挛，使肩胛带后缩、下沉，影响肩胛骨的正常活动度。因此，治疗上应手法松解菱形肌、背阔肌，然后使肩向前、向上运动。患者取坐位，治疗师一手放于患者盂肱关节，另一手放于肩胛骨下角，被动使患者肩胛骨向前、向上活动，当患者能够不代偿完成这个动作时，治疗师的口令是："肩膀朝向你的鼻尖方向运动。"可明显改善肩胛带的痉挛。见图5.2.3。② 激活患者前锯肌有利于缓解患者肩胛带的张力，患者坐于物理治疗桌旁，利用滚筒激活患者前锯肌。治疗师站在患者的患侧，患者Bobath握手或者双臂与肩同宽放于滚筒上，让患者向前方推，这里要注意两点：第一，防止患者躯干代偿；第二，治疗师的手一定要放于患者的肩胛骨上以感知患者肩胛骨有没有运动，并时刻提醒患者肩胛骨要在肩胛胸壁上运动。见图5.2.4。

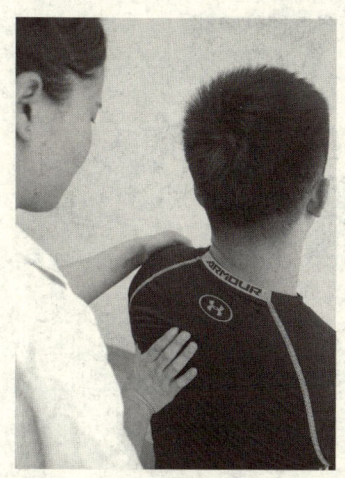
图5.2.3　肩胛带的放松训练

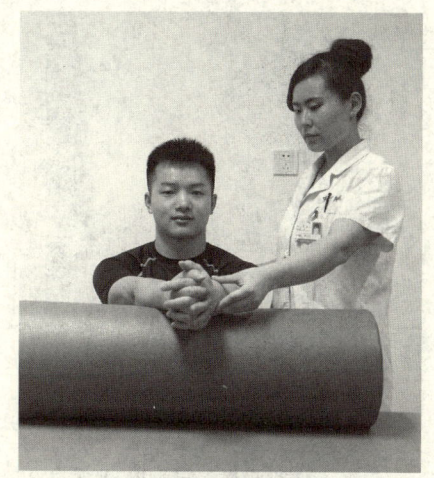
图5.2.4　推滚筒激活前锯肌

（5）肩关节的训练：① 肩关节的PNF训练，由于上肢痉挛的影响，患者上肢不能自由活动，在前屈时容易出现肘的屈曲，利用PNF节律性起始技术可增加肩关节的稳定性，从而促进分离运动。患者取仰卧位，肩关节前屈90°、肘关节屈曲，治疗师坐于患者患侧，双手相对放于患者的肘关节上方，先辅助患者做肩屈曲、伸展及内收、外展的动作，逐渐由辅助改为患者自主练习，从而增加上肢、肩的稳定性，缓解上肢的痉挛。见图5.2.5。② 松解肩胛下肌及胸小肌，由于肩胛下肌、胸小肌痉挛，患者出现肩内收、内旋，为了缓解这一问题，应对肩胛下肌及胸小肌进行松解，患者取仰卧位，上臂稍外展。治疗师站在患者的患侧，将一只手放于患者肩胛骨下面，手指尖向上钩住肩胛骨内缘并将其向外侧拉，治疗师用另一只手的指尖在腋窝下紧紧向肩胛骨下面按压，沿着肌肉慢慢向下或向上移动手指尖（图5.2.6）。患者取仰卧位，治疗师站在患侧，将患侧上肢稍外展，治疗师双手交叉放于胸小肌位置，进行相反方向的牵拉（图5.2.7）。③ 悬吊下抑制肩的痉挛，增加肩的稳定性。患者侧卧于悬吊床上，患侧在上，肩关节前屈90°，窄带放于肘关节，悬吊带放于手部虎口位置，治疗师一手控制关键点肩,另一手控制拇指,让患者向前推及肩屈曲,也可以一手控制拇指,另一手拍打悬吊绳,通过震动缓解患者上肢的痉挛(图5.2.8)。

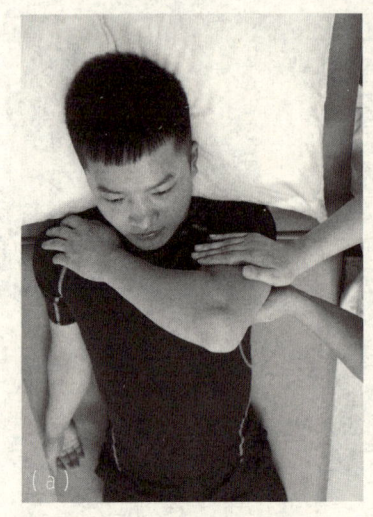 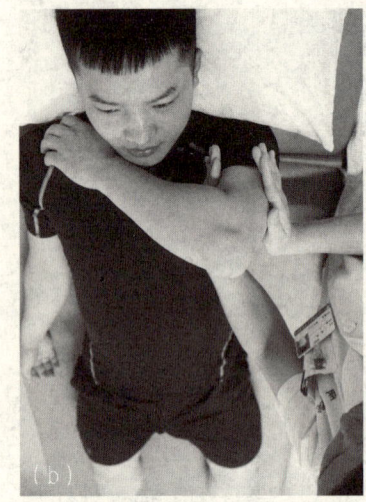

图5.2.5 肩关节运动。(a)肩关节的屈曲与伸展;(b)肩关节内收与外展

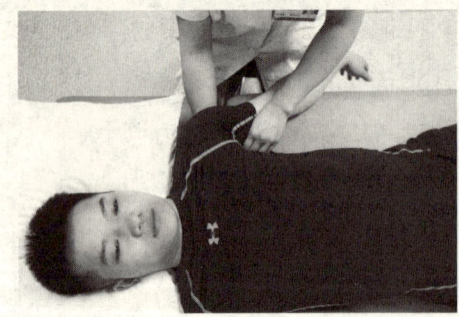 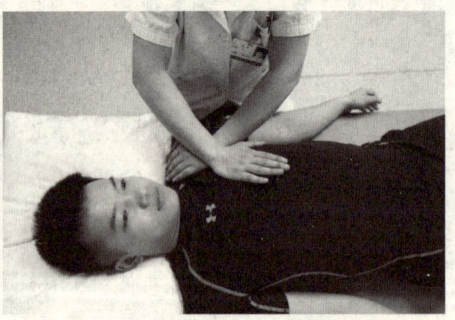

图5.2.6 松解肩胛下肌   图5.2.7 松解胸小肌

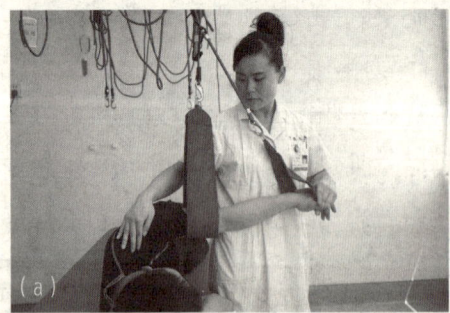 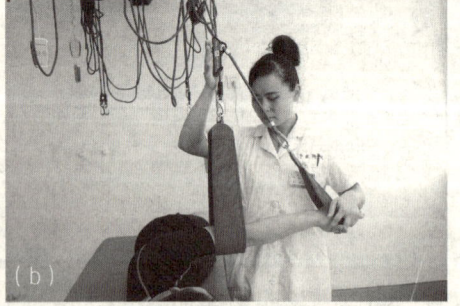

图5.2.8 悬吊下训练。(a)悬吊下训练肩关节前推及屈曲;(b)悬吊下震动缓解上肢的痉挛

（6）抑制肱二头肌张力，促进肘的伸展：① 通过紧张性腰反射促进肘的伸展。患者取仰卧位，治疗师站在患者的健侧，一手拉患者患侧手，口令为"躯干向你的健侧旋转"（图5.2.9）。② 患者在伸肘时，治疗师在患者肱三头肌皮肤表面有力地来回推摩，促进肱三头肌的收缩，使肘伸展（图5.2.10）。③ 双侧抗阻划船样动作。治疗师坐在患者对面，相互交叉前臂再握手做类似划船时推拉双桨的动作，向前推时前臂旋前，肘关节伸直，向回拉时前臂旋后，肘关节屈曲（图5.2.11），治疗师在健侧施加阻力以引导患侧用力（利用健侧肢体和躯干的本体冲动对患者难以进行的推、拉或往复运动进行促进）。④ 肘伸展强化训练。患者取坐位，患肢沿伸肌联带运动的运动轨迹伸展肘关节。治疗师坐在患者对面，控制患侧腕关节呈背伸位，同时对患侧手掌近端施加抵抗，患者对抗外力完成肘伸展的动作（图5.2.12）。

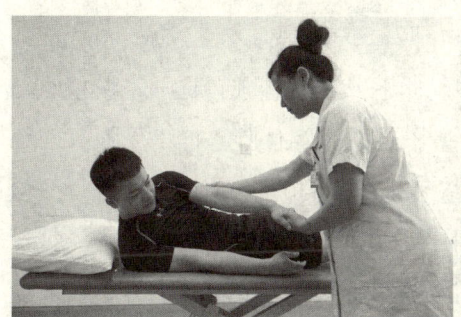

图5.2.9 通过腰反射促进肘的伸展

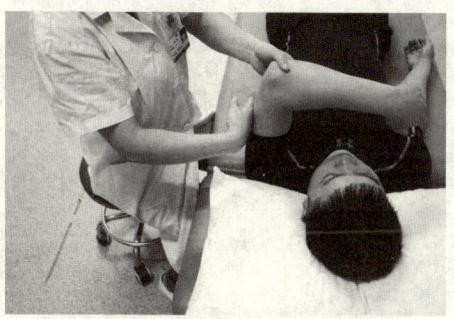

图5.2.10 通过推摩肱三头肌促进伸肘

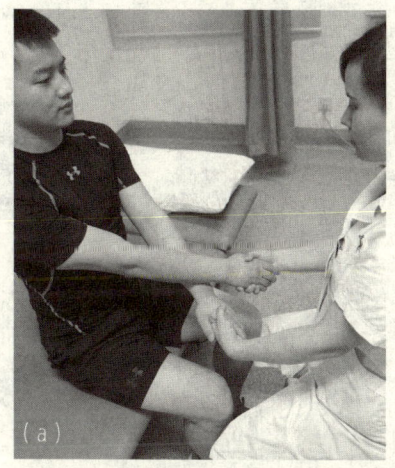

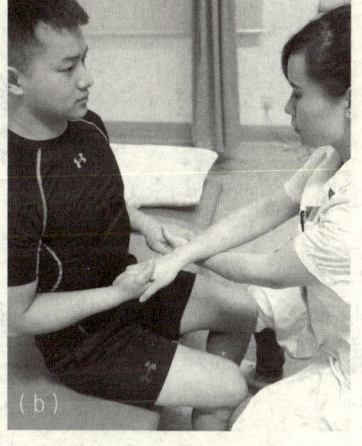

图5.2.11 双侧抗阻划船样动作。（a）伸肘；（b）屈肘

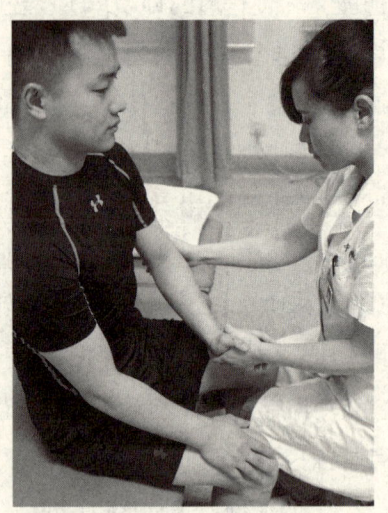

图5.2.12 肘伸展强化训练

（7）抑制前臂旋前、诱发腕背伸及伸指：① 由于旋前圆肌、腕桡肌和手内在肌痉挛，而腕伸肌、旋后肌力量不足，导致伸腕、伸指受限。在练习前臂旋后时，要先松解旋前圆肌，患者坐位下肩0°、屈肘90°进行缓慢持续的牵拉（图5.2.13）。治疗师一手握住患者虎口，一手松解腕桡肌，恢复其黏弹性、扩大运动范围，在前臂旋后时诱发腕背伸（图5.2.14）。② 利用伸肌的共同运动模式促使伸腕。患者取仰卧位，治疗师在患者患侧，将患者肩关节摆在内收、内旋位，治疗师一手握住患者腕关节，另一

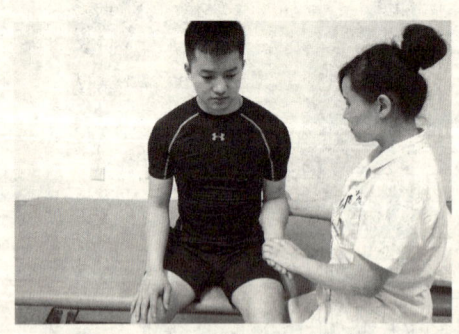
图5.2.13 旋后缓慢持续牵拉

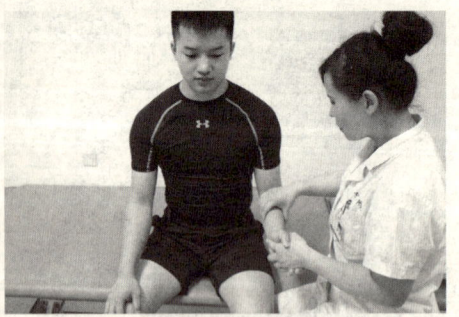
图5.2.14 松解腕桡肌前臂旋后诱发腕背伸

手放于肘关节上防止肘关节屈曲,让患者做背伸,对于能力差的患者,治疗师也可以直接叩击腕伸肌诱发腕的背伸(图5.2.15)。③ 通过瓶刷的手法诱发手指的伸展。患者取坐位,肩前屈90°,治疗师托住患者的手臂向前,肘伸直,让患者非常轻地握住瓶刷,然后治疗师将刷子从手中拉出,再让患者握住它。患者常能伸指以便让瓶刷通过(图5.2.16)。④ 通过擦-拍的手法诱发手指的伸展。患者取坐位,肩前屈90°,治疗师一手托住患者的手臂,另一手在患者前臂伸肌群表面,自肘关节向手指尖有力地快速擦过,当擦过手腕后给予手背一个向下的压力,再快速向上擦过手指。治疗师的手必须伸直(图5.2.17)。

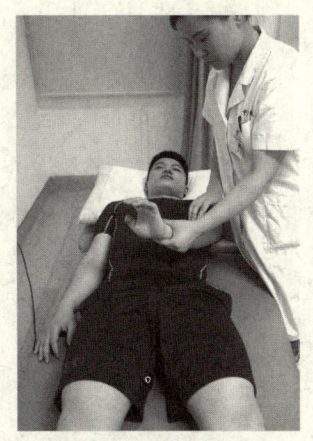

图5.2.15 利用伸肌共同运动模式诱发伸腕

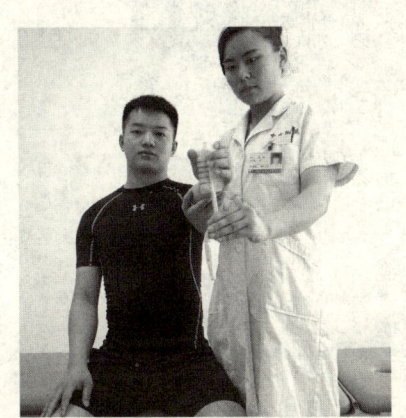

图5.2.16 通过瓶刷诱发手指的伸展

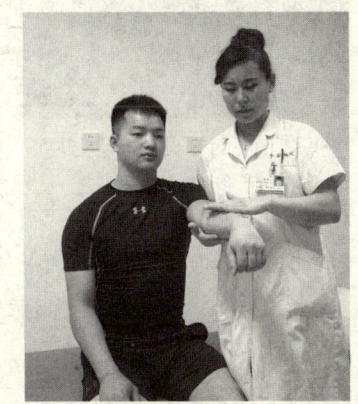

图5.2.17 通过快速擦-拍诱发手指伸展

(8)在给患者进行被动关节活动度训练时,动作宜缓慢,预防挛缩,在必要时可进行充分的牵引,但快速运动往往无效,还会加重痉挛。一般上肢完成一个动作以默数3~5为宜,下肢以默数5~10的速度为宜。每一个动作模式做5~10次即可达到预防挛缩的效果。

（9）支具的使用：① 当患者做肩关节前屈时会出现屈肌共同运动，肩外展、外旋、肘屈曲，前臂旋后或旋前。患者取仰卧位，治疗师将肘支具绑于患者的肘关节，注意绑的力度要适宜，避免太紧造成血液循环障碍，然后让患者做肩屈曲，可有效避免上肢屈肌共同运动，从而增加肩的稳定性，促进分离运动（图5.2.18）。② 手部可用分指板支具以维持抗痉挛体位，注意每2个小时要给患者松解下来活动手指，促进血液循环（图5.2.19）。

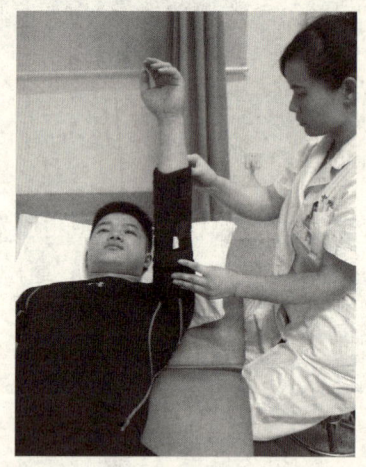

图5.2.18　肘支具抑制上肢屈肌共同运动

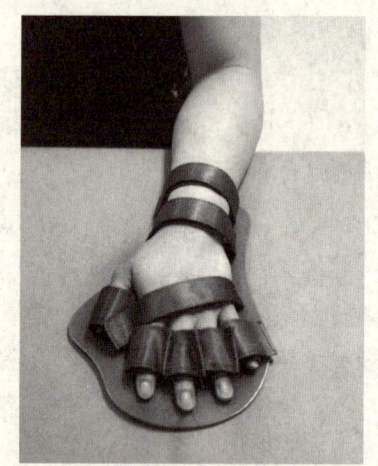

图5.2.19　分指板维持抗痉挛体位

（10）患侧负重对抗痉挛：患者取坐位，上肢稍外展、外旋，肘伸展，前臂旋后，伸腕，手指伸展，拇指外展，平放于身体一侧进行负重，患者将身体重心移到此侧上肢。注意不能用背部肌群代偿，让患者微收下颌，微含胸，保持良好的身体姿势（图5.2.20）。

（11）物理治疗：① 水疗，水压对肌肉持久的压迫和按摩有利于肌痉挛的缓解。室温保持在25℃，水温宜采用不感温

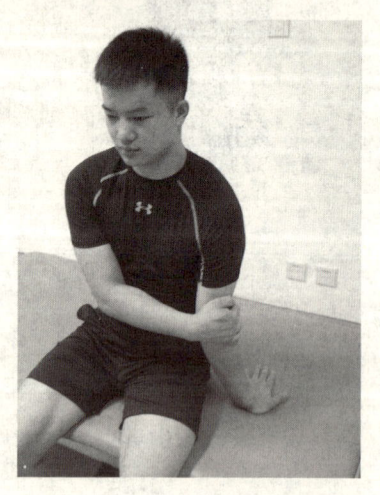

图5.2.20　患侧负重对抗痉挛

水浴或温热水浴的温度。② 温热疗法，各种传导热（如蜡、沙、泥等）、辐射热（红外线）及内生热（超短波）等。③ 痉挛肌及其对抗肌的交替电刺激疗法，是将波宽和频率相同，但出现的时间有先后的两组方波，分别刺激痉挛肌及其对抗肌，使两者交替收缩，利用交互抑制和高尔基腱器兴奋引起的抑制对抗痉挛。

（12）日常生活能力：日常生活活动能力的水平是反映康复效果和患者能否回归社会的重要指标，应包括基本的日常生活活动（如主动转移、进食、个人卫生、穿脱衣袜、洗澡、步行和如厕等）。为了充分利用和发挥已有的功能，可配置辅助用具，有助于提高患者的功能活动。① 进食，在两根筷子中间安装一根弹簧片，松手后借弹簧的张力自动分离，适用于手指伸肌无力不能自行释放筷子的患者。将叉、勺的手柄加粗，以易于抓握，用于手活动受限、握力不足者。叉、勺两用可以解决频繁更换叉、勺的问题。将叉、勺加装万能袖带，用于手屈曲痉挛、手指变形、握力丧失者。叉、勺的手柄呈弯形或加长，用于前臂和腕手关节活动受限，取食或进食困难者。② 梳洗，用于上肢功能障碍者，使用的牙刷包括抓握能力较差者使用的粗柄牙刷、无抓握能力者使用的手掌套式牙刷等。偏瘫患者一只手为废用手时，可以设计带负压吸盘的刷子，固定在水池边，一只手就可以很方便地完成动作。③ 更衣，对于上肢关节活动受限者，可以利用棒上方的"L"形钩把要穿的衣服拉上，也可以把要脱的衣服脱掉。另一端可设计成鞋拔，便于穿脱鞋。为穿入拉锁拉舌孔内的大环，以便手指功能差时将手伸入和拉动拉锁。手指屈曲受限或握力不足者可制作加粗手柄的拉锁钩。患者因手指屈曲受限、灵巧性和精细功能障碍，故系纽扣有困难，可以采用系扣器。手指屈曲受限或握力不足者可将手柄加粗，加长手柄适用于上肢活动受限的患者。

3. 课下作业

（1）推滚筒：15~20分钟/次，2次/天（见图5.2.4）。

（2）自我牵拉：患者端坐于物理治疗桌前，Bobath握手将肩前屈90°，桌上放一软枕，让患者肩稍外旋、肘伸展、前臂旋后、腕背伸，躯干旋转进行自我牵拉。目的是改善偏瘫侧背阔肌及背肌的挛缩并提高核心控制，增强上肢肩胛带的支撑性。15～20分钟/次，2次/天（图5.2.21）。

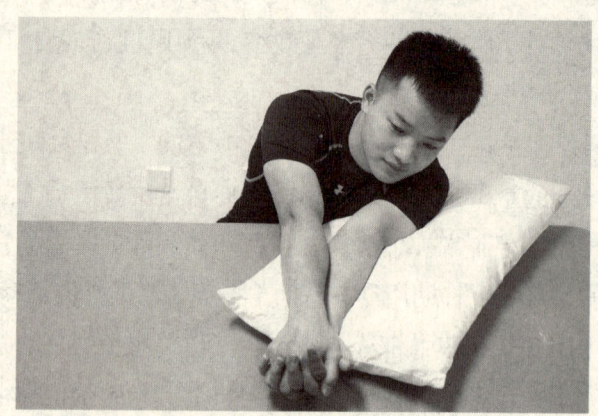

图5.2.21　自我牵拉

二、下肢部分

此阶段相当于临床的亚急性期，此阶段患者的痉挛进一步加强。下肢伸肌痉挛程度的加强，导致偏瘫侧肢体形成异常运动模式，影响后期的康复效果。下肢典型的痉挛模式是骨盆上提，髋关节外旋，髋、膝关节伸展，踝关节跖屈、内翻。本期治疗目标除预防前述的常见并发症以外，重点在于减轻患侧肢体肌肉痉挛的程度和避免异常运动模式的加强，促进分离运动尽早出现。常见问题总结如下。

（一）肌张力增高

1. 原因及分析　　肌张力增高是一种由牵张反射高兴奋性所致的以速度依赖的紧张性牵张反射增强、伴腱反射异常为特征的运动障碍。

2. 康复策略

（1）挤压、牵拉：治疗师利用对下肢肌肉关节的牵拉诱发牵张反射，利用对下肢肌肉关节负重（压缩）以激活关节感受器（图5.2.22）。

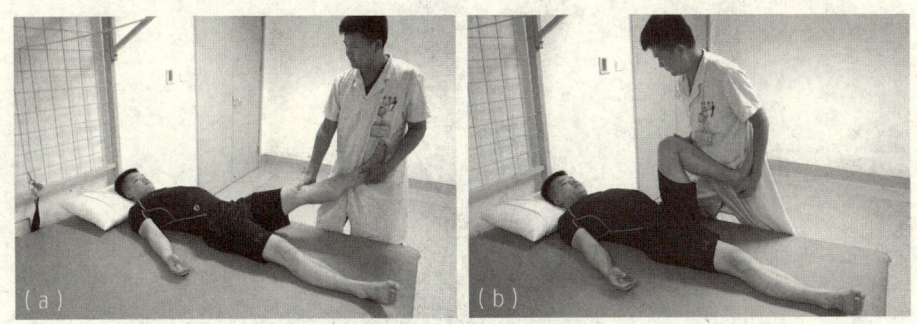

图5.2.22 下肢挤压、牵拉

（2）抗阻夹腿：两下肢屈髋、屈膝，两足支撑于床面，由治疗师固定患腿，然后让健腿内旋向患腿靠拢，同时由治疗师在间隙内侧施加一定的阻力，以增强完成抗阻夹腿力量（图5.2.23）。

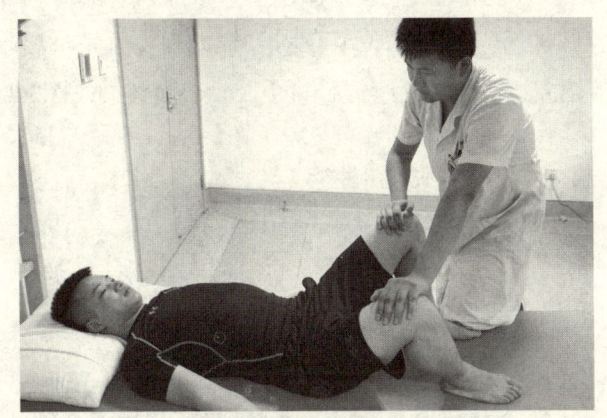

图5.2.23 抗阻夹腿

（3）抱膝运动：该训练的目的在于缓解下肢和躯干的伸肌痉挛、促进骨盆运动、缓解上肢的屈曲痉挛。患者仰卧，双腿屈曲，双手叉握，抱住双膝，将头抬起，轻轻前后摆动，使下肢更加屈曲。训练者可帮助固定患手，以防滑脱（图5.2.24）。

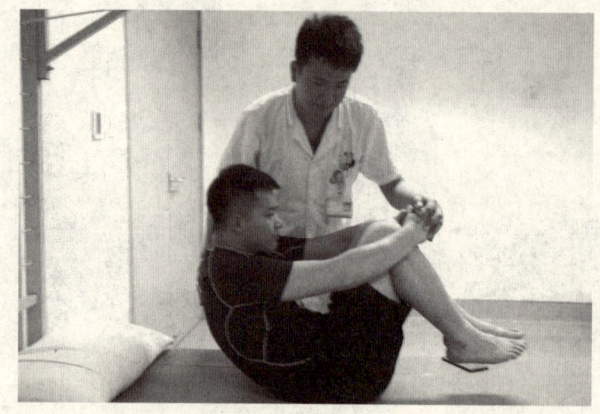

图5.2.24 抱膝运动

(4) 屈曲动作训练：患者取俯卧位，治疗师一手握住患腿踝部，一手放在患者的臀部，帮助患者屈膝。还可患者取仰卧位，上肢放在体侧或双手交叉上举过头，治疗师一手将患足保持在背屈位，足掌支撑于床面，另一手扶持患侧膝关节，维持髋关节在内收位，指导患足不离床面向头端进行髋、膝关节屈曲运动，然后缓慢伸直下肢，反复练习（图5.2.25）。

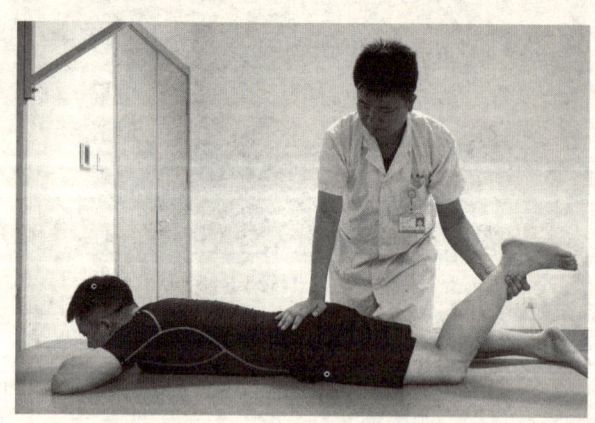

图5.2.25 屈曲动作训练

(5) 夹腿屈曲：双腿伸直靠拢，同时屈髋、屈膝，要求足跟紧贴床面移动，充分弯曲后，双足抬起，双膝向腹部靠拢。如果患腿力量不足，则将患足置于健足上完成这一动作（图5.2.26）。

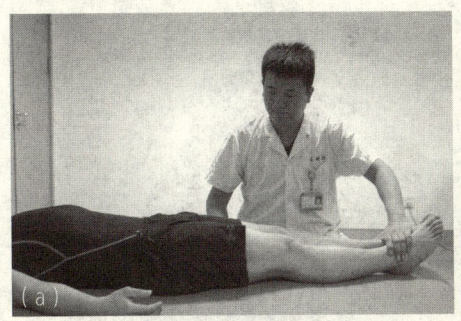 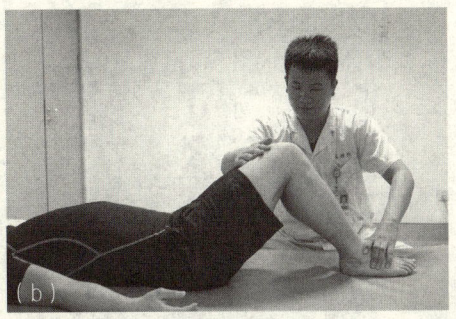

图5.2.26　夹腿屈曲

（6）桥式运动：患者取仰卧位，屈髋屈膝，双足底平踏在床面上，用力使臀部抬离床面。治疗师将一只手掌放于患侧膝关节的稍上方，在向下按压膝部的同时向足前方牵拉大腿，另一只手帮助患者臀部抬离床面，髋自然伸展，骨盆保持水平，防止向健侧后旋（图5.2.27）。

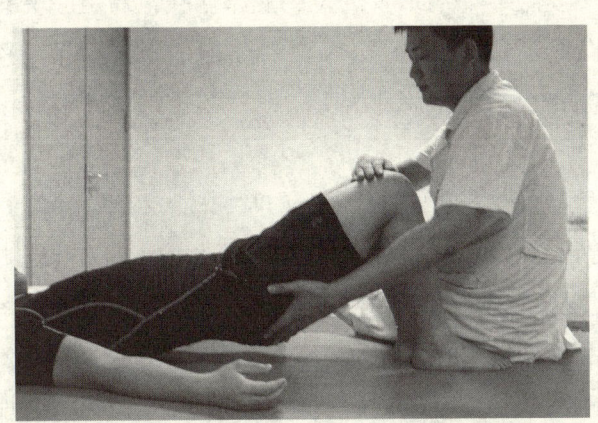

图5.2.27　桥式运动

（7）神经损伤治疗仪：患者取仰卧位，下肢自然伸直，两路输出，分别有两个通道一路输出刺激股直肌肌腹与肌腱，另一路输出刺激胫前肌肌腹与肌腱（图5.2.28）。

（8）起立床训练：使患者平卧于起立床，用固定带固定腰、膝关节，踝背屈90°，缓慢调节高度，依患者情况逐次增加高度（图5.2.29）。

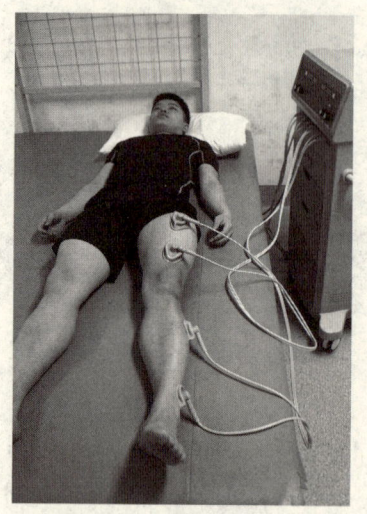
图5.2.28　神经损伤治疗仪

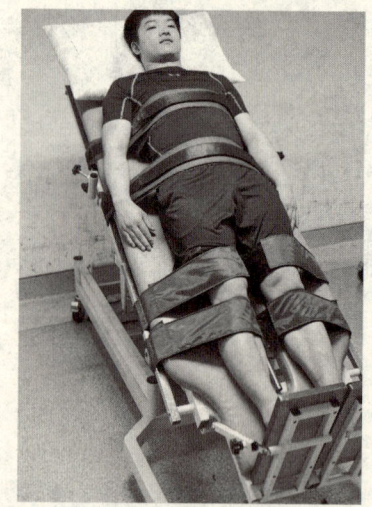
图5.2.29　起立床训练

3. 课下作业

（1）桥式运动：患者取仰卧位，屈髋屈膝，双足底平踏在床面上，用力使臀部抬离床面。辅助者将一只手掌放于患侧膝关节的稍上方，在向下按压膝部的同时向足前方牵拉大腿，另一只手帮助臀部抬起。20次/组，2组/次，2次/天。

（2）夹腿屈曲：双腿伸直靠拢，同时屈髋、屈膝，要求足跟紧贴床面移动，充分弯曲后，双足抬起，双膝向腹部靠拢。如果患腿力量不足，则将患足置于健足上完成这一动作。20次/组，2组/次，2次/天。

（二）异常运动模式的加强

1. 原因及分析　　下肢伸肌痉挛模式的加强导致了下肢骨盆上提，髋关节外旋，髋、膝关节伸展，踝关节趾屈、内翻。随着痉挛模式的加强，会阻碍分离运动的产生。

2. 康复策略

（1）屈曲动作训练：患者取仰卧位，上肢放在体侧或双手交叉上举过头，治疗师一手将患足保持在背屈位、足掌支撑于床面，另一手扶持患侧膝关节，维持髋关节在内收位，指导患足不离床面向头端进行髋、膝关节屈曲运动，然后缓慢伸直下肢，反复练习（图5.2.30）。

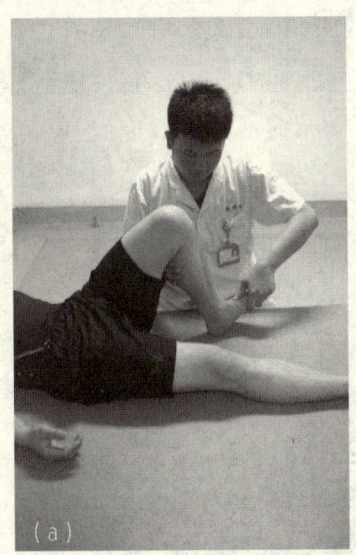 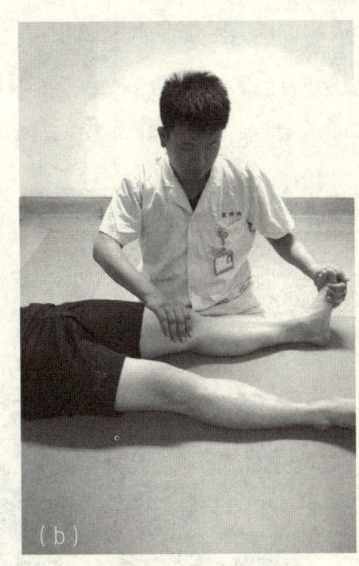

图5.2.30　屈曲动作训练

（2）伸髋屈膝训练：患者取仰卧位，治疗师一手托住患足，让患者屈膝并将患肢放到床缘下，此时已伸髋，然后治疗师再帮助患者将患足放回原位（图5.2.31）。

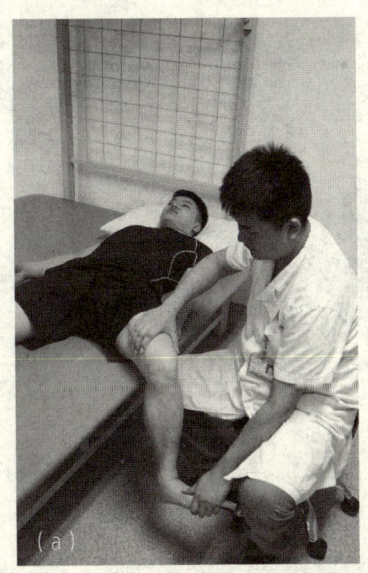 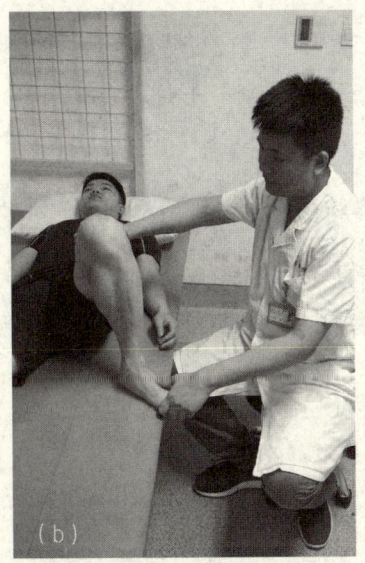

图5.2.31　伸髋屈膝训练

（3）夹腿运动：患者取仰卧位，双腿屈曲，足踏床，先把双膝分开呈外旋位，然后让患者主动合拢双膝，同时治疗师对患者的双膝内侧施加压力，阻止其内收、内旋，通过联合反应诱发患腿的内收、内旋（图5.2.32）。

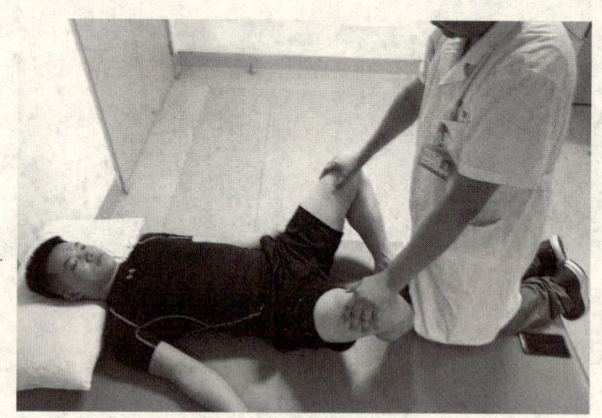

图5.2.32　夹腿运动

（4）踝背屈训练：患者取仰卧位，治疗师一手向下压其踝关节，然后用另一只手将患者的足和足趾提至充分背屈并外翻位（图5.2.33）。

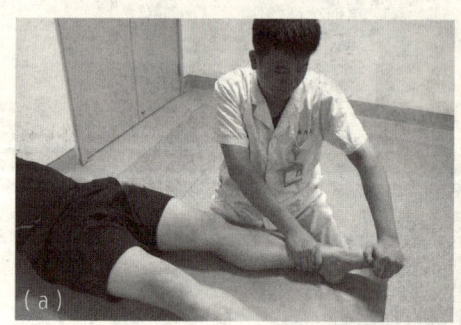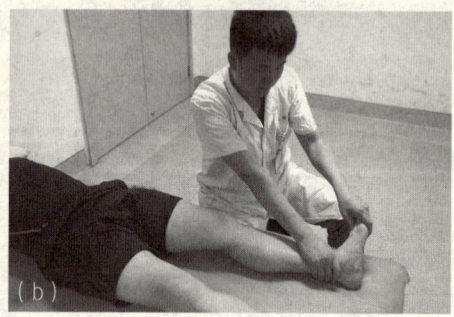

图5.2.33　踝背屈训练

（5）PNF螺旋对角线运动：下肢屈曲-内收-外旋+屈膝运动模式与下肢伸展-外展-内旋+伸膝运动模式的动态反转。动态反转即先完成一个主动肌发起的运动模式，再接着完成一个拮抗肌发起的运动模式，有助于改善肌张力，缓解痉挛。

患者取仰卧位，将患者患侧髋关节置于外展内旋位，踝关节趾屈外翻位，治疗师一手握患者脚背，一手握患者膝关节上方，嘱患者踝关节先背屈内翻，接着患腿髋关节屈曲内收内旋加屈曲膝关节，口令："勾脚内翻，向上抬腿用力""用你的膝盖顶我的手"。当达到终末位时，紧接着治疗师一手握于患者的脚掌，另一只手放于患者膝关节下方，嘱患者髋关节外展内旋加伸直膝关节，口令："蹬脚，将你的腿伸直"，治疗师全程施加适当的阻力（图5.2.34）。

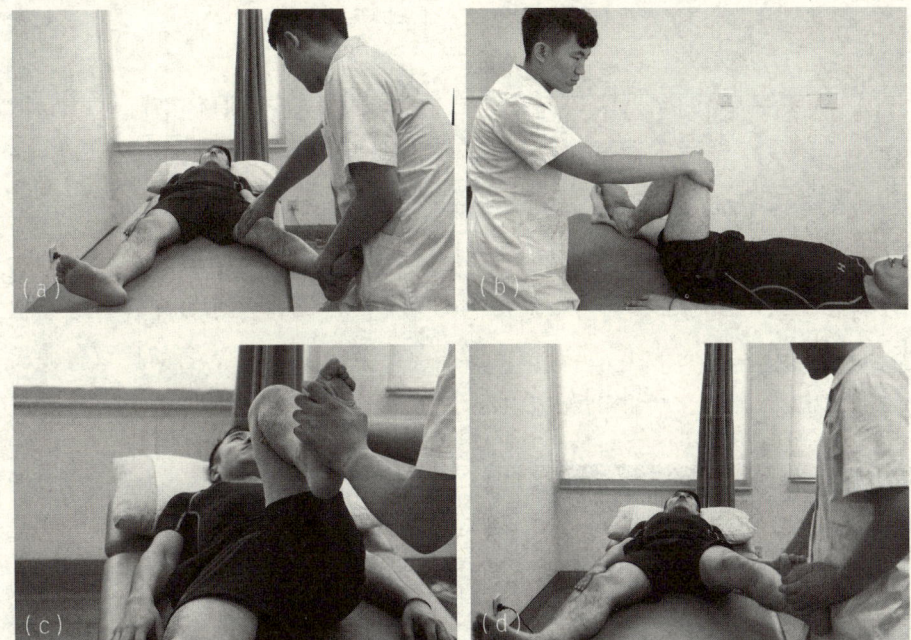

图5.2.34 螺旋对角线运动。（a）（b）下肢屈曲-内收-外旋+屈膝；（c）（d）下肢屈曲-外展-内旋+伸膝

（6）单腿半桥：双上肢伸展于体侧，患腿屈髋、屈膝，足撑于床面，健腿伸直抬高30°～40°或翘在患膝上，用力抬臀伸髋，并保持（图5.2.35）。

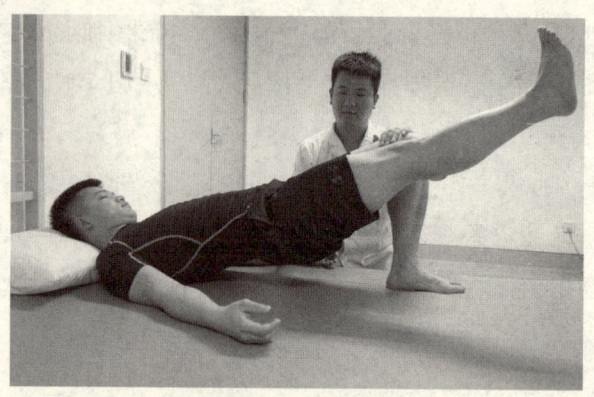

图5.2.35 单腿半桥

（7）坐站转移：① 练习躯干在髋部前倾伴膝向前移动。患者取坐位，双足平踩地面，通过屈髋伴颈部和躯干伸展练习躯干前倾，同时使双膝前移（图5.2.36a）。② 练习站起。患者双肩和双膝前移，练习站起，治疗师可一手放在其患侧肩胛骨处，引导其肩尽量前移，另一手放在其患膝上，当膝前移时，沿着胫骨方向下压膝部，使双足充分着地（图5.2.36b）。③ 练习坐下，站起的反向运动，治疗师帮助患者前移双肩和双膝，让患者向下、向后移动臀部并坐下。

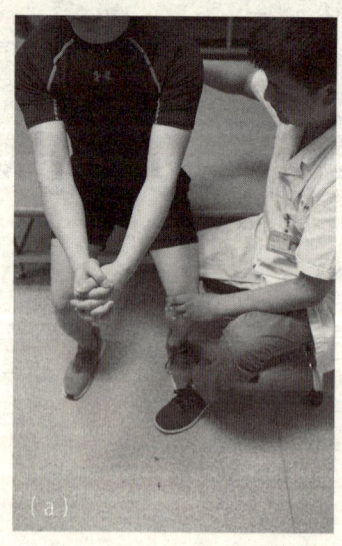 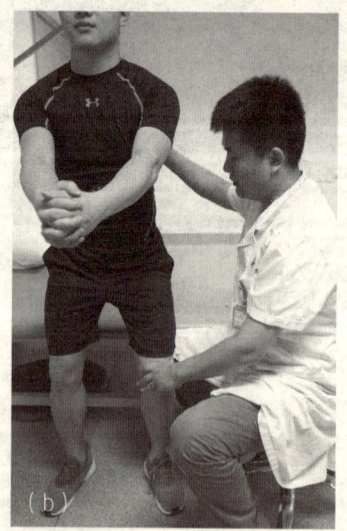

图5.2.36 坐站转移

（8）跪位强化训练：采用可折叠运动治疗床，使床呈80°，患者健侧靠近折叠床侧，健手抓住折叠端的上面，治疗师帮助患者双膝立于运动治疗床上。治疗师一手辅助患者偏瘫侧肩，一手辅助骨盆，要求患者做跪起训练。治疗师双手帮助患者在跪起过程中保持肩和膝在垂直位上，并帮助患者协调有序地完成跪起动作，将一侧下肢放在患者两小腿间保证患者患腿不偏移，逐渐减少辅助至患者能独立完成跪起训练（图5.2.37）。

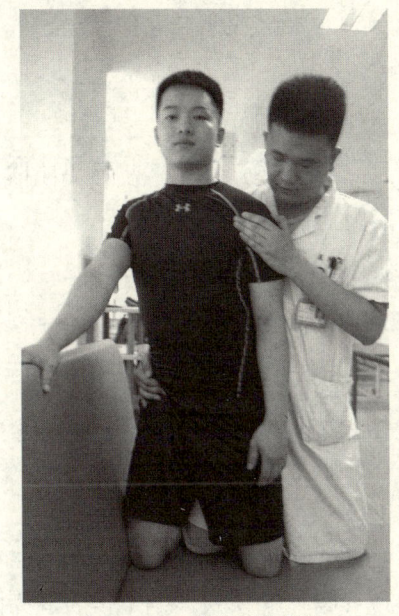
图5.2.37　跪位强化训练

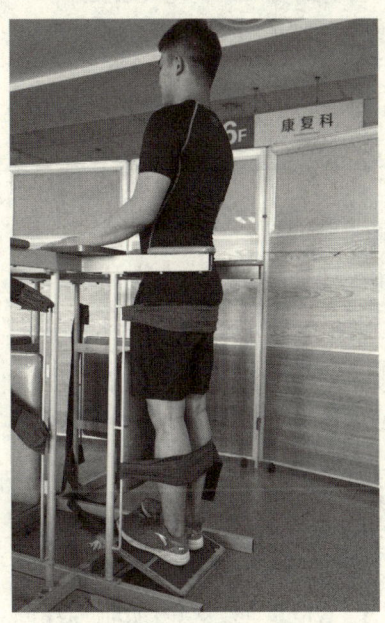
图5.2.38　站立架+斜板

（9）站立架+斜板：斜板置于站立架内，用固定带帮助患者站在站立架内的斜板上（图5.2.38）。

（10）物理因子治疗：① 电脑双低频（痉挛肌）治疗仪。需将A路的2个电极放在痉挛肌的肌腱处，将B路的2个电极放在拮抗肌的肌腹处，通过主动肌与拮抗肌相互抑制使痉挛肌松弛，并提高拮抗肌的肌力（股二头肌-股四头肌、半膜肌-股直肌、小腿三头肌-胫前肌、胫后肌-腓骨长短肌、见图5.2.39a）。② 蜡疗。利用蜡的温热效应松弛痉挛肌，直接用制作好的蜡饼包裹于痉挛肌或下肢关节处20～30分钟（图5.2.39b）。

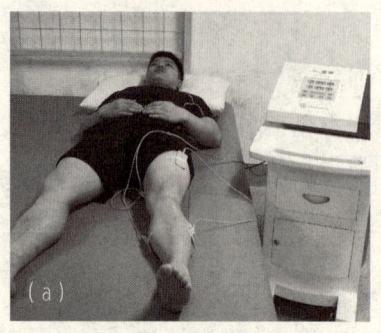
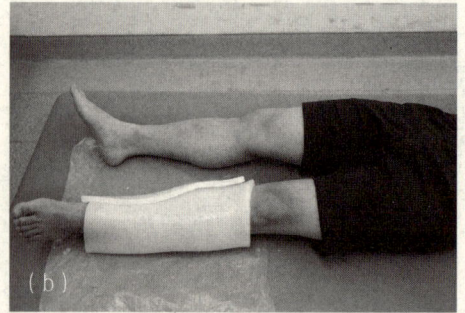

图5.2.39 物理因子治疗。(a)电脑双低频(痉挛肌)治疗仪；(b)蜡疗

3. 课下作业

（1）单腿半桥：双上肢伸展于体侧，患腿屈髋、屈膝，足撑于床面，健腿伸直抬高 30°～40° 或翘在患膝上，用力抬臀伸髋，并保持 10秒，重复20次/组，2组/次，2次/天。

（2）辅助站立：患者站立时保持颈部直立，面向正前方，躯干正立双肩水平放置，骨盆保持左右水平，伸髋、伸膝、足跟着地，使重心均匀分布于双侧下肢。辅助者给予患膝一定帮助，防止膝软或膝过伸，要求双下肢同时负重或以患侧为主，防止重心偏向患侧，30分钟/次，2次/天。

三、躯干部分

进入痉挛期，患者肌张力增高，出现异常痉挛模式，躯干常表现为向患侧屈曲并向后方旋转，躯干稳定肌及核心稳定性降低，无法为四肢活动提供较好的稳定基础，导致上下肢异常痉挛模式加重。痉挛期躯干的康复训练主要以躯干牵伸抗痉挛为主，康复训练以神经肌肉本体感觉促进技术为主要训练方法，现将痉挛期躯干部分常见问题总结如下。

（一）躯干核心稳定性下降

1. 原因及分析　痉挛期患者躯干肌张力增高，出现异常痉挛模式，此期患者大部分已经开始站位平衡及早期步行功能训练，患者异常痉挛模式的出现及加重与躯干核心稳定性下降有着密切关系，脑卒中患者痉挛期躯干功能障碍常表现为躯干肌力量减退和激活延迟、躯干肌位置觉障碍、坐位时身体重心偏移和步行时躯干不对称等。

躯干核心稳定性训练可以提高人体核心稳定性，改善神经肌肉控制，提高人体控制能力和平衡能力，同时稳定脊柱和骨盆保持在正确的姿势。脑卒中后患者腰腹部肌肉力量不足，腹部的深层肌肉一般表现为迟缓和低兴奋，导致深层肌肉负责的稳定和耐力运动出现障碍。常出现运动和感觉通路发生障碍，导致肌张力、肌力异常及运动控制障碍。

2. 康复策略

（1）躯干抗痉挛训练：患者取健侧卧位，治疗师站于患者身后，一手扶住患者肩部，另一手扶住其髋部，双手做相反方向牵拉动作，在最大牵拉范围内停留5~10秒（图5.2.40）。

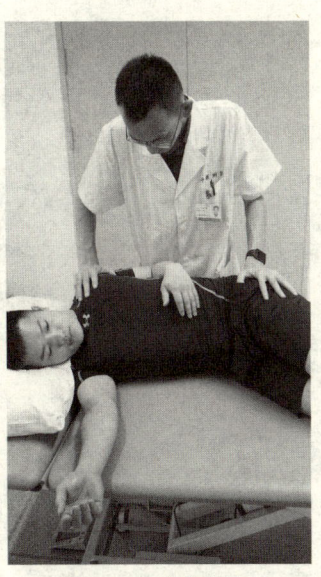

图5.2.40　抗痉挛牵伸

（2）悬吊训练：① 仰卧位训练，患者取仰卧位，使用非弹性吊带分别悬吊患者双腿，腰部或骨盆处加弹性吊带辅助，嘱患者收腹，上提骨盆，并保持（图5.2.41）。② 侧卧位训练，患者取患侧卧位，使用非弹性吊带悬吊患者双腿，骨盆处使用弹性吊带辅助，嘱患者以双腿及肩部为支点，上提骨盆，并保持（图5.2.42）。③ 俯卧位训练，使用非弹性吊带分别悬吊双腿，于骨盆处根据情况加弹性吊带辅助，上臂支撑于床面，嘱患者收腹，骨盆及躯干抬高至水平，并保持（图5.2.43）。

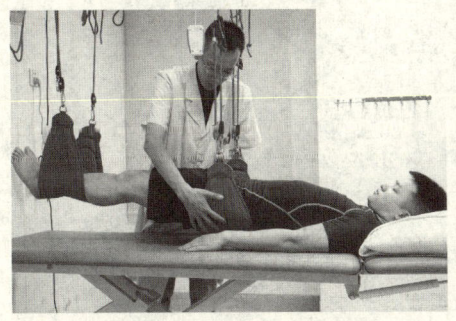

图5.2.41　仰卧位悬吊训练

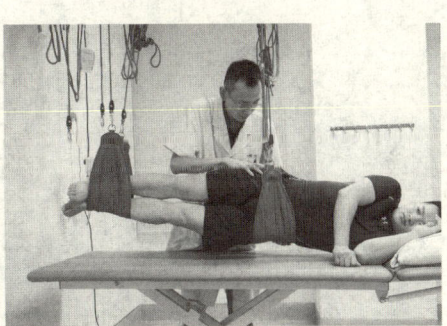

图5.2.42　侧卧位悬吊训练

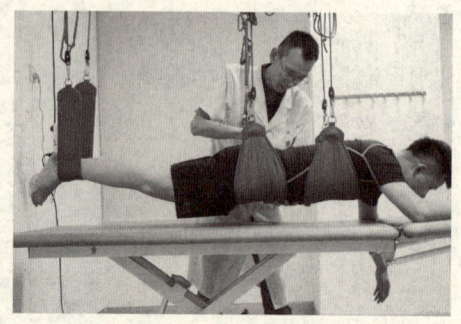

图5.2.43　俯卧位悬吊训练

（3）躯干PNF训练：①仰卧位躯干屈曲训练，患者取仰卧位，双腿并拢，并偏向一侧，治疗师一侧手臂环抱患者双膝关节处，另一只手放于患者双侧脚背侧，嘱患者双侧踝背屈并屈髋、屈膝，向对侧运动，治疗口令："勾脚，双腿并拢将膝盖向对侧肩部方向靠近"，治疗师全程施加适当阻力（图5.2.44）。②坐位躯干屈曲训练，患者取坐位，双手自然下垂于躯干两侧，治疗师位于患者侧前方，双手分别放于患者肩部前方，嘱患者将患侧肩部向对侧膝盖方向靠近，治疗口令："将你的肩膀往对侧膝盖方向靠近"，根据患者的功能情况决定运动的幅度，治疗师全程施加适当阻力，注意不要让患者用手支撑代偿（图5.2.45）。③坐位躯干伸展训练，患者取坐位，当患者躯干屈曲达到自身的最大幅度时，治疗师将双手放于肩部后方，嘱患者躯干伸直，治疗口令："将你的躯干伸直，坐直"，治疗师全程施加适当阻力，注意不要让患者用手来支撑代偿（图5.2.46）。

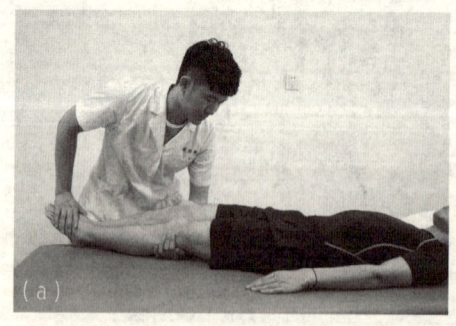 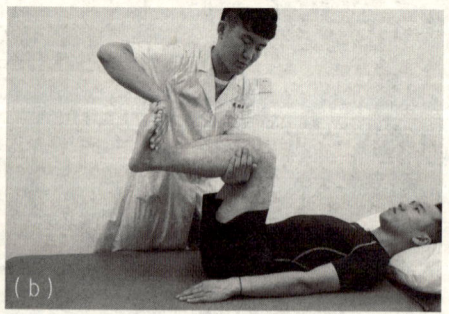

图5.2.44　仰卧位躯干屈曲训练

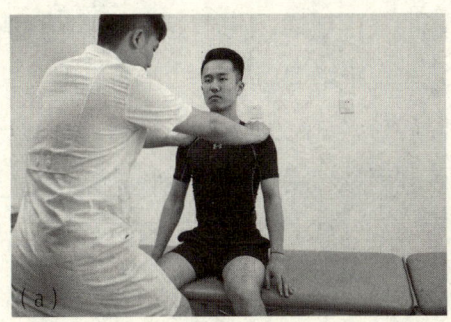 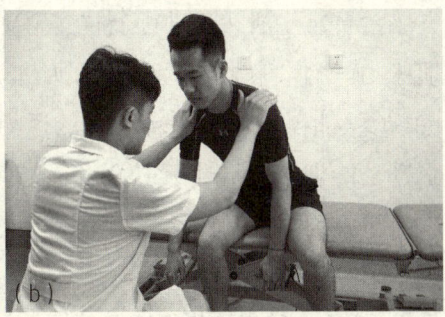

图5.2.45　坐位躯干屈曲训练

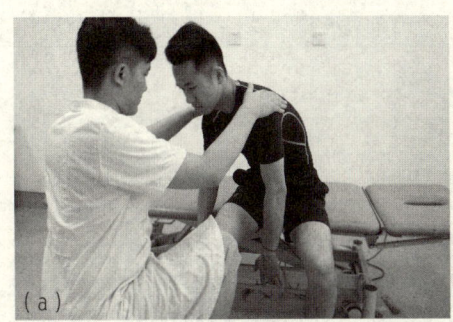 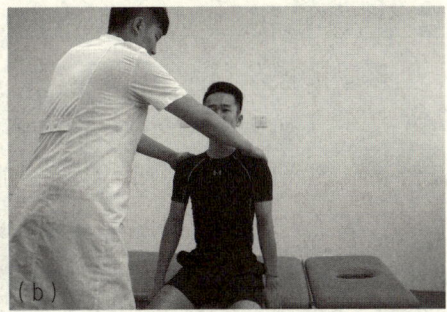

图5.2.46　坐位躯干伸展训练

3. 课下作业

（1）坐位躯干屈曲训练：10次/天，50次/周。

（2）坐位躯干伸展训练：10次/天，50次/周。

第三节　恢复期

一、上肢部分

恢复期康复治疗的主要目标是以加强协调性和选择性随意运动为主，

并结合日常生活活动进行上肢实用功能的强化训练，同时注意抑制异常的肌张力。脑卒中患者运动功能训练的重点是正常运动模式和运动控制能力的恢复。相当一部分偏瘫患者的运动障碍与感觉缺失有关，因此，在偏瘫运动功能训练的同时应注意进行改善各种感觉功能的康复训练。本节将从偏瘫患者近端控制、远端协调、精细运动及日常生活能力方面进行论述。该期上肢常见问题分析如下。

（一）上肢近端稳定性差

1. 原因及分析　偏瘫患者肩胛骨稳定性下降，前锯肌力量不足，肩周肌群力量不均衡，肩关节疼痛及活动受限，长时间不正确的姿势、体位或者是患侧上肢长期屈曲制动。

2. 康复策略

（1）肩胛骨稳定性训练：偏瘫患侧上肢手的功能恢复以肩胛骨的稳定性为前提。治疗上肢各个方向运动时，首先要保证近端肩胛骨的稳定性。①前锯肌训练：患者取坐位，治疗师站在患者患侧，嘱患者微收下颌激活核心，治疗师将患者患侧上肢置于肩外旋、前臂旋后位，让患者跟随做肩屈曲运动，可在近端给予抗阻，以激活前锯肌（图5.3.1）。②闭链运动：上肢闭链训练对增强肩胛骨的稳定有重要意义。患者俯卧于床上，能力稍差的患者从肘关节支撑逐渐过渡到手掌支撑，让患者微收下颌，吸气时使肩胛骨向前推，将脊柱顶起，呼气时放松，激活前锯肌增加肩胛骨的稳定性

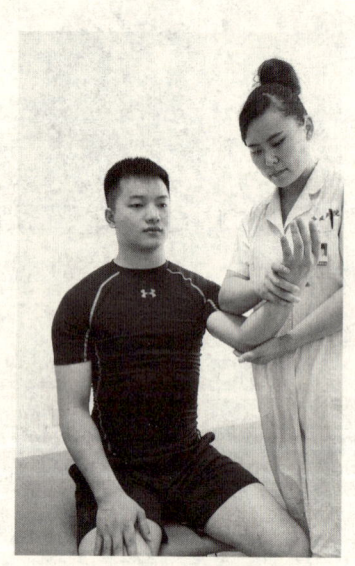

图5.3.1　激活前锯肌

（图5.3.2）。③通过推磨砂板增加肩胛骨的控制训练。患者端坐于磨砂板前，双手握住磨砂板向上推时肘关节要伸直，在推的过程中防止躯干代偿（图5.3.3）。④患者取坐位，治疗师站于患者身后，双手放于患者肩胛骨外侧缘，嘱患者肩胛骨向脊柱的方向靠拢，通过患者肩胛骨生理性内收，激活前锯肌及菱形肌，促进肩胛骨的稳定（图5.3.4）。⑤肩胛骨PNF。前

方上提：患者取健侧卧位，髋关节前屈45°，膝关节屈曲90°，治疗师站于患者身体后方，双手叠放于患者肩胛骨喙突部，将患者肩胛骨向后下方牵伸，直到感觉颈部前侧肌肉绷紧，嘱患者向前上方上提，口令："向你的鼻子方向耸肩"，过程中全程施加适当阻力（图5.3.5）。后方下掣：患者体位同上，治疗师站于患者后方，一手四指抵住肩胛冈，另一手抵住患者肩胛下角，将患者肩胛骨向前上方推上去，直到感觉肩胛下角部的肌肉绷紧为止，嘱患者向后下方下掣，口令："用你的肩膀推我的手"，过程中全程施加适当阻力（图5.3.6）。前方下掣：患者体位同上，治疗师站于患者后上方，一手抓握患者三角肌前束位置，一手贴紧患者肱三头肌位置，将肩胛骨拉向后上方，直到感觉被拉长肌肉有绷紧的感觉，嘱患者向前下方下拉，口令："将你的肩膀向肚脐方向拉下去"，过程中全程施加适当阻力（图5.3.7）。后方上提：患者体位同上，治疗师站于患者后上方，双手叠放于患者肩胛冈（斜方肌）位置，将肩胛骨向前下方推下去，直到感觉上斜方肌绷紧，嘱患者向后上方耸肩，口令："向后上方耸肩顶我的手"，过程中全程施加适当阻力。肩胛骨模式可用到的技术包括初始范围的反复牵拉、全范围的反复牵拉、动态反转（图5.3.8）。

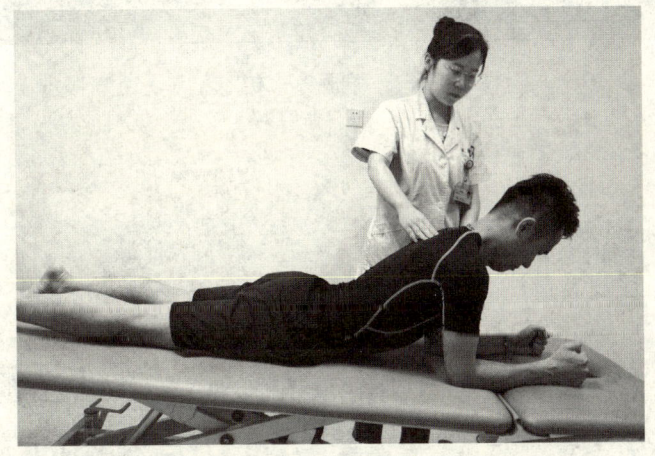

图5.3.2　闭链运动

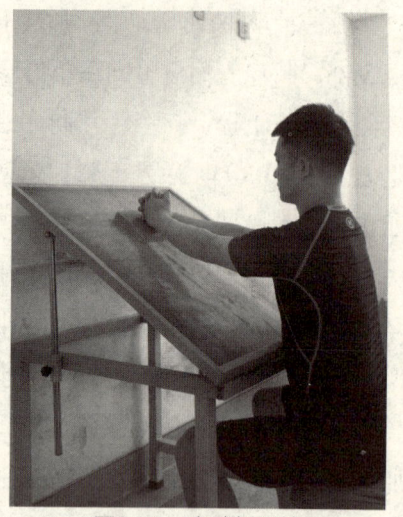
图5.3.3 磨砂板训练

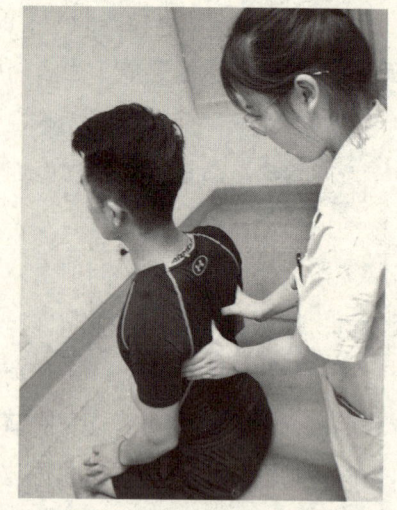
图5.3.4 肩胛骨生理性内收

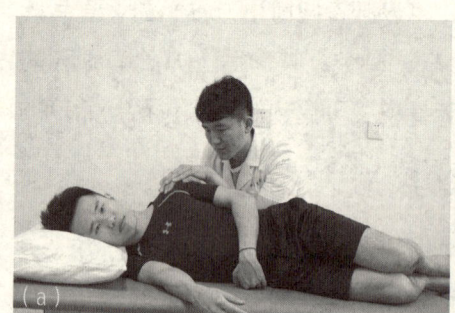
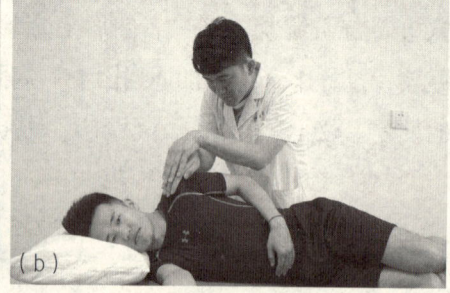
图5.3.5 肩胛骨前方上提

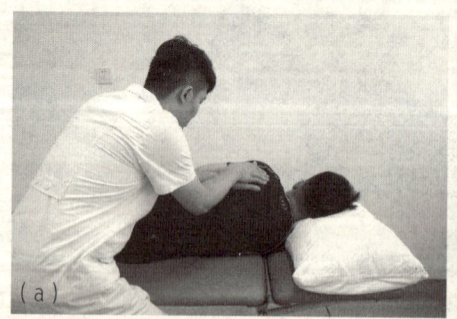
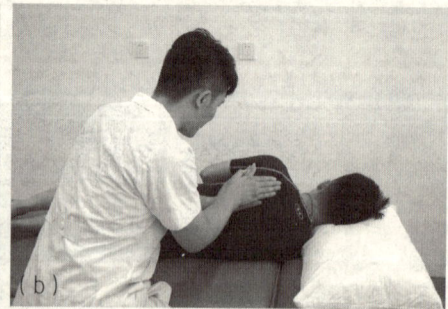
图5.3.6 肩胛骨后方下掣

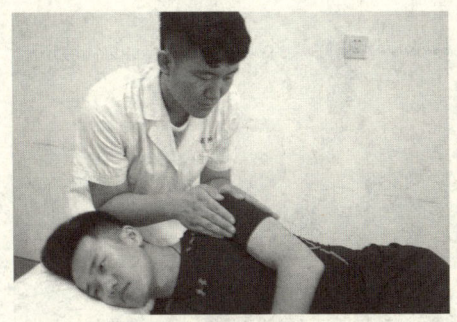 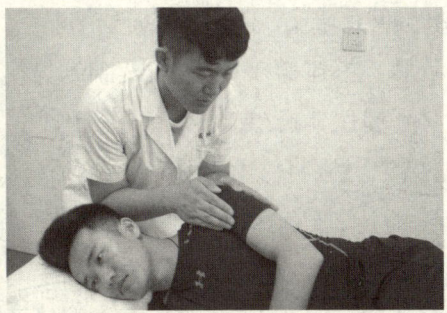

图5.3.7　肩胛骨前方下掣

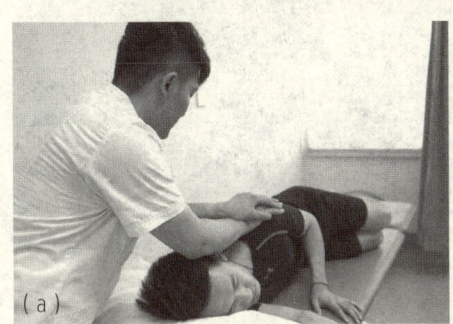 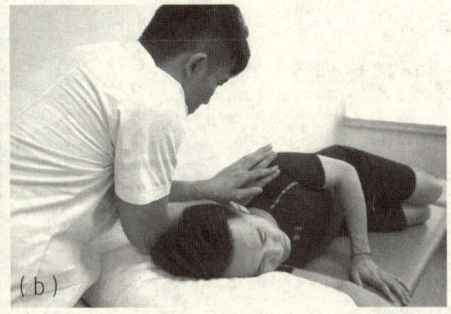

(a)　　　　　　　　　　　(b)

图5.3.8　肩胛骨后方上提

注意事项：患者做动作时躯干应与地面垂直，不发生躯干的旋转；手的抓握方式为蚓状抓握。

（2）肩关节稳定性训练：① 利用上肢的滞空训练增加肩关节的稳定性。患者取坐位，治疗师坐于患者的患侧，让患侧上肢屈曲至90°保持，治疗师手掌木钉让患者从各个方向触摸木钉，增加肩的稳定性（图5.3.9）。② 脑损伤后损伤侧半球对损伤对侧半球的抑制减弱，损伤对侧半球对损伤侧的抑制增强，双上肢同时训练可以使半球

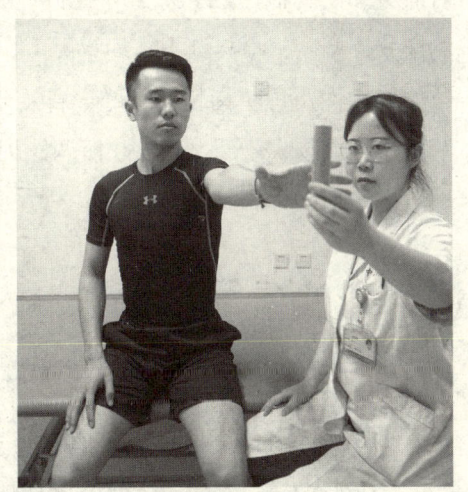

图5.3.9　肩关节稳定性训练各方向触木钉

间抑制正常化，同侧皮质脊髓通路激活。举体操棒：患者取坐位，双手握住体操棒，双手距离与肩同宽，共同将体操棒举至90°然后再举过头顶（图5.3.10）。③患者坐于物理治疗桌前，将篮球放于治疗桌上，把患侧上肢放于篮球上，按上臂（图5.3.11a）—前臂（图5.3.11b）—手（图5.3.11c）的顺序进行控球训练，增加肩关节的稳定性及肩肘的控制。④患者面对墙站立，治疗师帮助患者肩前屈，在90°下维持其手压在墙上，治疗师帮助患者将臂放置于该位置。通过其臂施以水平压力，防止其手从墙上滑落。开始时，治疗师要让其肘关节伸展（图5.3.12a）。在这个姿势下，患者练习肘关节的屈曲与伸展可改善对肘关节的控制（图5.3.12b）。同时，当患者重新获得对肩关节和肘关节的部分控制后，嘱其练习转动躯干（图5.3.12c）。此训练方法可以增加肩关节的稳定性及预防指长屈肌群、肩关节屈肌群和内旋肌群的挛缩。⑤肩关节PNF：上肢恢复期上肢PNF协调性训练为屈曲-内收-外旋+屈肘与伸展-

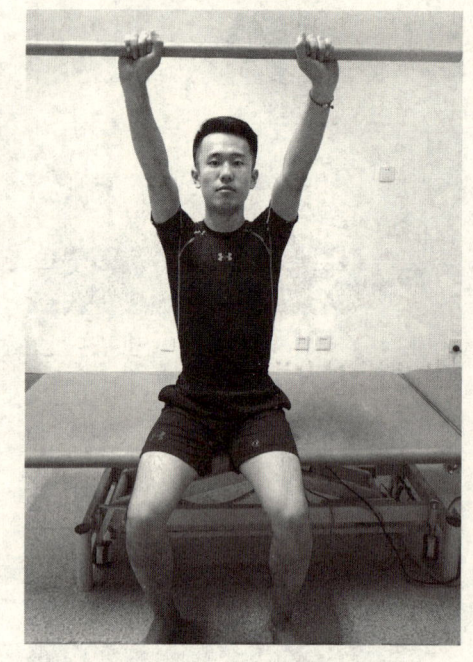

图5.3.10 举体操棒

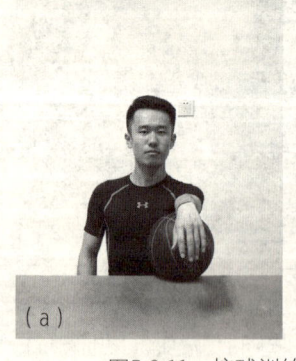 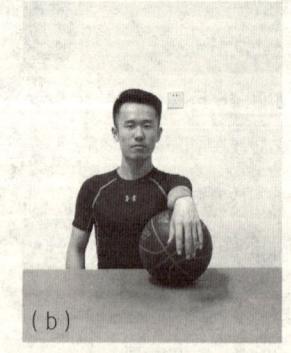 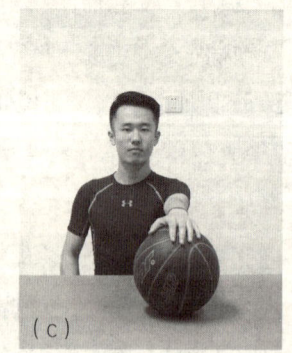

(a) (b) (c)

图5.3.11 控球训练。（a）上臂控球；（b）前臂控球；（c）手控球

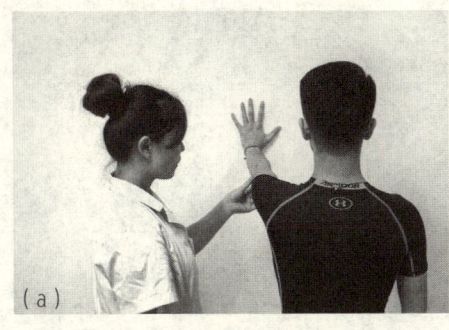
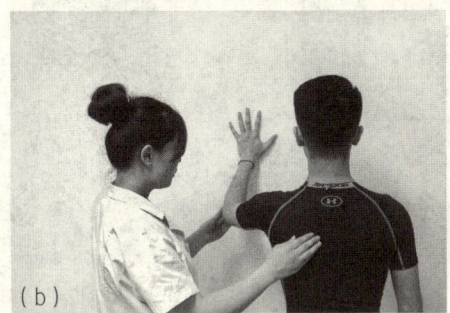
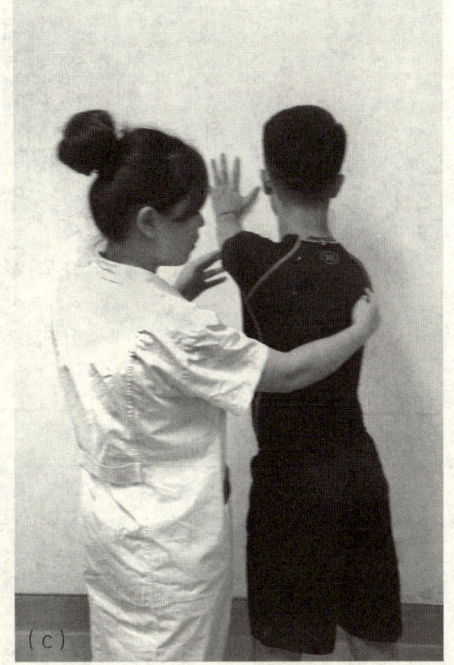

图5.3.12 （a）肘伸直撑墙；（b）肘屈伸撑墙；（c）躯干旋转撑墙

外展-内旋+伸肘的动态反转：患者取仰卧位，治疗师站于患者患侧，将患侧上肢置于外展-内旋位；治疗师一手握住患者手掌使腕关节充分背伸，一手轻握于患者肘关节处，嘱患者先腕关节掌屈后，将患侧上肢向内收-外旋方向屈曲，口令："握住我的手""拉向你对侧耳朵，并屈曲你的肘关节""用力抓紧我的手，拉上去"。终末位置时患者的鹰嘴部位应处于其身体的正中线上，肩关节处于屈曲-内收-外旋位，肘关节屈曲（图5.3.13a、b）。当完成上述动作后，患者的上肢停留在此位置，治疗师一手握住患者手背使腕关节充分掌屈，一手轻握患者肘关节，嘱患者先腕关节背伸，将患侧上肢向外展-内旋方向伸展，口令："打开你的手，手臂朝我向下推并伸直你的肘关节"。提示：模式中可用到的技术包括起始范围的反复牵拉、全范围的反复牵拉。过程中应始终施加与患者运动方向相反的适当阻力。

屈曲-外展-外旋+屈肘与伸展-内收-内旋+伸肘的动态反转：患者取仰卧位，治疗师站于患者患侧，将患侧上肢置于内收-内旋位，治疗师一手握住

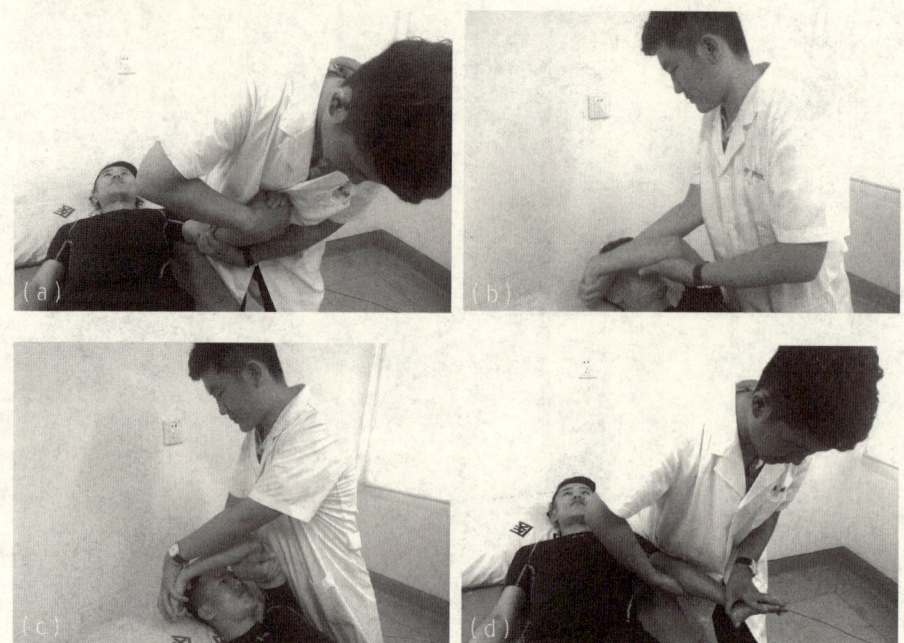

图5.3.13 上肢伸展-外展-内旋+伸肘。(a)(b)为屈曲-内收-外旋+屈肘；
(c)(d)为伸展-外展-内旋+伸肘

患者手掌使腕关节充分掌屈，一手轻握于患者肘关节处，嘱患者先腕关节背屈后，将患侧上肢向外展-外旋方向屈曲，口令："打开你的手""举起你的手，并屈曲你的肘关节""用力抬起来"。终末位置时患者的前臂与头部接触，肩关节处于屈曲-外展-外旋位，肘关节屈曲（图5.3.14a、b）。当完成上述动作后，患者的上肢停留在此位置，治疗师一手握住患者手掌使腕关节充分背屈，一手轻握患者肘关节，嘱患者先使腕关节掌屈，将患侧上肢向内收-内旋方向伸展，口令："抓紧我的手，向下拉并伸直你的肘关节"（图5.3.14c、d）。提示：模式中可用到的技术包括起始范围的反复牵拉、全范围的反复牵拉。过程中应始终施加与患者运动方向相反的适当阻力。上肢双侧对称交替模式训练：PNF上肢双侧对称模式主要是包括一侧上肢屈曲-外展-外旋，同时对侧上肢伸展-内收-内旋，来回交替进行，过程中治疗师施加适当的阻力。上肢双侧不对称交替模式训练：PNF上肢双侧不对称模式主要包括一侧上肢屈曲-内收-外旋，同时对侧上肢伸展-内收-内旋，来回交替进行，过程中治疗师施加适当的阻力。

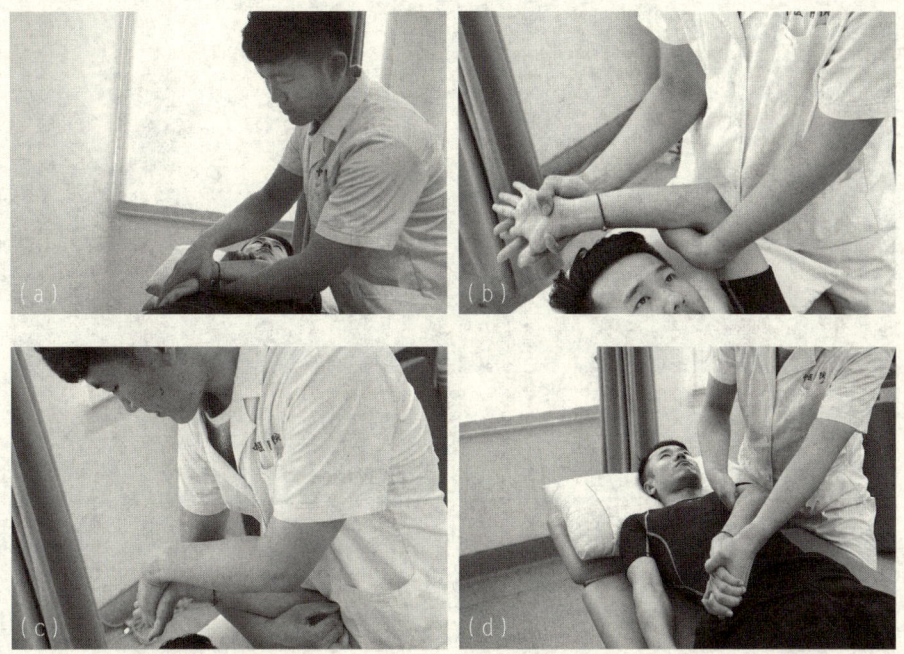

图5.3.14 上肢伸展-内收-内旋+伸肘。(a)(b)为屈曲-外展-外旋+屈肘；(c)(d)为伸展-内收-内旋+伸肘

3. 课下作业　推磨砂板训练。具体方法见上肢图5.3.3。15～20分钟/次，2次/天。

(二) 上肢远端协调性差

1. 原因及分析　协调运动的产生需要有功能完整的深感觉、前庭、小脑和锥体外系的参与，其中小脑对协调运动起着重要的作用，每当大脑皮层发出随意运动的命令时，小脑便产生了制动作用。卒中患者后期主动肌与拮抗肌协调性差，主要表现为分离运动不充分。

2. 康复策略

（1）促进上肢分离运动：任务导向训练针对患者的缺失成分和异常表现，以实际生活所需的功能为目标，以任务为导向引导患者主动参与有控制的运动训练，从而让患者在具体的任务实践中提高运动功能。

患者取坐位，治疗师辅助患侧上肢上举90°，向前上方、侧方触碰物体。患者取坐位，治疗师辅助患侧上肢，要求患者用患手摸对侧肩、口、前额（图5.3.15）。患者取坐位，将患手放置于正前方桌子上的盒子上，盒子高度可根据患者情况选择（图5.3.16）。

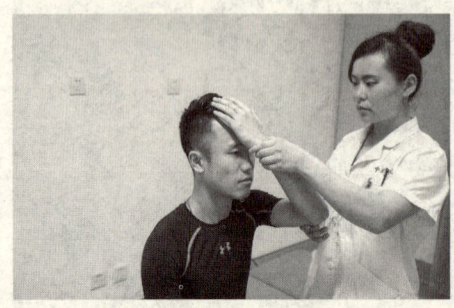
图5.3.15　肩肘分离摸前额

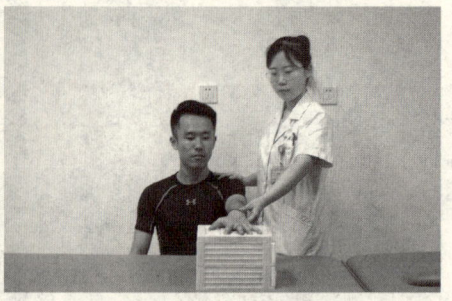
图5.3.16　肩肘分离摸盒子

（2）上肢平衡与协调训练：① 患者取坐位，治疗师站于患者的对面，拿一球与患者进行抛接球训练，可增加上肢的协调与稳定性（图5.3.17）。② 患者取坐位，要求患者双上肢交替搭肩上举，双手交替指鼻回到指定的位置（图5.3.18、图5.3.19）。③ 患者取坐位，患手拿毛线，在镶有钉子的木板上来回绕，可双上肢交替进行，可增加患者上肢的耐力及协调与平衡能力，注意躯干不可以左右晃动。

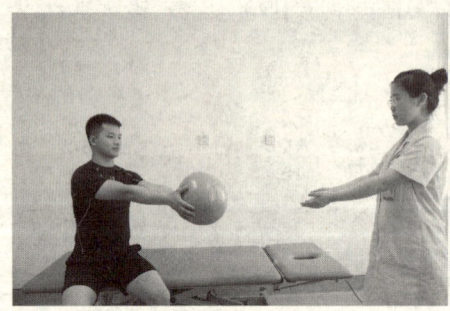
图5.3.17　抛接球

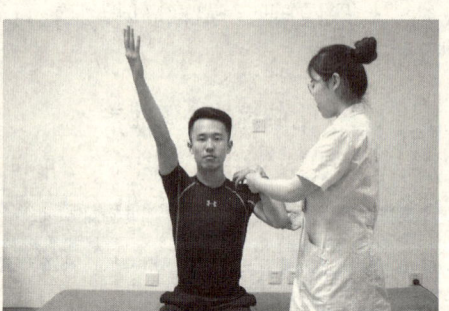
图5.3.18　交替搭肩

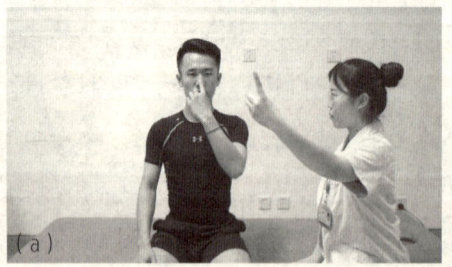

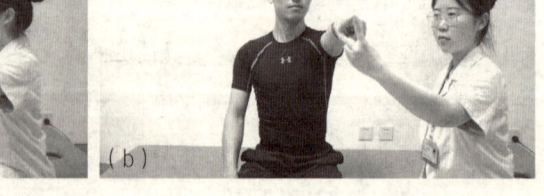

图5.3.19　上肢指鼻

（3）手部精细运动不充分：①腕关节背伸。伸腕是抓握、操作和放开物体的关键性动作，训练时我们让患者坐于物理治疗桌前，上肢放于桌上，前臂中立位，通过伸腕沿着桌面滑动水杯等物体达到训练目的。训练时应给患者一个明确的目标，让患者知道要移动多远（图5.3.20）。②腕关节尺偏、桡偏。通过练习腕

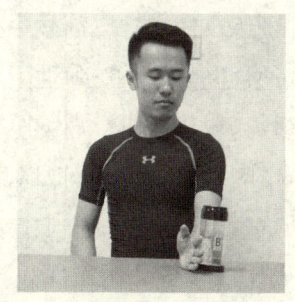

图5.3.20　伸腕

关节桡侧偏移以引发腕伸肌的活动通常是较为有效的。患者取坐位，手臂放在桌上，前臂处于中立位，拇指和其余四指环握杯子，试着将杯子抬起。可以给患者口令，如："将杯子抬起来""让它慢慢放低"。如果患者有一定伸肌活动，则前臂处于中立位，患者练习抬起物体、伸腕、再放下、屈腕、再放下。可以给患者指令："移动杯子到桌上这个点"（图5.3.21）。③单指训练。该练习可以让患者用手指依次敲打桌面或者每一

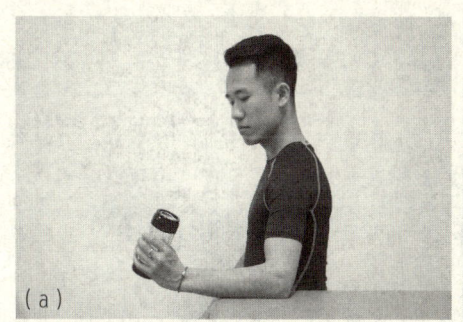
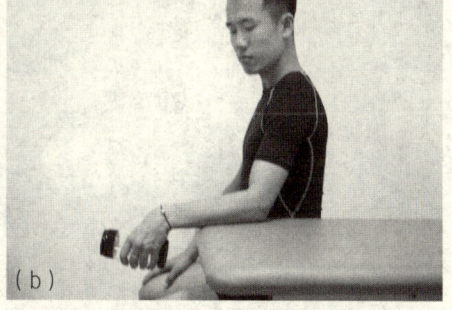

图5.3.21　腕关节尺偏、桡偏

个指尖按顺序尽可能快地与拇指对指（可以要求患者在规定的时间内完成一定的数量，随着能力提高逐渐增加），患者能力提高后，可练习使用电话键盘或者敲击计算机键盘，增加任务与难度训练（图5.3.22）。④手指力量

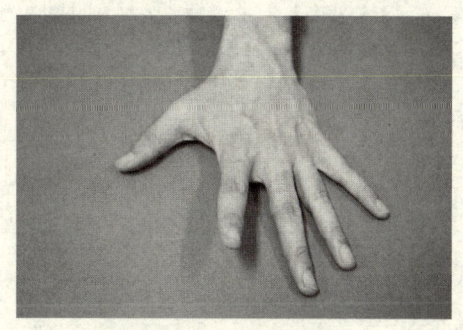

图5.3.22　单指训练

训练。使用橡皮筋或手指分指弹力带进行手指分指力量练习。握力练习可通过握力计、有弹性阻力的握力装置或可塑性的油泥橡皮泥进行。手持重物练习伸腕肌、屈腕肌。在够物、提物和操作活动中逐渐增加物体的重量（图5.3.23）。⑤ 拇指侧捏训练。可以让患者通过捏橡皮泥的作业活动完成训练，不仅达到训练目的，同时增加训练的趣味性，增强患者的信心（图5.3.24）。⑥ 对指训练。患者前臂旋后，练习拇指和其他手指相碰，特别是第四、第五指，治疗师示范。可以用语言引导患者："用你的小指尖碰拇指，确保你的拇指和小指都在动"。注意确保腕掌关节活动而不只是掌指关节活动。可指导患者捏起大小不同的物体，如豆子等（图5.3.25）。⑦ 手指阶梯训练。患者取坐位或者站于手指阶梯前，分别用五指交替爬阶梯，以达到训练手指灵活性的目的（图5.3.26）。⑧ 手指滞空训练。手指的单独伸展运动，先进行食指独自屈伸练习，其后将食指末端为关键点在空间内做指向练习，食指滞空易激活三角肌。注意手指灵活运动训练要求患者

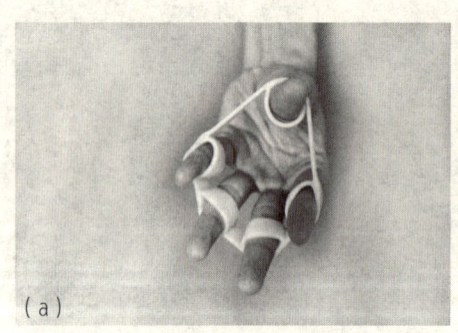
（a）

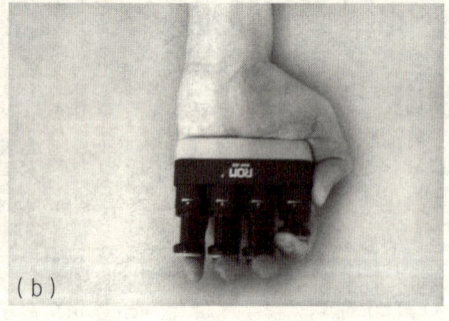
（b）

图5.3.23　手指力量

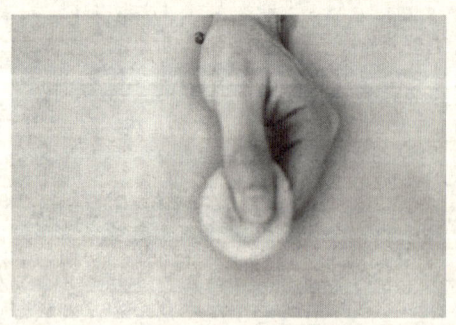

图5.3.24　拇指侧捏

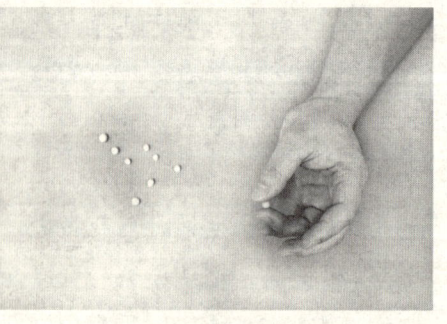

图5.3.25　对指

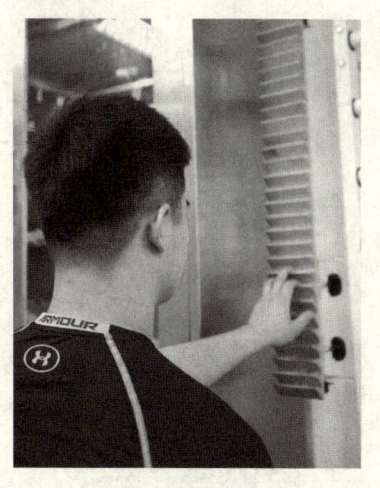
图5.3.26 手指阶梯

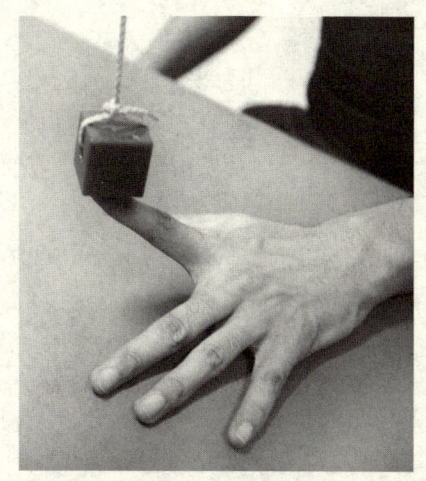
图5.3.27 手指滞空

持续注意力集中(图5.3.27)。⑨ 镜像疗法,有助于改善上肢功能,提高日常生活能力,缓解疼痛,并可在一定程度上改善触觉功能。该方法是指利用平面镜成像的原理,将健侧活动的画面复制到患侧,让患者想象患侧运动,通过视错觉、视觉反馈及虚拟现实,结合康复训练项目而成的治疗手段。方法主要为:将一面镜子放置在患者正前方,健侧上肢放在镜子前面,健侧上肢进行腕及手指的屈曲和伸展等运动,患者同时看着镜子,观察健侧上肢的镜像,偏瘫侧上肢同样做健侧上肢的动作。

(4)日常生活能力训练:① 更衣训练。穿上衣方法为:患者取坐位,健侧手找到衣领和内侧的商标,将衣领朝前平铺在双膝上,将患侧袖口垂直于双腿之间(图5.3.28)。患侧上肢先穿入衣袖,再用健手帮助衣袖近端达到肩部(图5.3.29)。用健侧上肢将另一侧衣袖拉到健侧斜上方,穿入健侧上肢(图5.3.30)。用健侧上肢整衣服,系扣(图5.3.31)。脱上衣方法为:先脱健侧,再脱患侧。脱套头衫时,用健侧手向后上方拉衣领后方,褪出头部,再褪出双

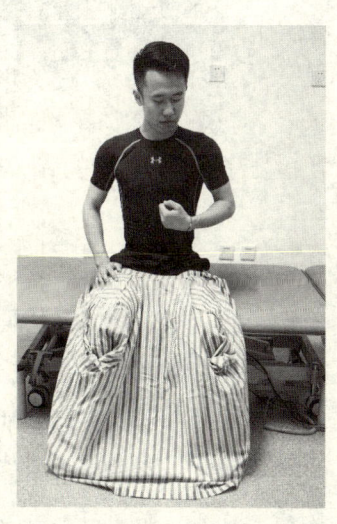
图5.3.28 穿上衣

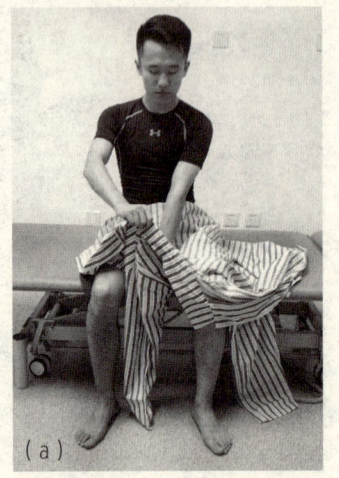
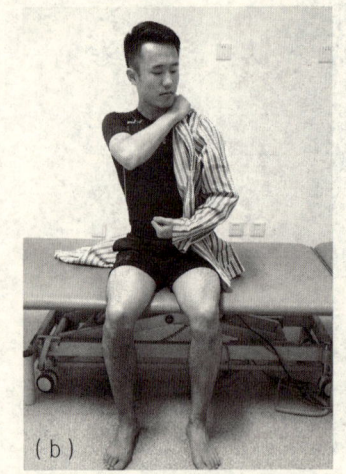

图5.3.29 穿上衣

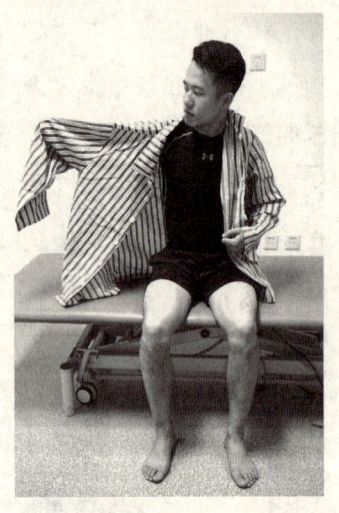

图5.3.30 穿上衣

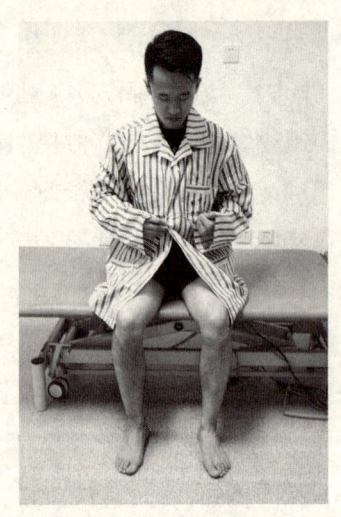

图5.3.31 穿上衣

肩、双手。穿裤子方法为：患者坐在床上，先穿患腿，再穿健腿，用健手将裤子向上拉，用健手整理（图5.3.32）。② 进食训练。一般患者多无困难，如为利手瘫痪，则根据患者的具体情况进行利手交换训练或使用自助具。常用的自助具有万能袖袋、碟挡、带吸盘的碗和特制的筷子等。自助具的使用见痉挛期。③ 梳洗训练。刷牙、洗脸、洗澡都存在单手操作的困难。在卫生间洗手盆前安装固定牙刷的架子，刷牙时将牙刷固定，用健手挤牙膏。这种方法也可以解决刷洗假牙的困难。安装一个带吸盘的毛刷,用健手打香皂刷手。拧干毛巾时,可将毛巾绕在水龙头上固定,然后用健手持干。洗澡时可以利用长柄海绵刷子洗背部。④ 在患者上肢功能及手指精细功能恢复较好的情况下,可以指导患者进行更高难度的作业活动,以进一步增强患者的上肢协调与控制能力。比如书写、画图、下棋、织毛衣、进行家务活动、搭乘交通工具等。

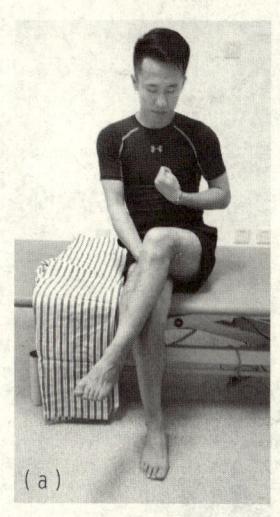
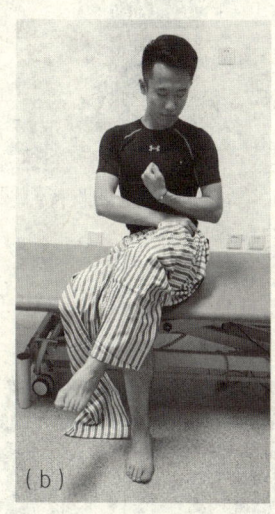
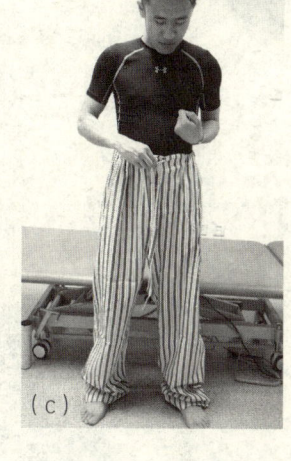

图5.3.32 穿裤子

3. 课下作业

(1)双臂交替爬墙:患者取站位,两肘关节伸直,双手掌紧贴于墙上并交替向上爬行移动,尽量爬到最高,保持10秒,20个/组,5组/次,3次/天(图5.3.33)。

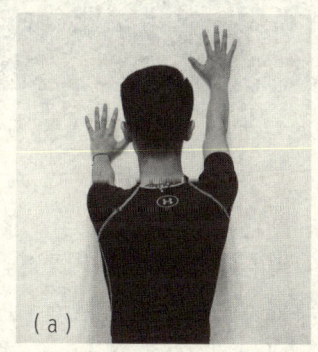
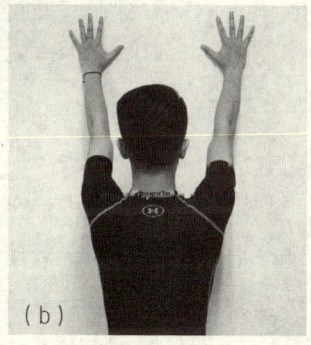

图5.3.33 爬墙

（2）腕背伸：让患者手握体操棒，掌心向下，腕关节背伸。20个/组，2组/次，2次/天（依患者能力酌情增减训练量，见图5.3.34）。

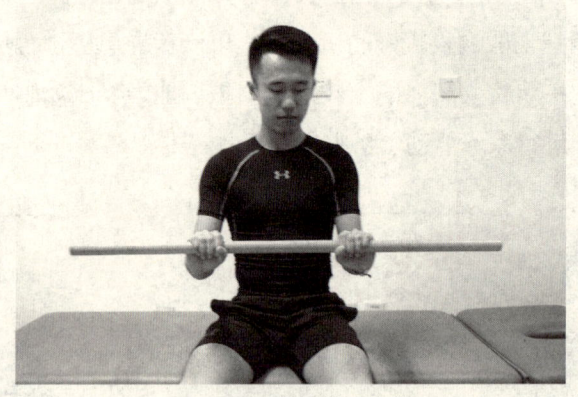

图5.3.34　体操棒腕背伸

（3）捡豆子、捡棋子：15～20分钟/天（图5.3.35）。

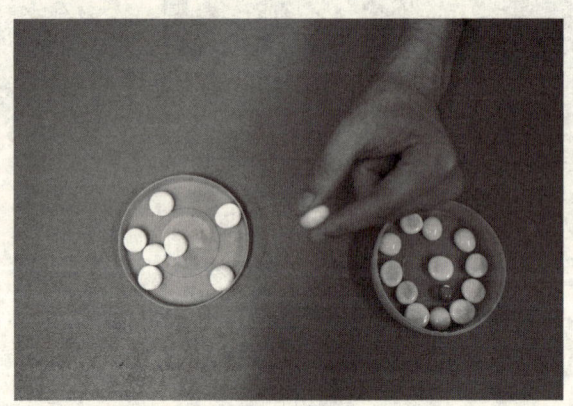

图5.3.35　捡棋子

（三）感觉障碍

很多偏瘫患者在运动障碍的同时伴有感觉障碍。感觉功能和运动功能关系密切，感觉丧失、迟钝、过敏等会严重影响运动功能，因此，感觉训练和运动训练不能截然分开，必须建立感觉-运动训练一体化的概念。具体内容见软瘫期感觉训练。

二、下肢部分

进入恢复期，患者的痉挛逐渐减轻，偏瘫肢体出现分离运动，即关节的独立运动及运动的协调性向正常接近。此期的治疗目的在于改善步态的质量，最后进行各种有意义的日常生活动作训练，再逐渐向正常运动过渡。改善步态训练的患者必须具备以下条件：髋关节有良好的控制能力，膝关节有较好的选择性运动，并具有踝关节的背屈和趾屈；有一定的立位平衡能力和协调能力；患侧肢体处于负重时，踝关节能保持中立位等。本节将围绕改善脑卒中恢复期患者的步态问题，从如下几方面展开论述。

（一）骨盆不稳

1. 原因及分析　　骨盆具有承上启下的作用，是连接躯干与下肢的枢纽，能在行走时控制好躯干与下肢之间的协调。偏瘫患腿站立时，往往骨盆过度水平侧移或骨盆过度向健侧下方倾斜。原因多为同侧髋外展肌群无力、伸髋不足。

2. 康复策略

（1）悬吊治疗：患者取俯卧位，腰部中立位放置，患侧下肢和胸部均用非弹性绳带支撑，腹部髂前上棘处给予弹性绳带。嘱患者抬高健侧下肢，与患侧下肢保持平行，通过负重腿向下压吊带使身体保持在伸直的姿势。

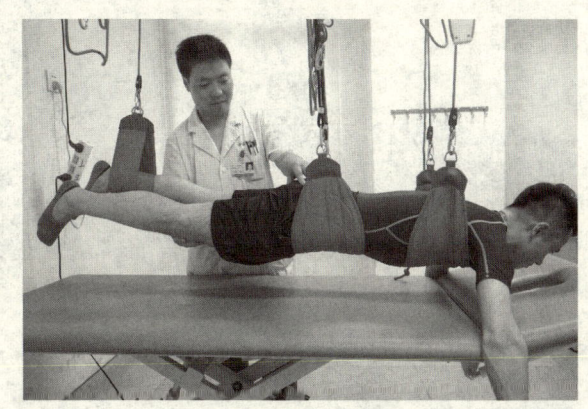

图5.3.36　悬吊治疗

注意，患者双上臂应垂直于床面，则骨盆能保持在水平面上，脊柱保持在正常的生理曲度范围内且身体不发生侧屈（图5.3.36）。

（2）PNF治疗：① 骨盆前方上提，患者取健侧卧位，髋关节屈曲45°，膝关节屈曲90°，治疗师站于患者身体后方，双手叠放于患者髂前上棘处,将骨盆向后、向下牵伸,嘱患者将骨盆拉向前上方,口令:"将你的骨盆拉向前上方""用力拉",过程中全程施加适当阻力。注意患者做动作时躯干应与地面垂直,不发生躯干的旋转,治疗师手的抓握方式为蚓状抓握(图5.3.37)。②骨盆后方下掣,患者取健侧卧位,髋关节屈曲45°,膝关节屈曲90°,治疗师双手叠放于患者坐骨结节部位,将骨盆向前上方推,嘱患者骨盆向后、向下运动,口令:"顶住我的手,坐下来",过程中全程施加适当阻力(图5.3.38)。③骨盆前方下掣,患者取健侧卧位,髋关节屈曲45°,膝关节屈曲90°,治疗师一手放于患者髂前上棘部位,另一手抓握患者膝关节部位,双手一齐将骨盆向后上方推,嘱患者骨盆向前下方运动,口令:"拉动我的手,向前向下拉""用力",过程中全程施加适当阻力(图5.3.39)。④骨盆后方上提,患者取健侧卧位,髋关节前屈45°,膝关节屈曲90°。治疗师双手叠放于患者髂嵴后方部位,将患者骨盆向前下方推,嘱患者骨盆向后上方运动,口令:"用你的骨盆向后推我的手",过程中全程施加适当阻力(图5.3.40)。

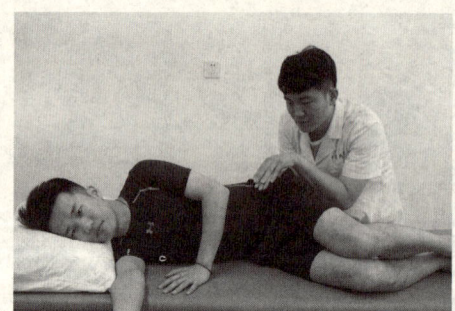

图5.3.37 PNF治疗:骨盆前方上提

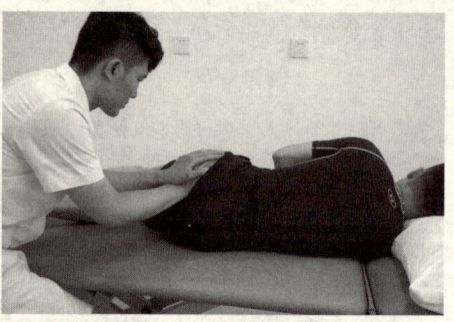

图5.3.38 PNF治疗:骨盆后方下掣

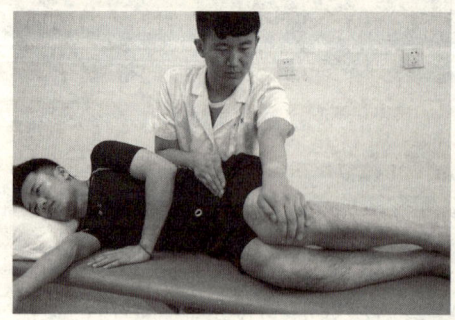

图5.3.39 PNF治疗:骨盆前方下掣

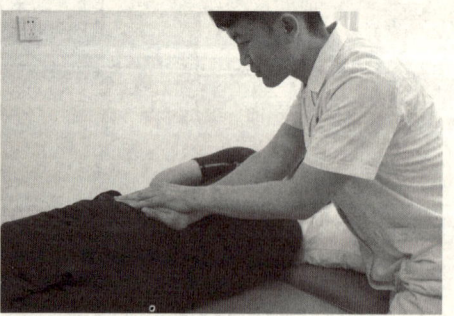

图5.3.40 PNF治疗:骨盆后方上提

（3）四点跪位训练：患者取四点跪位，膝盖与臀部同宽，治疗师辅助患者患侧下肢后伸，尽可能达到最高位置，停留2秒，然后返回原来位置，重复动作，过程中其他三点负重支撑。注意动作过程中尽量保持头部到臀部的躯干接近平行于地面，呈一条直线，保持稳定，腹部紧张，不要弓腰（图5.3.41）。

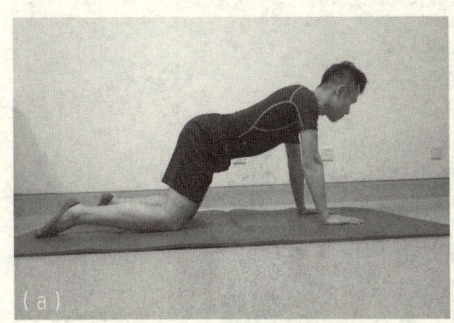
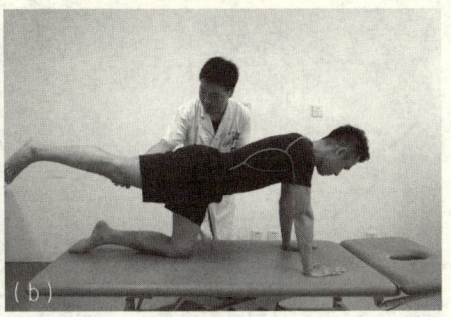

图5.3.41　四点跪位训练

（4）巴士球训练：患者取半仰卧位，背靠在巴士球上，屈髋屈膝，治疗师引导患者做双桥动作，在臀部抬起一定高度时，双侧下肢髋外展外旋。嘱患者训练过程中注意保持姿势稳定（图5.3.42）。

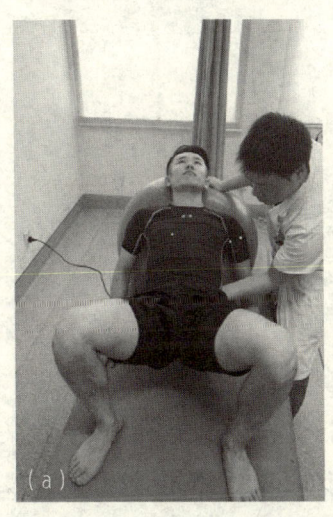
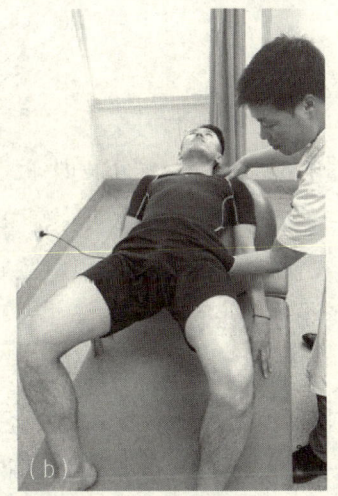

图5.3.42　巴士球训练

（5）绳带疗法：患者取坐位，屈髋屈膝90°，小腿外旋，足尖向外侧。绳带取中间位，将患侧最上面一格套入患侧肩，将患侧绳带的倒数第三格从患侧下肢外侧足跟处套入。将倒数第二段从足尖套入，将最后一格从足跟处向前套入，将最后一格内的小格从足尖套入。同样方法用于健侧。注意对于伴随足下垂患者，小格调整至足趾关节处，无足下垂者，小格放于足心，靠近足跟，足背上的绳带压于距骨上，最后适当调整，使整条绳带松紧均匀地伏贴于身体（图5.3.43）。

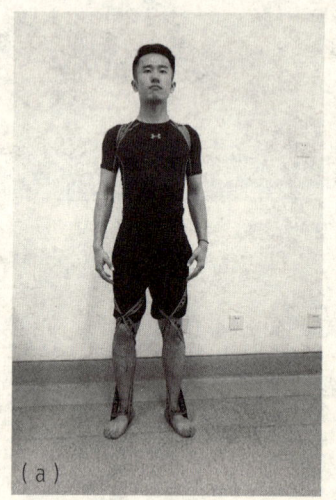
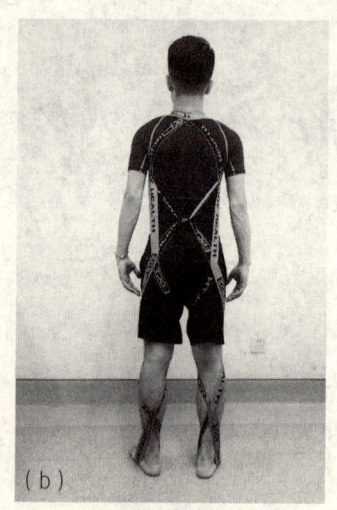

图5.3.43　绳带疗法

3. 课下作业

（1）健侧卧位患侧外展训练：20分钟/次，2次/天，10次/周。

（2）臀桥训练：10分钟/次，2次/天，10次/周。

（3）站立位抗阻外展训练：20分钟/次，3次/天，15次/周。

（二）划圈步态

1. 原因及分析　　患者步行时，瘫痪侧下肢向前迈步，只能代偿性地骨盆上提，髋关节外展和外旋，经外侧划一个半弧向前迈出，故又称"划圈步态"。常见原因包括：摆动相患者骨盆代偿性上抬后旋，髋关节外展、外旋，髋关节屈曲角度不充分、膝关节僵直在摆动相活动范围减少及足下垂内翻。

2. 康复策略

（1）跪起训练：患者双膝跪位，身体的肩、髋、膝保持在一条直线上，治疗师辅助患者从跪坐位向跪立位进行体位转换，过程中辅助患者训练伸髋和收腹，注意患者训练过程中保持身体不发生倾斜，伸髋时腰部没有代偿（图5.3.44）。

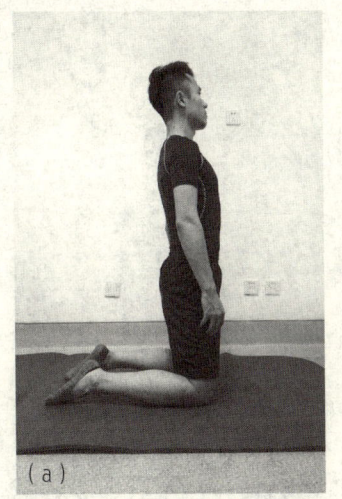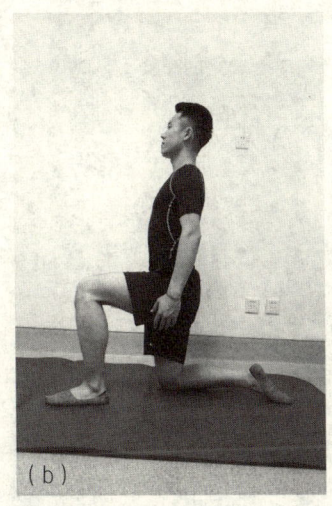

图5.3.44　跪起训练

（2）悬吊训练：患者取患侧卧位，非弹性绳置于上方大腿远端或膝关节处，宽带使用弹性绳带置于腰部，嘱患者抬高腰部，下方腿略抬高，注意骨盆抬高时身体保持伸直姿势，身体与床面成一条直线，躯干不发生侧屈、旋转（图5.3.45）。

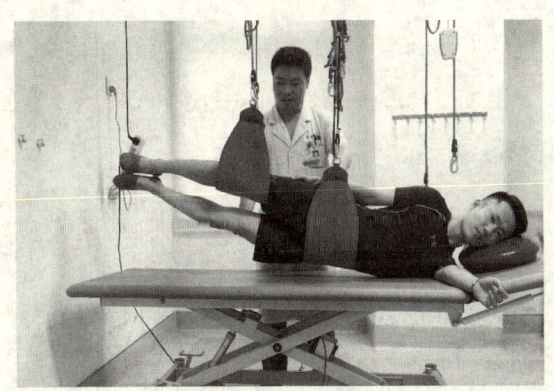

图5.3.45　悬吊训练

（3）绳带治疗：患者取坐位，屈髋屈膝90°，小腿外旋，足尖向外侧。取有一定弹力和宽度的下肢绳带，把一端最后一小格套在患者前脚趾关节内外侧，另一头从脚趾关节外侧向内经过小腿三头肌向膝关节后上绕行一圈，然后在膝前方腓骨小头处从圈内穿出，向外侧沿大腿有一定间隔斜向绕行2圈，最后从大腿内侧穿出。从大腿内侧穿出的绳带经过同侧的臀大肌向对侧髂前上棘绕行，然后再从对侧的髂前上棘向同侧的髂前上棘来回绕行，最后用挂钩固定（图5.3.46）。

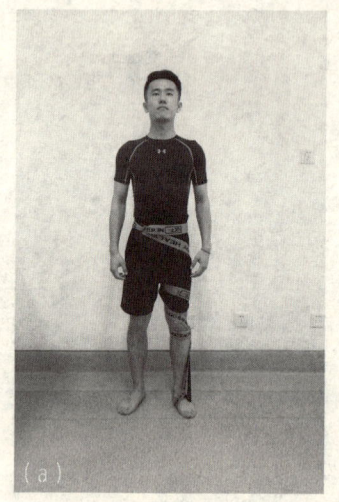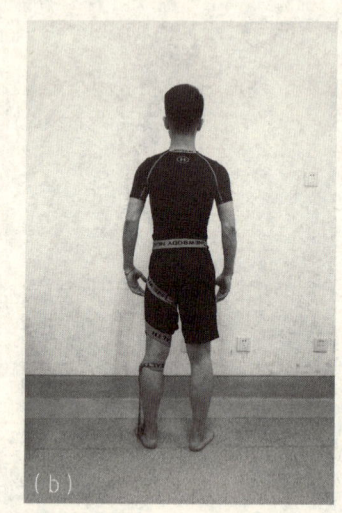

图5.3.46　绳带治疗

（4）仰卧位双桥训练：患者取仰卧位，屈髋屈膝，两脚与肩同宽，两腿膝关节处放一个软球，缓慢抬起臀部，在抬高的同时嘱患者收腹，注意保持躯干和下肢不发生偏转。

（5）髋关节内收、内旋促通治疗：患者取仰卧位，屈髋屈膝，治疗师先从大腿近端向大腿远端依次促通，再从大腿的外侧向内侧促通，然后治疗师一手患者扶持大腿外侧，一手扶持膝关节，嘱患者跟随引导，主动内收内旋髋关节。注意在促通时手法力度要达深层肌肉，增加感觉输入，建立正确的身体图示（图5.3.47）。

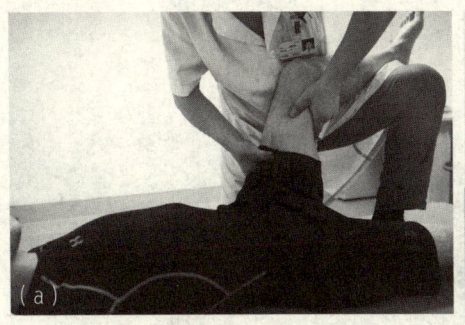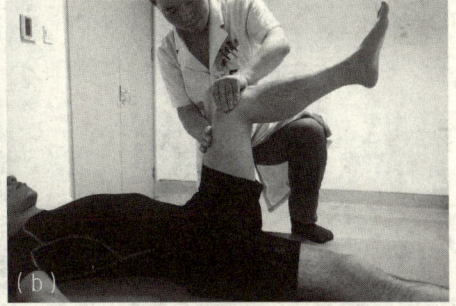

图5.3.47 髋关节内收、内旋促通。（a）由近端向远端促通；（b）引导运动

3. 课下作业

（1）屈髋训练：10分钟/次，2次/天，10次/周。

（2）膝屈曲跪位下步行训练：10分钟/次，2次/天，10次/周。

（3）绳带绑法纠正训练：20分钟/次，2次/天，10次/周。

（三）膝过伸

1. 原因及分析　　站立时如果膝关节到了过伸的位置，从侧面看大腿与小腿形成一个向后的弧形，所以也有人把膝过伸称为膝反弓。常见原因包括：小腿三头肌张力高，导致踝关节背曲受限；股四头肌张力高或挛缩，牵张膝关节过度伸展；股四头肌无力，此时患者靠膝反张维持膝关节伸展而保持直立位；腘绳肌及小腿三头肌无力，同样靠膝反张维持直立位等。

2. 康复策略

（1）闭链-开链训练：① 靠墙下蹲训练。患者背依靠墙面，双下肢自然下垂，双足分开与肩同宽，双下肢屈髋屈膝90°，治疗师抵住患者双膝双足加以保护（图5.3.48）。② 仰卧空蹬自行车，患者取仰卧位，屈髋屈膝，小腿离开床面腾空，治疗师辅助患者模仿在空中蹬自行车的动作。注意训练过程中不要出现髋关节外展、外旋及躯干的旋转（图5.3.49）。

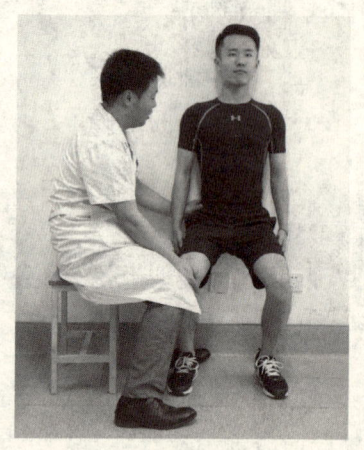
图5.3.48 靠墙下蹲训练

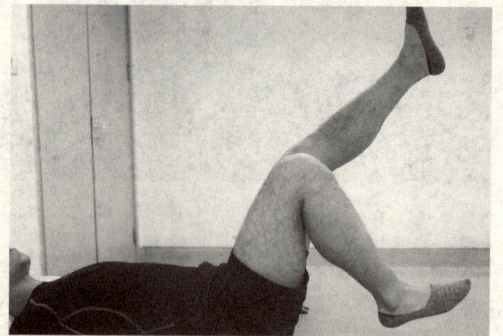
图5.3.49 仰卧空蹬自行车

(2)股四头肌训练:① 股四头肌离心向心收缩训练。患者取直立位,健侧下肢伸向前方,嘱患侧膝关节在 0°~15° 做股四头肌离心向心收缩训练及膝关节控制训练。② Bobath促通训练,患者取站立位,靠墙,在患者的患侧下肢膝关节后面放一个普拉提球,治疗师跪坐于患者前面,双手掌根部放在股四头肌上面,从近端向远端一次促通,增加感觉输入,然后让患者在慢慢控制下伸膝和屈膝。注意根据患者的体力增加适当的运动次数。

(3)屈膝肌训练:① 俯卧位渐进屈膝训练。患者取俯卧位,用网架绳索装置,一侧固定患者的患侧下肢踝部,另一侧加阻力。嘱患者在抗阻力的情况下练习屈膝训练,训练要遵循循序渐进的原则,从轻阻力开始,慢慢地增加阻力;从小角度开始,慢慢地加大度数。注意躯干不发生倾斜,没有腰部和臀部代偿(图5.3.50)。② 坐位屈膝滚球训练。患者端坐于治疗床上,床缘在大腿的中间位置。在患侧下肢足部放一个球,把患足放到足球上,让患者在控制下练习前、后、左、右四个方向,屈膝滚动球。注意躯干保持中立位,不要发生倾斜;滚动球速度要慢、稳(图5.3.51)。

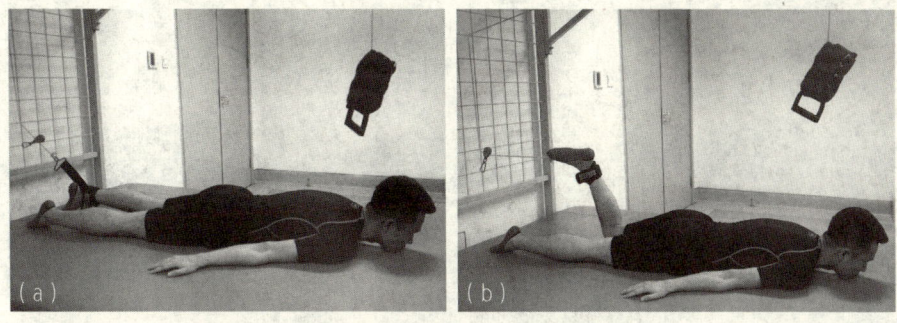

图5.3.50　俯卧位渐进屈膝训练

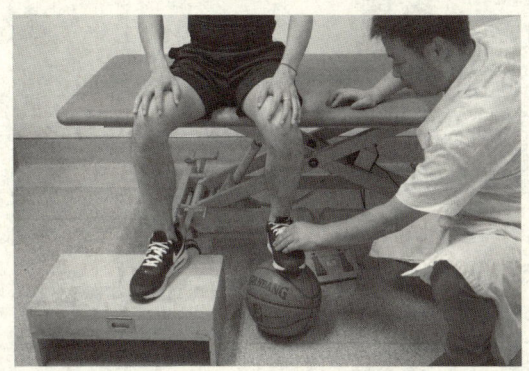

图5.3.51　坐位屈膝滚球训练

（4）PNF技术膝过伸的下肢训练：患者取仰卧位，治疗师一手握住患者的踝关节，一手放于患者的腘窝上方固定患者大腿。嘱患者屈膝，运用等张组合技术，先进行膝关节屈曲的向心运动。治疗师施加阻力，到关节终末时，再进行离心运动，嘱患者继续保持屈膝的力量方向，口令："继续保持屈膝，让我慢慢拉动你"。治疗师用力将患者膝关节拉直，自此腘绳肌先完成了向心运动，后完成了离心运动，这个过程称为等张组合。注意身体不要倾斜，根据患者的情况控制训练量，不要过度疲劳，防止摔倒（图5.3.52）。

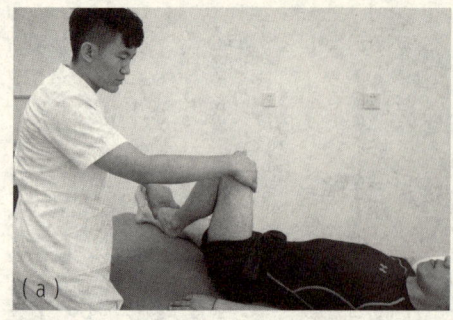 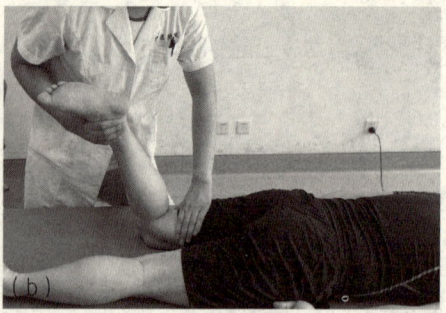

图5.3.52　PNF技术膝过伸训练

3. 课下作业

（1）股四头肌肌力训练：10分钟/次，2次/天，10次/周。

（2）屈膝训练：15分钟/次，2次/天，10次/周。

（四）足下垂、内翻

1. 原因及分析　脑卒中患者由于中枢神经受损，影响大脑对踝关节周围肌肉组织和韧带组织的正常支配活动，出现足下垂和（或）内翻。摆动相踝关节背屈不足，常与足内翻同时存在，可导致廓清障碍。原因包括内翻肌痉挛或外翻肌力不足、趾屈肌群张力增高、足背屈肌力不足。

2. 康复策略

（1）外翻肌肌力训练及内翻肌牵拉训练：① 外翻肌肌力训练。患者取坐位，将治疗床升高，治疗师坐于患者正前方，患者的患足放于治疗师大腿，治疗师一手握住其小腿远端，另一手握住患足的外侧缘，嘱患者踝关节外翻，过程中治疗师施加适当的阻力。② 内翻肌牵拉训练。患者取仰卧位，将治疗床升高，治疗师坐于患者正前方，患者的患足放于治疗师大腿，治疗师一手握住患侧踝关节，另一手握住足的内侧缘，牵拉踝关节使其充分外翻，保持10秒，然后放松。根据患者的情况施加适当的牵拉力量。

（2）Rood技术诱发足的背屈：患者取仰卧位，屈髋屈膝，把足平放于治疗床上，治疗师一手固定患侧下肢，另一手用手指背面快速擦刷足的外侧缘，同时嘱患者用力背屈踝关节，每秒3~5次，操作5~10秒休息，再重复训练,刷擦过程要注意力度,不要擦破患者的皮肤(图5.3.53)。

(3)Bobath技术促通背伸:患者取仰卧位,治疗师从大腿向下促通,非意识感觉输入到大腿、小腿,再到足底、足面,促通每一个脚趾、肌腱、关节,包括骨间肌、足背侧肌、蚓状肌、趾短屈肌。促通手法渗透性强,促通5~10分钟然后一手扶持脚踝下部,一手控制足前外侧缘,

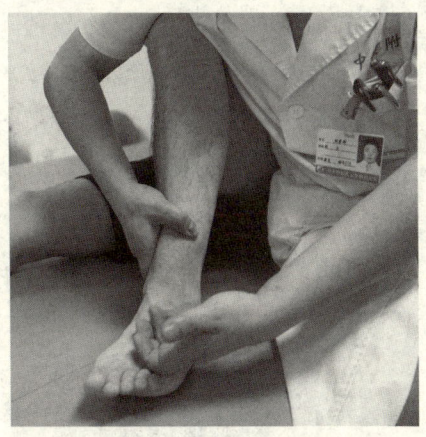

图5.3.53 Rood技术诱发足的背屈

让患者跟随治疗师主动背伸脚踝,促通脚踝的功能出现。过程中患者要注意力集中,跟随着治疗师的引导做出动作(图5.3.54)。

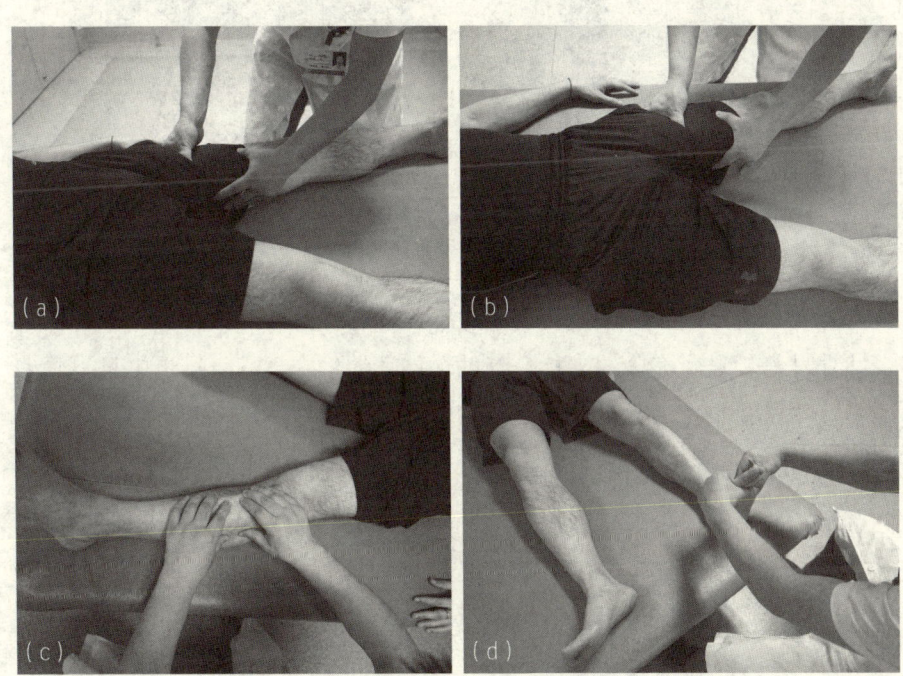

图5.3.54 Bobath技术促通背伸

（4）绳带纠正训练：患者取端坐位，小腿外旋，足尖朝向外侧，将绳带对折找到中点，把绳带中间位置的小格套于患者足部前方，然后将内侧束从外侧束的小格中穿过使两束交叉，内侧束经小腿外侧拉紧，从而有助于纠正足内翻，外侧束经小腿内侧向小腿后方绕行，在小腿三头肌处两束再次交叉，交叉后向膝前上方绕行，在膝上方交叉后，两束多次缠绕，然后用挂钩固定。根据患者的情况调整绳带的松紧（图5.3.55）。

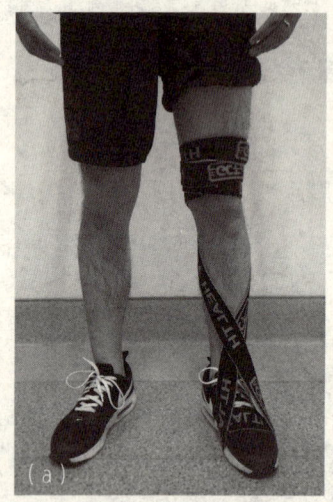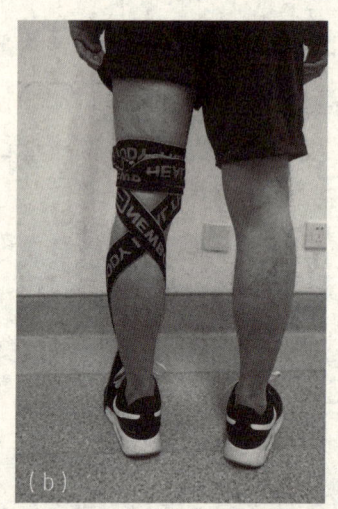

图5.3.55　绳带纠正训练

（5）踝足矫形器应用：在手法训练的基础上加用踝足矫形器，在患者站立时给予足底充分的支持，有助于站立的稳定，防止行走中足下垂内翻导致的异常步态，并可提高步行速度。持续穿戴还可抑制小腿三头肌痉挛，改善偏瘫患者下肢伸肌痉挛模式，避免踝关节痉挛的发生。

3. 课下作业

（1）外翻肌肌力训练：10分钟/次，2次/天，10次/周。

（2）内翻肌牵拉训练：10分钟/次，2次/天，10次/周。

（3）踝背屈诱发训练训练：10分钟/次，2次/天，10次/周。

（五）步幅异常

1. 原因及分析　　偏瘫肢体运动异常导致健侧腿的步幅下降。由于偏瘫肢体的骨盆、髋、膝、踝和趾不能有效运动，身体不能正常地向前移动，健侧肢体可能出现"跳跃"，而不是迈过偏瘫肢体，偏瘫侧腿也出现步幅下降。

2.康复策略

（1）踝背屈肌力训练：患者取坐位，将训练带套在患侧脚背上。患者保持膝关节伸直，嘱患者踝背屈，踝背屈时被动运动，然后主动踝背屈，最后抵抗踝背屈，阻力要适宜。

（2）步幅训练：患者站立，健侧脚在前，患侧脚在后，治疗师在地面上画一条直线，让患者沿直线行走。治疗师站于患者身后，行走时治疗师需提醒患者髋关节外旋，然后帮助其髋关节伸展，同时一手置于胸骨角，维持胸椎稳定（图5.3.56）。

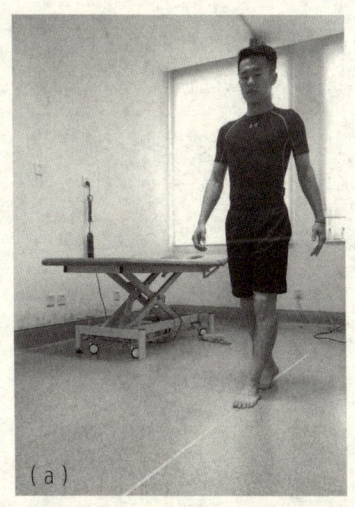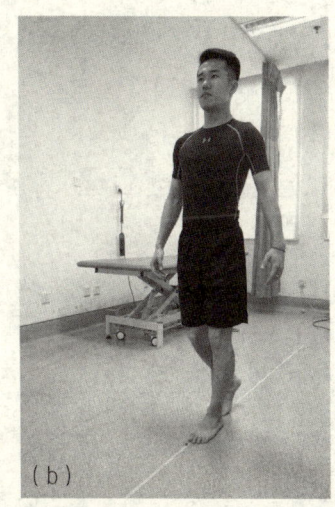

图5.3.56　步幅步态训练

（3）普拉提球训练：患者取仰卧位，在踝关节处放一普拉提球，嘱患者双腿并拢，踝部夹紧球，然后屈髋屈膝，在练习屈髋屈膝的同时嘱患者提肛，放下时嘱患者肛部放松。此训练有助于加强盆底肌的控制练习，收缩与放松肛部肌肉各维持5~10秒，训练时身体不要倾斜，足掌紧贴床面以避免足内翻或者外翻的出现（图5.3.57）。

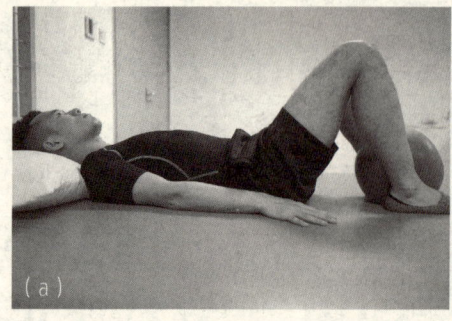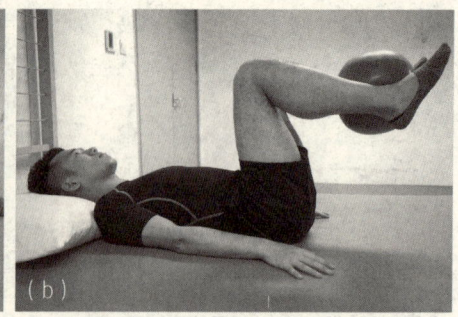

图5.3.57　普拉提球训练

（4）背屈踝足矫形器（AFO）的使用：AFO可以保证踝关节的稳定性，矫正足下垂，有利于摆动相时患肢廓清，促进足跟提前触地。站立相的稳定有助于降低步行能量消耗，符合患者理想运动频率，帮助偏瘫患者在省力高效地完成步行的同时纠正步幅的异常。

（5）膝关节控制训练：将患者健侧下肢置于前面台阶上，患侧膝关节做小范围屈伸交替练习，在屈曲15°左右时保持3～5秒，伸直保持5°左右屈曲状态，重心放于患侧下肢。过程中避免躯干前倾，防止膝关节过伸。

（6）骨盆的稳定性训练：方法同上。

3. 课下作业

（1）踝背屈训练：20分钟/次，2次/天，10次/周。

（2）屈髋肌训练：20分钟/次，2次/天，10次/周。

（3）大腿内收肌牵拉训练：10分钟/次，2次/天，10次/周。

三、躯干部分

进入恢复期，患者躯干痉挛逐渐减轻，肢体出现部分分离运动。此期的治疗目的在于改善步态和上肢及手的精细复杂功能，同时进行各种有意义的日常生活动作训练。在恢复期，躯干较好的选择性控制及稳定性是患者平衡及步行功能的重要前提，该时期躯干训练以提高躯干选择性控制活动功能及不同姿势下的躯干灵活、稳定性为主，常用的训练技术包括跪位躯干控制训练、巴士球辅助训练及悬吊训练等。恢复期躯干部分常见问题总结如下。

1. 原因及分析　　恢复期患者在进行训练时常会出现动作代偿及异常痉挛模式加重而导致分离运动不充分，其中一个重要原因是躯干和肢体的活动不能有选择性的活动及分离，当躯干肌活动时，肢体也会活动，当肢体活动时，躯干又不能控制其自身的稳定，常见表现为患者在恢复期因为躯干选择性控制及躯干稳定性不足而导致分离运动诱发及协调性训练不充分。

2. 康复策略

（1）坐位下躯干选择性控制训练：患者双手置于胸前，躯干伸直，治疗师一手放在患者手上，协助稳定患者伸展躯干，另一手协助伸展胸椎，患者保持躯干伸直做躯干前后运动，若患者能够完成，则治疗师不用辅助，并增大躯干前后活动范围（图5.3.58）。

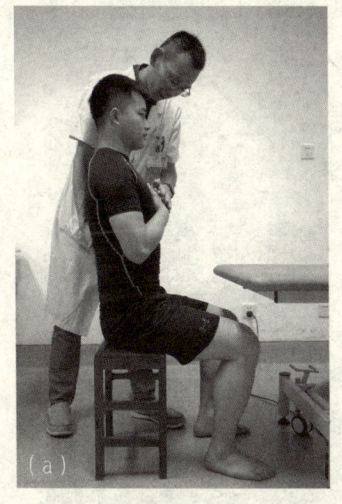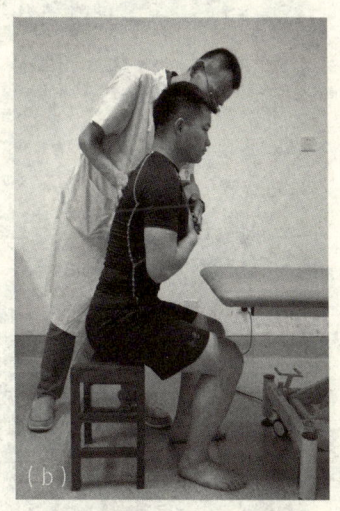

图5.3.58　坐位下躯干选择性控制训练。（a）起始位；（b）终末位

（2）上肢负重下躯干选择性控制训练：患者双手支撑在前方的凳子上（与膝同高），双上肢伸展，患侧治疗师可给予帮助，指导患者抬起臀部，将重心转移到双上肢上，此时患膝在治疗师帮助下保持轻度屈曲，让患者做脊柱屈曲和伸展交替动作，同时保持膝的位置不变（图5.3.59a、b）。

在腰部伸展的情况下，患者保持上述姿势，治疗师用自己的腿保持患侧手臂于伸展位，同时帮助患者稳定胸椎，治疗师用双手引导患者做骨盆侧向运动（图5.3.59c、d）。

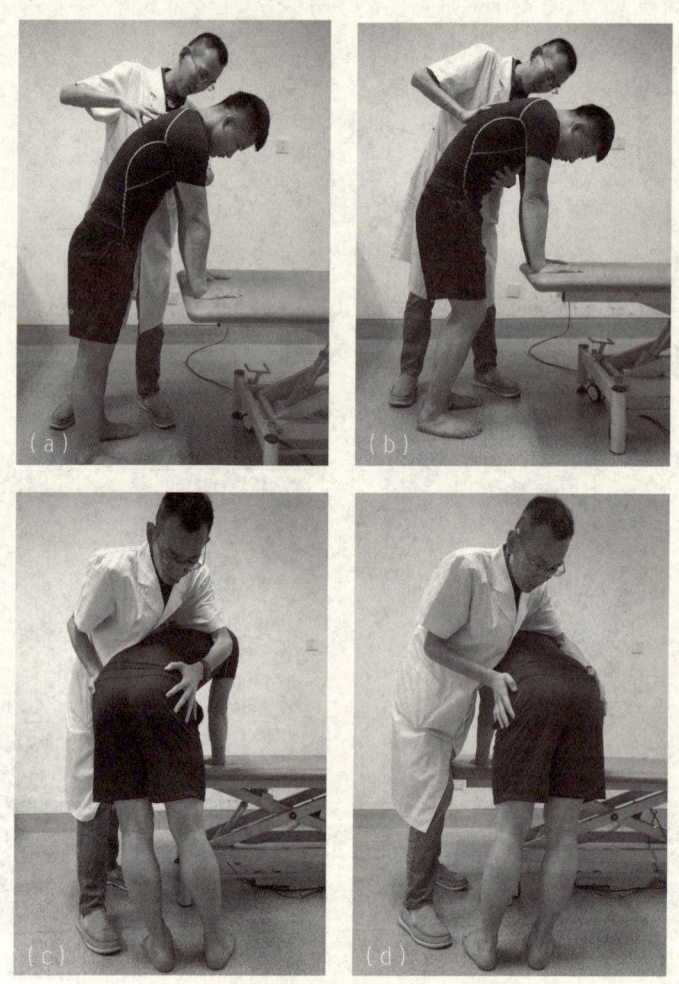

图5.3.59 上肢负重下躯干选择性控制训练。(a) 脊柱屈曲；(b) 脊柱伸展；(c) 骨盆左侧倾；(d) 骨盆右侧倾

（3）巴士球辅助训练：① 仰卧位训练。患者取仰卧位，双足支撑在球上，双膝伸直向下压球并抬起臀部，保持球不动，如果球有移动，治疗师引导患者躯干及下肢运动进行纠正，随着控制能力逐渐改善，可把球

逐渐向远离膝部的位置放置（图5.3.60）。若患者能够较轻松地保持稳定，则保持与上述相同的姿势，抬高健侧上肢做各个方向的活动，嘱患者在活动健侧上肢的同时保持身体不动（图5.3.61）。②坐位训练。患者两腿均匀分开，臀部坐于球的中心，躯干保持水平直立，双膝位于双踝正上方，在治疗师保护下静止保持稳定坐在球上，治疗师一手支撑患者胸部，另一手辅助患者做腰椎屈曲伸展动作，并调整其姿势，患者掌握该动作后逐步过渡到在治疗师保护下主动训练（图5.3.62）。

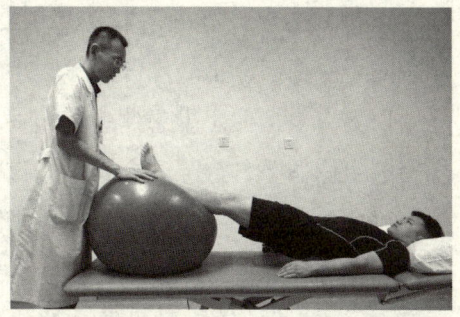

图5.3.60　仰卧位巴士球辅助训练

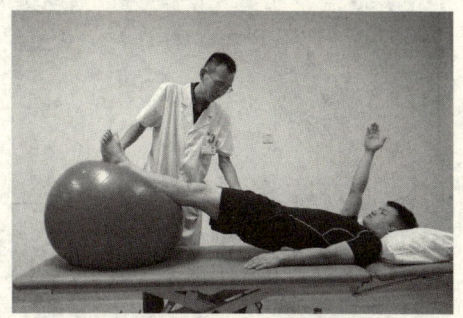

图5.3.61　仰卧位巴士球辅助训练抬上肢

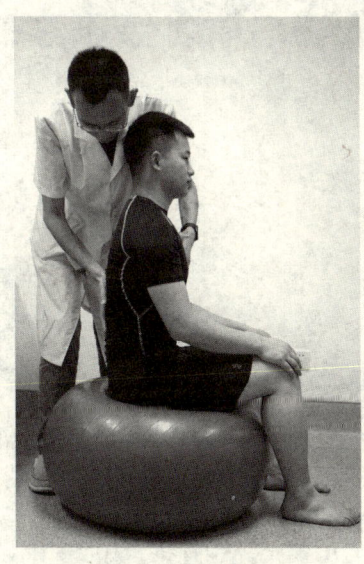

图5.3.62　坐位巴士球训练

（4）躯干PNF训练：① 坐位斜劈训练。患者取坐位，健侧手抓握于患侧手的手腕部，双上肢向健侧方向上举，治疗师一手握于患者患侧手小鱼际处，另一手抵住患者患侧头前角处，嘱患者双侧上肢用力向患侧劈下并用力向患侧低头，治疗口令："向你的患侧劈下去，低头对抗我的手"，治疗师全程施加适当阻力，并在动作的终末停留3~5秒（图5.3.63）。② 坐位上提训练。患者取坐位，当患者斜劈达到最大运动幅度时，治疗师变换手的抓握部位，一手握于患者的大鱼际处，另一手放于患者头后角部，嘱患者双上肢上举，头向健侧抬起，治疗口令："举起你的手，顶我的手抬头"，治疗师全程施加适当阻力，并在动作的终末停留3~5秒（图5.3.64）。

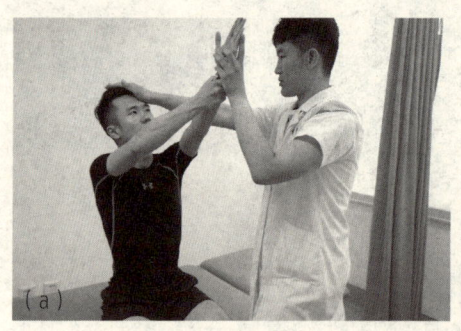
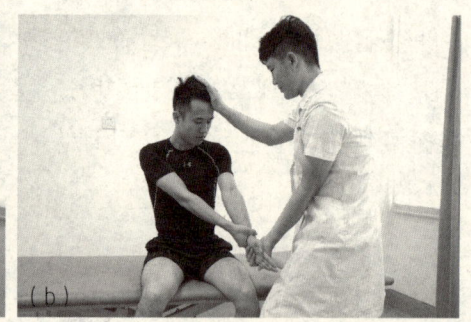

图5.3.63　坐位斜劈训练

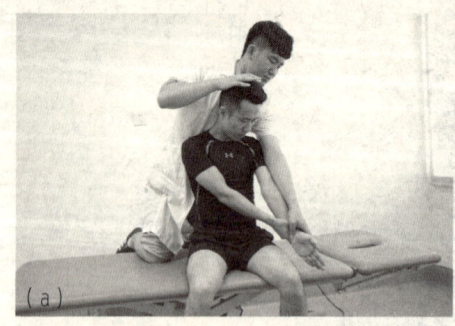
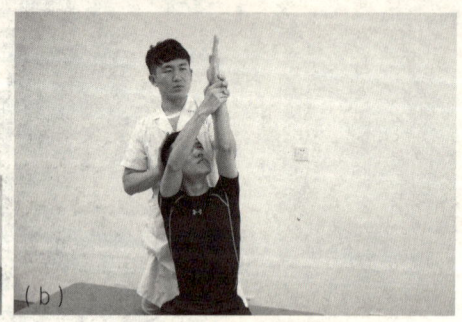

图5.3.64　坐位上提训练

3. 课下作业　　坐位躯干控制训练，10次/天，50次/周。

第四节 意识障碍的康复

各种脑损伤均可能导致意识障碍。在发病急性期，患者通常处于昏迷状态；若患者出现睡眠-觉醒周期但意识内容丧失，则称为植物状态；受伤后1个月患者仍然处于植物状态则称为持续植物状态。创伤性脑外伤后意识障碍超过1年或非创伤性脑外伤后超过3个月则称为永久性植物状态。康复促醒的原则主要是增强患者感觉的输入和知觉的重塑。本节所介绍的就是围绕着这个原则对意识障碍患者采取综合、多感官促醒干预的康复方法。

一、促醒治疗

（一）感觉刺激法

1. 被动吞咽功能训练　　口腔冰刺激、吞咽器官的被动活动、被动训练。

2. 听觉刺激　　给患者输入各种声音，如自然音、动物的叫声、乐器的声音，可以播放患者喜欢的音乐，平时多与患者聊天，根据患者的具体情况与视觉刺激相结合，给予各种带声响的玩具等。

3. 视觉刺激　　光线刺激采用强光、弱光和彩色光线交替，使患者能够注视，追踪光源。可将光源来回移动，如上、下、左、右、远、近，若患者意识稍好，上肢有动作，可辅助其用手追逐光源，当这个刺激完成较好时，可以改用颜色鲜艳的物体模型、小镜子或与听觉刺激相结合的摇铃或风车等，也可结合电视节目、各种画报及以往的照片等。另可安排适当的户外活动。

4. 味觉刺激　　用沾有酸、甜、苦、辣、咸等不同味道物品的棉签刺激舌头。使用有强烈味道的食物，如醋、糖、盐，可结合吞咽功能训练进行。注意剂量要少，以免发生误吸，若患者无法控制唾液，则避免甜味刺激，因为甜味能促进唾液分泌。

5. **嗅觉刺激** 取味道鲜明的材料进行嗅觉刺激,如风油精、芥末油、香精、香水等。注意一次刺激时间不宜过长,5秒左右为宜,因为长时间刺激就会形成习惯,起不到刺激作用。

6. **温度刺激** 强冷热刺激。可用冷热毛巾交替刺激患者较敏感的部位,如睫毛根部(棉棒)、颈部、腋下、腹部两侧、大腿内侧、手心脚心等。

7. **触觉刺激** 用冷、热、粗糙、光滑的物体对患者进行触觉刺激,如快速擦刷患者皮肤,用小毛刷、按摩棒对患者敏感部位进行刺激。

8. **痛觉刺激** 针刺、捏挤、拍打使患者产生疼痛感。

9. **本体感觉刺激** 快速而轻柔地牵拉肌肉,轻叩肌腱与肌腹,较有力地挤压关节。

(二) 音乐疗法

可以选择患者喜欢的音乐及种类,可配合纯音乐、流行音乐、激进型音乐,选择曲目尽量多样化,最终选择5~10首歌曲形成一张音乐处方,时间为30分钟/次,3次/天。常使用的如《胡笳十八拍》《紫竹调》《十面埋伏》《阳春白雪》《梅花三弄》等。

(三) 家庭治疗

对意识障碍患者家属的宣教工作极为重要,可嘱咐家属在日常生活中给予各种刺激,如呼唤式护理(吃饭、睡觉、大小便),给患者爱抚、呼唤交流等。可把患者当成清醒者,呼唤患者的名字、昵称,并用鼓励、询问的语言与患者主动进行交谈,交谈内容可以为熟悉的人和事、感兴趣的话题,尤其是与患者本人工作、生活、学习有关的内容,每天最少2次,30分钟/次;也可为患者朗读一些优美的文章或讲述动听的故事,45分钟/次,2次/天。

(四) 其他治疗

如站立床训练,被动肢体活动,共振治疗,经颅磁刺激,药物治疗等。

二、意识障碍的针灸治疗

（一）中医对意识障碍的认识

昏迷归属于中医学的头部内伤范畴。"脑为元神之府"，中医认为其病位主要在心、脑，但同时也与肝、肾相关，病理因素归纳为"风、火、痰、气、瘀、虚"6种因素，此为中医内科治疗头部内伤昏迷的精要。《针灸大成校释》阐述道："中于脏者，则令人不省人事，痰涎壅盛……"，这是早期对昏迷患者痰迷神窍病理因素的描述。颅脑损伤后，瘀阻脑络，蒙蔽清窍而致神昏，瘀血、肝风和痰浊为该病的主要病理因素，这是目前比较公认的针对颅脑损伤昏迷病因病机的阐述。朱丹溪在昏迷病理因素方面主张湿痰化热论。气虚血瘀论在昏迷后期辨证论治中得到普遍认可，现代医家经使用发现补阳还五汤有钙拮抗及改善脑组织能量代谢、抗脑缺血的作用。近年来，"凉开三宝"之一的安宫牛黄丸及其演化制剂针对昏迷神昏、谵妄等症状在临床上也收到了很好的治疗效果。另外，传统的针刺促苏醒疗法较为直接，在临床上也较为常用。

中医学文献中既无针对植物状态的描写，更无相同的病名可查。由于本病患者丧失认知功能，无知觉、感觉、思维和交流能力，故属于中医学意识神志病变的范畴。中医学对神志、意识、思维的认识源远流长，主要认为与脑、心、肾、肝等功能有关。中医学认为，脑髓是精神活动的物质基础。《灵枢·海论》篇说："脑为髓之海，其输上在于其盖，下在风府。"《素问·五脏生成》篇认为"诸髓者，皆属于脑。"指出了人脑由髓汇集而成，同时指出了脑与髓相通。明代李梴编写的《医学入门》则进一步指出："脑为髓之海，诸髓皆属于脑，故上至脑，下至尾骶，皆精髓升降之道路也。"关于脑与精神、意识、思维活动的关系，《素问·脉要精微论》篇说："头者，精明之府。"指出了脑与精神的关系。唐·孙思邈《千金方》认为："头者人神所注，气血精神三百六十络上归头。"明·李时珍明确指出："脑为元神之府。"清·王清任《医林改错》总结了前人对脑的认识，提出了"灵机记性不在心在脑。"进一步指出了脑主灵机记性的功能。然而，虽然中医学认识到脑在精神、意识、思维活动方面的作用，但在以五脏为中心的理论体系中，脑属奇恒之腑，故未明确提出脑主神志。脑在精神、意识、思维活动方面的功能建立在五脏功能基础之上。如《素问·宣明五气》篇："心藏神，肺藏魄，肝藏魂，脾藏意，肾藏志。"表明神志方面的功能分属对应的五脏，尤其是心神。神志方面的病症也是通过调治五脏来治疗的。因此，虽然中医学对脑的结构、功能有一定的认识，但在临床辨证论治中很少运用。中医学认为植物状态属于"神昏""尸厥"等意识障碍的范畴，属于心脑神志性病症，多属邪气内干心脑或者气血衰竭使心脑蒙蔽或失荣。大致由头部外伤、毒邪犯脑、外感热病重症、内伤杂病导致的中风及类中风等引起。初为瘀血阻络、热毒犯脑、肝风内动等实证，日久可造成血虚经亏、脑髓失养，也可因老年虚衰、先天禀赋不足直接造成脑髓空虚。以上病机都能引起清窍不利、昏不识人、神明失明，表现为不能理解、表达语言及认知功能丧失等。因此，植物状态属中医学"神昏""昏蒙""昏不识人"等范畴，属于一种特殊类型的"神昏"，并同时具备中风、类中风、脑外伤、外感热病、毒邪犯脑等后遗症候。从植物状态临床症状看，患者表现为脑髓失健、神明失主、睁眼若视、貌似清醒、七窍失司（如失语、失视、失聪、失嗅等）、肢体失用（如筋惕肉瞤、半身不遂等）、自汗盗汗、便溺不知，治疗可考虑扶正祛邪，扶正以益肾填精、补气养血为主，祛邪以祛瘀血、化痰浊、通经络为主，综合治疗达到肾精足、脑髓充、瘀血去、痰浊消，从而恢复神志之目的。

（二）意识障碍的常规针刺（醒脑开窍针刺法）

1. 治则　　醒脑开窍、滋补肝肾、疏通经络

2. 醒脑开窍针刺法主穴之方Ⅰ

（1）腧穴组成：双侧内关（PC6，手厥阴心包经）、人中（Du26，督脉）、患侧三阴交（SP6，足太阴脾经）。

（2）规范操作：先刺双侧内关，位于腕横纹中点直上2寸，两筋间，直刺0.5～1.0寸，采用提插捻转结合的泻法。内关穴捻转法采用作用力方向的捻转泻法，即左侧逆时针捻转用力，自然退回；右侧顺时针捻转用力，

自然退回。配合提插，双侧同时操作，施手法1分钟。

继刺人中，位于鼻唇沟上1/3处，向鼻中隔方向斜刺0.3～0.5寸，采用雀啄手法（泻法）。针体刺入穴位后，将针体向一个方向捻转360°，使肌纤维缠绕在针体上，再施雀啄手法，以患者流泪或眼球湿润为度。

再刺三阴交，位于内踝直上3寸，沿胫骨内侧缘与皮肤呈45°角斜刺，进针0.5～1.0寸，针尖深部刺到原三阴交穴的位置上，采用提插补法，即快进慢退或者可以形容为重按轻提。针感到足趾，下肢出现不能自控的运动，以患肢抽动3次为度。三阴交仅刺患侧，不刺健侧。

（3）方义：内关为八脉交会穴之一，通于阴维，属厥阴心包经之络穴，有养心安神、疏通气血之功。人中为督脉、手足阴阳之合穴，督脉起于胞中，上行入脑达巅，故泻人中可调督脉，开窍启闭以健脑宁神。三阴交系足太阴脾、足厥阴肝、足少阴肾经之交会，该穴有补肾滋阴生髓的功能。髓主精，精生髓，脑为髓海，髓海有余与脑有益。

3. 醒脑开窍针刺法主穴之方Ⅱ

（1）腧穴组成：印堂（EX-HN3，经外奇穴）、上星（Du23，督脉）、百会（Du20，督脉）、双侧内关（PC6，手厥阴心包经）、患侧三阴交（SP6，足太阴脾经）。

（2）规范操作：先刺印堂，刺入皮下后使针直立，采用轻雀啄手法（泻法），以患者流泪或眼球湿润为度。继刺上星，选3寸毫针沿皮透刺向百会，施用小幅度，高频率，捻转补法，即捻转幅度小于90°；捻转频率为120～160转/分，行手法1分钟。内关穴、三阴交穴操作手法同主穴之方Ⅰ。

（3）方义：印堂为经外奇穴，属于头面，位于督脉循行线上，具有醒神清窍之功能。中医认为人头形圆象天，上星穴居头上，如星在天而得名，与百会穴同属督脉，百会穴在头的巅顶部，是足三阳经、肝经、督脉等多经之交会部位。督脉循行入脑，上巅与肝经相会，且督脉与任脉相接与冲脉同出一源，故针上星透百会可调阴阳、平肝熄风、填精补髓、益气养血、醒神开窍。

4. 醒脑开窍针刺法辅穴

（1）腧穴组成：患侧极泉（HT1，手少阴心经）、患侧尺泽（Lu5，手太阴肺经)、患侧委中(BL54,足太阳膀胱经)。

(2)规范操作:极泉在部分古籍记载中为禁针穴,究其缘由有以下几点:① 极泉穴部位腋毛茂密,不易消毒;② 极泉穴部位汗腺丰盛,细菌容易滋生;③ 极泉穴部位组织疏松,对穴位部位中的血管缺少压迫,容易出现皮下血肿。根据极泉穴的解剖特点,醒脑开窍针刺法将其延经下移1~2寸,避开腋毛,在肌肉丰厚的位置取穴。直刺1~1.5寸,施用提插泻法,以上肢抽动3次为度。

尺泽的取法应屈肘为内角120°,术者用手托住患肢腕关节,直刺进针0.5~0.8寸,用提插泻法,针感从肘关节传到手指或手出现外旋,以手外旋抽动3次为度。

取委中穴时,患者取仰卧位抬起患肢取穴,术者用左手握住患肢踝关节,以术者肘部顶住患肢膝关节,刺入穴位后,针尖向外倾斜15°,进针1~1.5寸,用提插泻法,以下肢抽动3次为度。

(3)方义:正如前文所述,脑卒中的关键性病理改变在于中风所致的"窍闭神匿"。内关、人中、上星、百会、极泉、尺泽、委中等穴可开窍醒神通络,补三阴交既可生髓醒脑,又可滋水熄风,补泻兼施,则可收到标本兼顾、相得益彰之效。

第五节 认知障碍的康复

认知功能由多个认知域构成,包括定向力、注意力、记忆力、计算力、分析能力、综合能力、理解力、判断力、视空间能力、执行功能等。认知障碍是认识过程一方面或多方面的损害,导致上述过程效率的降低或功能的受损。

认知康复是指对患者大脑行为先做出评估而后进行治疗性活动,其目标是提高患者个体处理和解释信息的能力,改善在家庭和社会生活中各方面的功能。它是脑损伤后认知功能再学习的过程,包括基本技能再训练和将教育和训练的成果应用到日常生活中的训练,以改善实际活动能力,其治疗方式包括"一对一"人工训练、小组训练,以及专业设备辅助训练、远程训练、计算机辅助治疗等。

本节的认知障碍康复是以认知心理复杂程度递增的顺序,针对最常见的认知缺陷的康复进行介绍,包括单侧忽略症的训练、注意障碍训练、记忆障碍训练、语言和交流障碍训练(详见失语症康复)等功能障碍的训练。

一、认知障碍康复治疗

(一)原则

1. 早期治疗原则　　"早期诊断,早期治疗"是所有疾病治疗的基本原则;越早介入认知康复,效果越佳。早期诊断治疗还可让患者尽早发掘补偿技能,防止不良行为模式的养成。早期宜以注意训练为突破口,用多通道感觉刺激诱发患者的良性反应。

2. 激发动机原则　　患者是否热心接受康复治疗,对治疗过程与效果关系重大,故治疗师应帮助患者参与并坚持治疗计划,时时鼓励患者,开始只进行活动中的1~2个步骤,一次只专注于一个概念或活动。待患者病情改善后再逐渐增加治疗复杂性,令其真切体会自己努力的价值,减少痛苦、失望及挫败感;当治疗师运用心理学原理和技术巧妙地激发起患者学习、生存的动机,使其饶有兴致地投入训练课题时,治疗效果就会接踵而来。

3. 及时调整原则　　训练活动中密切观察患者注意力状况,在患者疲劳和受挫之前安排休息时间,及时调整训练任务以适应注意水平,必须时时鼓励患者面对困难进行自我改进,从失败中学习求得进步。当患者病情改善后,逐渐减少帮助。仅给予较少的手把手的帮助、有限的口头指导和一点反馈。增加活动的复杂性,增加和延长完成活动所需的步骤和时间,也可以逐渐在具有较多刺激的地方进行活动。

4. 目标行为原则　　认知障碍的治疗方案因人而异。开始治疗之前,根据患者的问题得出治疗前患者认知状况的基线,提出哪些是要解决的"目标行为"。基线有助于判断疗效,增添患者对治疗的信心。"目标行为"包括要解决的是什么问题、如何解决、解决到什么程度、如何巩固扩大疗效。通过对认知障碍的有无、对认知障碍类型的辨别，观察和了解患者对哪些类型的刺激会做出适当的反应，可采用哪些类型的刺激引起患者有效的认知行为反应。治疗师必须妥善设计治疗计划，帮助患者逐渐达到目标。

5. 引导代偿原则　　患者经过相应治疗后认知障碍的减轻和日常生活能力的增强不一定归结于中枢或周围神经系统的相应改善。患者的某一神经通路严重受损或完全被毁，信息传递通过改换通路达到代偿，体现认知能力的进步。治疗师应及时运用促进认知的策略，利用选择或增强认知能力的辅助设置。整体目标是最大限度地提高认知活动的有效性、高效率和自然化。总之，治疗师应帮助患者学会最大限度地利用受损后残存的潜能，克服阻碍，适应未来的生活。

（二）分类治疗措施

1. 单侧忽略（USN）的训练

（1）感觉输入：被动关节活动训练增加患者感觉输入；患侧肢体负重训练促进本体感觉出现；触摸患侧肢体，让患者判断触及部位；在患者的注视下用手、粗糙的毛巾、毛刷、冰或振动按摩器摩擦患侧上肢；患者用健侧手在注视下摩擦患侧上肢，如果上肢近端功能有所恢复可借助滑板在桌面上做弧形运动。

（2）视扫描训练：主要采用划销作业，用文字、字母、数字或图形作为划销目标，使患者双眼在视野范围内，不断交换注视点，提高寻找并追踪的能力。

（3）交叉促进训练：健侧上肢越过中线在患侧进行作业，主要采用木钉作业，将木钉放在忽略侧，患者将木钉拿起插进位于对侧的木钉盘中，整个过程均在注视下进行。

（4）交互式电脑游戏：比如注视小人走动游戏，利用一个较大的显示屏，游戏开始时，小人位于患者非忽略侧，然后慢慢地走向忽略侧，小人的大小可逐渐改变，这样可以有效引起患者的注意。

（5）病灶同侧单眼遮蔽或双眼同半侧遮蔽：病灶在右脑，则遮蔽右侧眼睛；亦可给患者戴上平光眼镜，在眼睛的两侧玻璃的右半边贴上纸片，只留左半边可以透光，以提高对左侧物体的注意，要注意保证患者的安全。机制可能是由于右眼的遮盖减弱了左上丘核团对右上丘核团的抑制作用。

（6）提示：暗示形式与任务方式必须相一致才能取得最好效果。阅读文章时给予视觉暗示，在忽略侧用彩色线条做标记或用手指指出，书写时给予运动提示，在桌面上或膝上间歇移动左手（主动或被动）。

（7）躯干旋转：反复训练患者向忽略侧旋转躯干，比如在坐位下双手Bobath握手向患侧转动身体，然后恢复原来姿势。在这个训练中可以结合一些作业任务，比如手功能训练常用的"彩虹桥"、木钉板等设备，可以通过巧妙的位置摆放达到诱发患者向忽略侧转动躯干的活动。也可以采用小组疗法，组织几个患者围成一个小圈，让他们从右边的同伴处接过小球，然后传递给左侧的同伴，如果患侧手不能完成动作，可以用健侧手完成。如果患者运动功能较差，也可以在床上卧位下进行向患侧转身活动。

（8）肢体提示器的使用：给患侧上肢佩戴能间歇发出震动和蜂鸣的提示器，提醒患者对患侧肢体的注意，并要求患者在提示器响动时活动患侧肢体。

（9）患侧肢体负重：在患侧手腕或脚腕上绑上一小沙袋，以增加患侧本体感觉输入。

（10）环境改造：治疗师在查房或治疗、交流中，站在忽略侧的一方增加患者对患侧的关心和注意。日常生活中将红色胶带贴在忽略侧的桌面或餐具上。将闹钟、手机、寻呼机放在忽略侧或忽略侧的衣服口袋里，提醒患者注意。嘱患者在镜子面前穿衣服，将食物或将床靠近忽略侧墙壁。重度偏瘫忽略者在进行站立、步行练习时应使用腰带保护，以防跌倒。注意床边的暖气位置，防止烫伤，避免忽略侧使用热水袋，使用较宽大的椅子和硬质沙发以防坐下时摔倒，理疗仪器的摆放应注意位置、距离，随时观察理疗反应。

2. 注意障碍的训练

（1）基本技能训练：技能训练及多种技能的协调性训练应作为注意

分配的主要内容。在某种任务达到一定的熟练程度后,加入另一项活动同时进行。训练主要包括注意的广度训练、注意的维持与警觉训练、注意的选择性训练、注意的转移训练及注意的分配训练,训练方法见表5.5.1。

表5.5.1 基本技能训练表

训练	方法
反应时训练	可用反应时记录仪,也可用计算机软件中简单的反应时作业,提高患者对于刺激的反应速度。此外,有些粗大运动活动有助于改善患者对于刺激的反应能力,如投球、接球等
注意的稳定性训练	意志锻炼法规定自己在一定时间内完成一定的工作量,干扰训练法让自己在外界有干扰的环境下完成学习或工作任务
注意的选择性训练	将引起注意力分散或无关的信息合并,如在视觉删除活动中用塑料遮盖住引起注意力分散的图样,播放有背景噪声的磁带,找出要听的内容
注意转移的训练	可以通过提高患者的自我控制能力实现,可配合计算机上的计算训练、读音颜色转换训练等
注意分配的训练	注意力分配的游戏活动,如一手写字、一手拍球等,也可一边玩电子游戏机或进行计算机上的训练,一边判断计算题或图形轨迹等
注意的广度训练	划数字训练

（2）策略训练:① 注意障碍的策略措施是指调动患者自身因素以学会自己控制注意障碍的一些方法。自我指导是针对注意分散、有离题倾向或过分注意细节的策略之一。策略措施并非强调训练某种特定的注意技能或品质,而是重点训练对策的应用。② 治疗师对策。在肢体功能训练时,给予的各种信息——无论是指令的语音刺激还是指导动作的感觉刺激强度都要足够大,信息应尽量简短,保证患者准确理解动作要求和目的,并且需要强调患者提高主动性,注意自身信息。③ 对患者家属进行指导。告知家属患者存在的注意障碍,在日常生活中重视培养患者的注意能力。例如感觉疲劳就休息,接受正常慢节奏的工作速率,工作计划中也要考虑休息时间。

（3）作业与环境的适应性调整:作业的适应性调整或改造的目的是最大限度地降低对注意的要求。环境的适应性调整开始训练时应在有组织、整齐和安静的环境中进行,随着患者注意力的改善,环境应逐渐接近正常,不需要刻意组织和安排。

3. 记忆障碍的训练　　记忆力训练包括内部策略(记忆的技巧)和外部策略(针对记忆衰退的适应调整)。

(1)内部策略:见表5.5.2。

表5.5.2　内部策略

积极组块	扩大短时记忆广度,巧用7±2原则
精细加工	对要记住的信息进行详细的分析,找出各种联系,以利记忆
多重编码策略	当编码的两个系统一起工作时,记忆效果会大大增强
主观组织法	对彼此无联系的记忆材料进行主观组织,使它们之间建立联系,以利于记忆
兼容	将需记忆的材料与脑中已有经验相联系
视觉化处理技术	积极利用心理表象,将记忆材料进行视觉形象化处理
轨迹法或位置法	将要记忆的材料与已经储存在脑中的熟悉的位置联系起来
词头记忆法	常用于罗列事物的记忆,将所列各项事物浓缩成一个字,编成自己容易记忆的词组和"顺口溜"
编故事法	将要记忆的信息编成一个患者熟悉的故事,辅助记忆
情境助忆法	利用情境帮助记忆
PQRST法	Preview:预习或浏览需记忆的材料 Question:向自己提问材料的意义或目的 Read:仔细阅读材料 State:用自己的话陈述所得的信息 Test:用回答问题的方式进行自我测验
记忆力训练方式	顺向记忆:给予讯息,之后要求回忆出该讯息内容 逆向记忆:告知一段范围的讯息,再给予其范围内的一段讯息,要求回忆出给予讯息以外的其他范围内的讯息 数列记忆:给予一段未排序的数字,要求依照数字大小顺序回忆。记忆力的训练在于面对需记忆的内容时,能够依内容的特性以不同的方式(顺向记忆、逆向记忆)进行记忆动作,并且对信息能做排列整合(数列记忆)

（2）外部策略：使用个人记忆辅助物具，如日历本、日记本、备忘录、日程表、照片等或带有电子蜂鸣器的便携辅助具。环境记忆辅助具，如路牌、提示板、箭头、符号、地域颜色的区分、钟表等明显的标志做指引进行时间和空间的辨别训练。

二、认知障碍的针灸治疗

同意识障碍的针灸治疗。

第六节　言语吞咽障碍的康复

一、构音障碍康复

构音障碍属于言语障碍，为卒中后常见并发症。构音障碍是指因神经肌肉的器质性病变造成发音器官的肌肉无力、瘫痪或肌张力异常和运动不协调等出现的发声、发音、共鸣、韵律、吐字不清等运动控制障碍。构音障碍依据神经系统损害部位和言语受损严重程度的不同可分为 6 型，分别为痉挛型、弛缓型、运动失调型、运动过少型、运动过多型、混合型，其中痉挛型最为多见，占 87.8%。构音障碍治疗的基础方法通常有以下几个方面：放松治疗、呼吸治疗、构音器官的治疗、发音治疗、正音治疗及补偿、语言节奏治疗、替代交流方法的治疗等。治疗按：先呼吸，继而发声，然后共鸣，最后构音表达，改善语韵五个方面逐步改善。本部分针对轻度、重度构音障碍患者的言语康复基础性治疗方法进行简单描述。

1.轻中度构音障碍治疗

（1）构音改善的训练：① 舌唇运动训练，患者舌唇的运动不良现象普遍存在，它会使所发的音歪曲、置换或难以理解。需训练唇的张开、闭合、前突、缩回，舌的前伸、后缩、上举、向两侧的运动等。可使用镜子做训练，冰刺激和手法按摩可增进患者感觉输入。对病情较重患者可以用压舌板和手法协助完成。② 发音训练，当患者可以完成一些动作后，要让其尽量长时间地保持这些动作，随后做无声动作，进而轻声引出目的音。原则是先发元音，再发辅音。一般先由辅音双唇音开始，如"b、p、m"等，待能发辅音后，要训练将已掌握的辅音与元音相结合，也就是发无意义的音节，如"ba、pa、ma、fa"。采取元音+辅音+元音的形式。③ 减慢语言速度，轻至中度患者可由于痉挛或运动不协调而使多数音扭曲或失韵律。治疗可利用节拍器控制速度，由慢开始逐渐变快，也可由治疗师轻拍桌子，患者随着节律进行训练。但这种方法不适合重症肌无力患者，因为会进一步使肌力减弱。④ 辨音训练，患者对音的分辨能力对正确发音很重要，所以要训练患者对音的分辨能力。首先要能分辨出错音，可以通过口述或放录音，也可采取小组训练形式，由患者说一段话，让其他患者评议，最后由治疗师纠正。⑤ 利用患者的视觉途径，可以通过画图让患者了解发音的部位和机制，指出其主要问题并告诉他准确的发音部位。此外，也可以结合手法促进准确发音，首先是单音，然后是拼音、四声、词、短句。还可以为患者录音、录像，让患者一起对构音错误进行分析。

（2）克服鼻音化训练：鼻音化是由于软腭运动不充分，咽不能适当闭合，将鼻音以外的音发成鼻音。治疗的目的是加强软腭肌肉的强度。也可以用气流引导法进行治疗。① "推撑"疗法，具体做法是患者两手掌放在桌面上向下推时、两手掌由下向上推时、两手掌相对推时或两手掌同时向下推时发"au"的声音。随着一组肌肉的突然收缩，其他肌肉也骤然收缩，增加了腭肌的功能。这种疗法可以与打哈欠和叹息疗法结合应用，效果更好。另外，也可以训练发舌后部音，如"ka、kei"等，可加强软腭肌力。② 引导气流法，引导气流通过口腔，减少鼻漏气。吹吸管、吹乒乓球、吹喇叭、吹哨子、吹奏乐器、吹蜡烛、吹羽毛、吹纸张等都可以用来集中和引导气流。如用手拿着一张中心有洞或画有靶心的纸，接近患者的嘴唇，让患者通过发"u"声去吹洞或靶心，当患者持续发音时，把纸慢慢向远处移，一方面可以引导气流，另一方面可以训练患者延长吹气。③ 使用腭托，软腭严重下垂患者重度鼻音化构音且训练无效时，可以采用腭托改善鼻音化构音。

（3）克服费力音训练：由于声带过分内收所致，听起来喉部充满力量，声音好像从其中挤出来似的。具体的训练方法可以采用打哈欠发声，开始时让患者打哈欠并伴随呼气，当成功时，在打哈欠呼气时再教他发出词和短句。另一种方法是训练患者随着"x"发音。另外，头颈部为中心的放松训练和咀嚼训练也可以改善费力音。

（4）克服气息音训练：气息音的产生是由于声门闭合不充分引起，所以训练要点是在发声时关闭声门。可以使用"推撑"方法促进声门闭合，也可以用一个元音或双元音结合辅音和另一个元音发音，如"ama、eima"等，再用这种元音和双元音诱导发音的方法产生词、词组和句子。

（5）语调训练：多数患者表现为音调低或单音调，训练者可以由低到高发音，如"do、re、mi、fa、sol、la、si"，也可以使用乐器的音阶变化或者通过视觉途径辅助。

（6）音量训练：可训练患者强有力的呼吸并延长呼气的时间。

2. 重度构音障碍治疗

（1）手法训练：① 呼吸，呼吸训练的目的是延长呼吸相，增大声门下压力，使患者发音，可逐步让患者结合发"f、xa"等音进行。② 舌训练，由于损伤严重，舌的活动会严重受限，可先借助吸舌器、压舌板、冰棉棒或治疗师手戴指套进行被动活动，再逐步进行舌的前伸、后缩、上举、侧方运动等。③ 唇训练，可先被动帮助患者进行双唇展开、缩拢、前突运动并进行吹气及爆破音的练习，对于下颌肌麻痹患者，要注意帮助其进行下颌的上举和下拉活动。

（2）交流辅助替代系统：可借助交流板、应用软件促使患者交流。

二、失语症康复

失语症是指由于脑部器质性损害使得大脑语言区域及其相关区域受到损伤，而造成后天习得的语言功能受损或丧失的一种语言障碍综合征，其特点是在语言的意思、形式或结构、应用或功能及作为语言基础的认知过程的降低和功能障碍，包括语言识别、理解、记忆和思维障碍，具体表现在听、说、读、写4个方面。失语症治疗的主要目的是采取各种方法改善患者听、说、读、写等方面的能力，使患者能尽可能像正常人一样生活。其治疗方法很多，包括传统方法或直接法、实用法、间接法和代偿法。本部分围绕失语症的传统治疗（Schuell刺激法）和改善交流治疗（交流效果促进法）进行介绍。

（一）分类

包括Broca失语、经皮质运动性失语、Wernicke失语、经皮质感觉性失语、传导性失语、命名性失语、完全性失语、混合性经皮质失语、纯词聋、皮质下失语（包括基底节性失语和丘脑性失语）等。

1. 常见失语症类型的鉴别诊断流程　见图5.6.1。

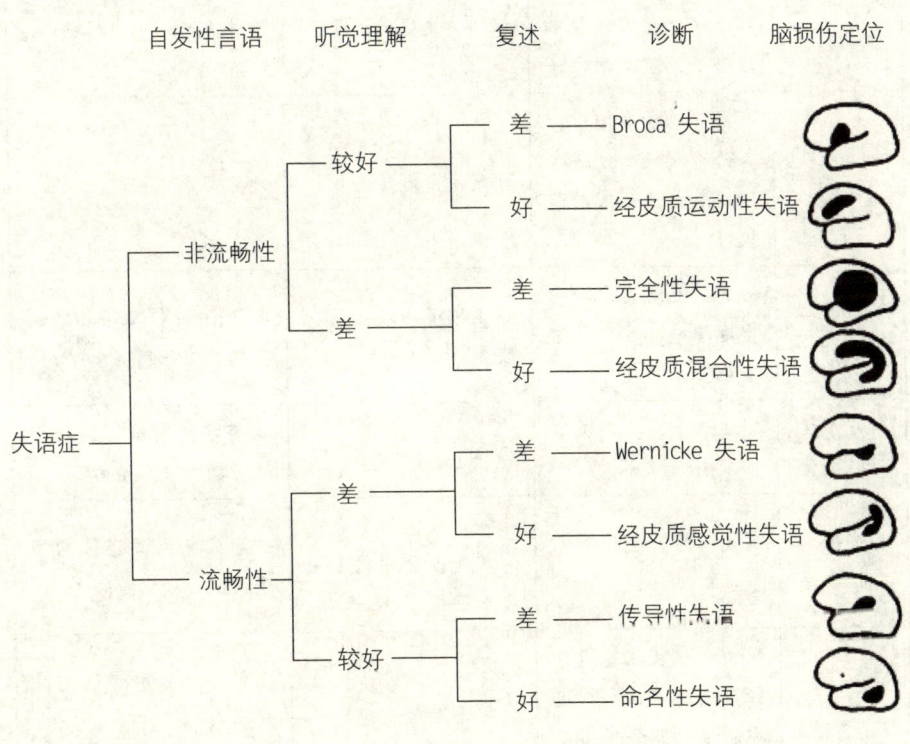

图5.6.1　鉴别诊断流程图

2. 失语症分类　　见表5.6.1。

表5.6.1　失语症分类

临床类型	语言症状的特征	预后	病灶
Broca失语	说话不流畅,复述障碍,呈电报式语言,听理解较好,书面语理解比书写要好	虽说话功能的恢复缓慢,但随时间的推移很多病例达到实用功能的水平	以Broca区为中心,包含其后方的中央前回、中央后回、周边的深部结构
Wernicke失语	听理解重度障碍,说话流畅、多语,早期有句子,错语明显,有书面语障碍	差异很大,但在听觉理解方面恢复有限,很多不能达到实用功能的水平	以Wernicke区为中心的区域
传导性失语	复述障碍明显,说话可流畅,但多发音韵性错语,理解相对好	可期待良好的恢复	左缘上回、中央后回等
命名性失语	有显著的命名困难,言语可流畅,复述、理解等其他语言功能较好	可期待良好的恢复	顶颞交界处
完全性失语	语言功能所有方面均重度障碍,实用的语言几乎完全丧失	不能期望功能性语言恢复	包括Broca和Wernicke两区的广泛领域
经皮质运动性失语	复述正常,其他类似重度Broca失语	较好	从前方包围语言区的领域（额部分水岭带）
经皮质感觉性失语	复述正常,其他类似重度Wernicke失语	差异很大,但多数病例不能恢复到实用功能水平	从后方包围语言区的领域（颞枕分水岭带）
经皮质混合性失语	保留部分复述能力,经皮质运动性和经皮质感觉性失语并存	较差	优势半球分水岭区大片病灶

（二）治疗

1. 原则　　失语症的恢复过程一般分为3个阶段。急性期：为最初发病后2周；亚急性期：持续至发病后6个月；慢性期：发病后数月至数年。

（1）针对性要强：治疗前要对患者进行标准的失语症评定，掌握患者是否存在失语症，并确定类型及程度，以明确治疗方向。

（2）综合训练，注重口语：如果听、说、读、写等口语和书写语言有多方面受损，要进行综合训练，但治疗的重点和目标应放在口语的康复训练上，应从提高患者的听理解力开始，随着患者听理解的改善，应将重点转移到口语训练上来。对部分重度患者要重视读和写的训练，因其语言模式的改善对口语会有促进作用。

（3）因人施治，循序渐进：可从患者残存功能入手，逐步提高其语言能力。治疗内容要适合患者的文化水平及兴趣，先易后难，由浅入深，由少到多，要逐步增加刺激量。

（4）注意调整患者的心理反应，方法灵活多样：当治疗取得进展时要及时鼓励患者，使其坚定信心，患者精神饱满时，可适当增加难度，情绪低落时，应缩短治疗时间或做些患者感兴趣的训练或暂停治疗。

（5）家庭指导和语言环境调整：要经常对患者家属进行必要指导，使之配合治疗。还要让患者的家庭创造一个好的语言环境，以利于患者语言的巩固和应用。

（6）对有多种语言障碍的患者，要区别轻重缓急，针对性治疗：部分患者有失语症的同时可能伴有构音障碍，首先要注意构音器官和发音清晰度的治疗。

2. 治疗方法　　包括两方面：一是改善语言功能的治疗方法，包括Schuell刺激法、阻断去除法、旋律语调疗法、脱抑制法、功能重组、非自主性言语的自主控制；二是改善日常生活交流能力的方法，包括交流效果促进法、功能性交际治疗、小组治疗、交流板的应用、家庭训练。

（1）Schuell刺激：Schuell刺激疗法是指对损害的语言符号系统应用强有力的控制下的听觉刺激为基础，最大限度地促进失语症患者的语言再建和恢复。刺激的主要原则为刺激-反应-强化。具体原则、条件、提示及反馈情况见表5.6.2~表5.6.5。

表5.6.2　刺激原则

刺激原则	说明
利用强的听觉刺激	是刺激疗法的基础，因为听觉模式在语言过程中居于首位，而且听觉模式的障碍在失语症中也很突出
适当的语言刺激	采用的刺激必须能输入大脑，因此，要根据失语症的类型和程度选用适当的控制下的刺激难度，要使患者感到有一定难度但尚能完成为宜
多途径的语言刺激	多途径输入，如给予听刺激的同时给予视、触、嗅等刺激（如实物），效果可以相互促进
反复利用感觉刺激	一次得不到正确反应时，反复刺激可能提高其反应性
刺激应引出反应	一项刺激应引出一个反应，这是评价刺激是否恰当的唯一方法，它能提供重要的反馈而使治疗师调整下一步的刺激
正确反应要强化	当患者对刺激反应正确时，要鼓励和肯定（正强化），得不到正确反应的原因多是刺激方式不当或不充分，要修正刺激

表5.6.3　刺激条件

刺激标准	调整刺激的复杂性，如在听觉刺激训练时选用词的长度；让患者选择词时选择图片摆放的数量；采取几分之几的选择方法；所选词是常用词还是非常用词等。不论采取什么标准，都应遵循由易到难、循序渐进的原则
刺激方式	包括听觉、视觉和触觉刺激等，但以听觉刺激为主，在重症患者常采取听觉、视觉和触觉相结合，然后逐步过渡到听觉刺激的方式
刺激强度	是指刺激的强弱选择，如刺激的次数（听觉刺激时治疗师说几遍）、有无辅助刺激（如手势或结合文字的治疗方法）等
材料选择	一方面要注重语言的功能，如单词、词组、句字，另一方面也要考虑到患者日常交流的需要及个人的背景和兴趣爱好

表5.6.4 刺激提示

提示的前提	要依据治疗课题的方式而定,如听理解时规定在多少秒后患者无反应再给予;书写中有构字障碍或阅读理解中有错答时也常常需要依据患者的障碍程度和运动功能制订。如右利患者右侧偏瘫而用左手写字时,刺激后等待出现反应的时间应较长
提示的方式	方式:语音提示、选词提示、描述提示、手势提示、文字提示 重度患者提示的项目较多,命名提示包括描述、手势、词头音等;轻度患者常只需用单一方式,如词头音或描述

治疗课题评价指在具体课题进行时,对患者反应进行评价。要遵循设定的刺激标准和条件做客观的记录,无反应时要按规定的方法提示,连续无反应或误答要考虑预先设定的课题难度是否适合患者的水平,应下降一个等级进行治疗。经过治疗,患者的正答率逐步增加,提示减少,当连续3次正答率大于80%时,即可进行下一课题的治疗。正确反应除了按设定时间做出的正确回答外,还包括延迟反应和自我更正,均应以(+)表示;不符合设定标准的反应为误答,以(-)表示。

表5.6.5 反馈

正强化	当患者正答时采取肯定患者的反应,重复正答、将答案与其他物品或动作比较,以扩大正确反应,以上这些方法称为正强化
负强化	当患者误答时要对此反应进行否定并指出正确反应,但要注意不要用生硬的态度和语气进行否定,否定错误回答并指出正答的方法称为负强化。其他改善错误反应的方法还有让患者保持注意、对答案进行说明描述和改变控制刺激条件等

按语言模式和失语程度选择课题,失语症大多数涉及听、说、读、写4种模式,但这4种障碍可能不是平行的,在一种语言模式中,不同类型失语症的程度也不同。原则上,轻症者以直接改善其功能为目标,重症者的重点应放在活化其残存功能或进行实验性治疗上。课题选择方法见表5.6.6、表5.6.7。

表5.6.6 不同语言模式和不同病情程度的训练课题

语言模式	程度	训练课题
听理解	重度	单词与画、文字匹配，听短文做是或非反应
	中度	听短文做是或非反应、正误判断、口头命令
	轻度	在重度基础上，文章更长，内容更复杂
阅读理解	重度	画和文字的匹配（日常物品、简单动作）
	中度	情景画、动作与句子、文章配合简单书写命令
	轻度	执行命令，读短文回答问题，执行长书写命令，读长篇文章（故事等）后回答问题
说话	重度	复述（单音节、单词、系列语、问候语）、称呼（日常用词、动词、读单音节词等）
	中度	复述（短文）、读音（短文）、称呼、动作描述（动词的表现、情景画、漫画描述）
	轻度	事物的描述，日常生活话题的交谈
书写	重度	姓名、听写（日常物品单词）
	中度	听写（单词、短文）书写说明
	轻度	听写（长文章）、描述性书写、日记
其他		计算（练习、钱的计算）、写字、绘画、写信、查字典、写作，利用趣味活动等均应按程度进行

表5.6.7 不同类型失语症的重点训练课题

失语症类型	训练重点
命名性失语	口语命名，文字称呼
Broca失语	口语、文字表达，构音训练
Wernicke失语	听理解、会话、复述
传导性失语	听写、复述

(续表)

失语症类型	训练重点
经皮质感觉性失语	听理解（以Wernicke失语为基础）
经皮质运动性失语	以Broca失语课题为基础

（2）交流效果促进法：治疗原则见表6.6.8。具体方法为训练时可将一叠图片正面向下放在桌上，训练者与患者交替摸取，不让对方看见自己手中图片的内容，利用各种表达方式（如呼名、描述语、手势等）将信息传递给对方。接受者通过重复确认、猜测等质问方式进行适当反馈。适用于各型失语症，尤其是重度失语。评价方法见表6.6.9。

表6.6.8　治疗原则

原则	方法
交换新的未知信息	表达者将对方不知的信息传递给对方，利用多张信息卡，患者和治疗者随机抽卡，然后尝试将卡上信息传递给对方
自由选择交往手段	不限于口语，可采用书面语、手势、绘画等手段
平等分担会话责任	表达与接收者在交流时处于同等地位，会话任务应来回交替进行
根据信息传递的成功度进行反馈	患者作为表达者、治疗者作为接受者时，要给予适当反馈，促进患者表达方法修正和发展

表6.6.9　评价方法

评价分	内容
5	首次既将信息传递成功
4	首次传递信息未能令接受者理解，再次传递获得成功
3	通过多次发问或借助手势、书写等代偿手段将信息传递成功
2	通过多种发问等方法，可将不完整的信息传递出来
1	虽经多方努力，但信息传递仍完全错误
0	不能传递信息
U	评价不能

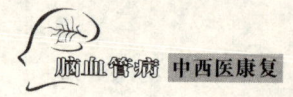

三、吞咽障碍康复

吞咽障碍指由于情感、认知、感觉或运动功能障碍而导致出现将物质从口腔传送至胃的功能受损,后果是不能维持液体摄入量及营养的摄入,并出现发生呛咳和误吸的风险。包括异常的食物加工处理、异常的食物递送功能、异常的下咽动作和异常食物推进方向等。本部分的治疗就是找出患者吞咽障碍康复的侧重点,通过间接训练、直接训练、局部改善、整体调整帮助患者改善吞咽功能,降低误吸的风险。

(一)各期常见问题的治疗策略

1. 口腔前准备期　　常见问题有嘴唇无力、食物漏出,治疗可将食物放置于口腔后方。

2. 口腔期

(1)针对面颊无力,治疗可进行口腔运动训练,将食物放置在力量较强一侧。

(2)针对咀嚼无力,治疗可以改变食物性质,进行舌肌抗阻训练。

(3)针对过早溢出,治疗可以进行下腭抬起,改变食物性状。

3. 咽期

(1)针对吞咽启动延迟,治疗可进行温热刺激,冷酸刺激腭弓,增强舌的力量。

(2)针对喉部抬升减弱,治疗可进行拔出气管套管、鼻饲管。

(3)针对反复吞咽,治疗可进行液体固体交替吞咽,Masako手法。

(4)针对吞咽后立即咳嗽/清嗓,治疗可进行声门上吞咽,改变食物性状。

(5)针对延迟咳嗽/清嗓,治疗可进行反复干吞咽,液体和固体食物交替。

(6)针对声音质量改变,治疗可进行不经口进食和改变食物性状。

4. 食管期　　常见问题有吞咽明显延迟和误吸,治疗可进行药物治疗、改变食物性状、肠胃治疗。

（二）口腔期治疗性训练方法

1. 口腔感觉训练

（1）感觉促进综合训练：患者开始吞咽之前给予感觉刺激，使其能够快速地启动吞咽，称为感觉促进法。其方法包括：① 把食物送入口中时，增加汤匙下压舌部的力量。② 给予对感觉刺激较强的食物，例如冰冷的食团、有触感的食团（例如果酱）或有强烈味道的食团。③ 给予需要咀嚼的食团，借助咀嚼运动提供最初的口腔刺激。④ 鼓励患者自己动手进食，可使患者得到更多的感觉刺激。对于吞咽失用、食物感觉失认的患者鼓励多用此方式。

（2）冷刺激训练：用冰棉棒刺激或冰水漱口，此法适用于口腔感觉较差患者。在吞咽前，在腭舌弓给予温度触觉刺激。进食前以冷水刺激进行口腔内清洁或进食时冷热食物交替，以增强患者对食物的感知。

（3）嗅觉刺激：使用黑胡椒、薄荷脑进行嗅觉刺激，可改善吞咽反射，对于老年人行气管切开和鼻饲管等严重吞咽障碍患者有一定帮助。

（4）味觉刺激：通常舌尖对甜味敏感，舌根部对苦味敏感，舌两侧易感受酸味刺激，舌体对咸味与痛觉敏感。将不同味道的食物放置于舌部相应味蕾感受域，可以增强感觉传入，从而兴奋吞咽皮质，改善吞咽功能。

（5）K点刺激：K点位于磨牙后三角的高度，在舌腭弓和翼突下颌帆的凹陷处（两牙线交点），可用小岛勺或者棉棒刺激，通过刺激此部位可以诱发患者的张口和吞咽启动。

（6）深层咽肌神经刺激：该方法是利用一系列的冰冻柠檬棒刺激咽喉的反射功能，着重强调3个反射区：舌根部、软腭、上咽与中咽缩肌，达到强化口腔肌肉功能与咽喉反射、强化咳嗽及吐痰能力、减少呛口水机会、改善声音音质、强化咽肌功能等目的。

（7）改良振动棒感觉刺激：利用改良振动棒（如电动牙刷去刷头）感觉训练可为口腔提供口腔振动感觉刺激，通过振动刺激深感觉的传入反射性强化运动传出，改善口腔颜面运动功能。可直接将振动棒的头部放于口腔需要刺激的部位，如唇、舌、咽壁、软腭等部位。

2. 口腔运动训练

（1）口腔器官运动体操：徒手或借助简单小工具做唇、舌的练习，借以加强唇、舌、上下颌的运动控制、稳定性及协调、力量，提高进食咀嚼的功能，进而改善吞咽的方法。口唇闭锁练习、口唇运动训练可以改善食物或水从口中漏出的情况。让患者面对镜子独立进行紧闭口唇的练习。对无法主动紧闭口唇患者，可予以辅助。当患者可以主动闭拢口唇后，可让患者口内衔一个系线的大纽扣，治疗师牵拉系线，患者紧闭口唇进行对抗，尽量不使纽扣脱出。其他练习包括口唇突出与旁拉、嘴角上翘（做微笑状）、抗阻鼓腮等。下颌运动训练可促进咀嚼功能，做尽量张口、然后松弛及下颌向两侧运动练习。对张口困难患者，可对痉挛肌肉进行冷刺激或轻柔按摩，使咬肌放松，通过主动、被动活动让患者体会开合下颌的感觉。为强化咬肌肌力，可让患者做牙齿咬紧压舌板的练习。舌部运动训练可以促进对食团的控制及向咽部输送的能力。可让患者向前及两侧尽力伸舌，伸舌不充分时，可用纱布裹住舌尖轻轻牵拉，然后让患者用力缩舌，促进舌的前后运动；通过以舌尖舔吮口唇周围，练习舌的灵活性；用压舌板抵抗舌根部，练习舌根抬高等。

（2）舌肌主被动康复训练：舌肌康复训练器又称吸舌器，不仅用于牵拉舌，也可在唇、舌、面颊部等肌肉运动感觉训练中使用。用舌肌康复训练器的吸头吸紧舌前部，轻轻用力牵拉舌头向上、下、左、右、前伸、后缩等方向做助力运动或抗阻力训练，进行舌肌肌力训练。把舌肌康复训练器放于上下磨牙间，嘱患者做咀嚼或咬紧动作，可以进行咬肌肌力训练。用上下唇部夹紧舌肌康复训练器的头部，实施口轮匝肌抗阻运动。另外，舌肌康复训练器的球囊部也可以实施同样的抗阻训练，增强唇部肌群力量。

（三）咽期康复治疗性训练

1. 促进吞咽反射训练　　用手指上下摩擦甲状软骨至下颌下方的皮肤，可引起下颌的上下运动和舌部的前后运动，继而引发吞咽。此方法可用于口中含有食物却不能产生吞咽运动的患者。

2. 气道保护手法训练

（1）声门上吞咽法：声门上吞咽法是在吞咽前及吞咽时通过气道关闭，防止食物及液体误吸，吞咽后立即咳嗽，清除残留在声带处食物的一项气道保护技术。适用于声带关闭减少或延迟，咽期吞咽延迟的患者。方法包括5个步骤：深吸一口气后屏住气；将食团放在口腔内吞咽位置；保持屏气状态，同时做吞咽动作（1~2次）；吞咽后、吸气前立即咳嗽；再次吞咽。

（2）超声门上吞咽法：其作用是让患者在吞咽前或吞咽时，将杓状软骨向前倾至会厌软骨底部，并让假声带紧密闭合，使呼吸道入口主动关闭。方法：吸气并且紧紧地屏气，用力将气向下压。当吞咽时持续保持屏气，并且向下压，吞咽结束时立即咳嗽。与声门上吞咽相比，超声门上吞咽需要用尽全力屏气，确保了声门的闭合。对于呼吸道入口闭合不足的患者更为合适。

（3）用力吞咽法：也称为强力吞咽法，主要是为了在咽期吞咽时增加舌根向后的运动而制订，适用于舌根向后运动减少的患者。方法：嘱患者用力吞咽，吞咽时所有咽喉肌肉一起用力挤压。

（4）门德尔松法：是为了增加喉部上抬的幅度与时间而设计，并借此增加环咽肌开放的时间与宽度的一种气道保护治疗方法。此手法可以改善整体吞咽的协调性，适用于喉部运动减少、吞咽不协调的患者。方法：对于喉部可以上抬的患者，当吞咽唾液时，让患者有喉向上提的感觉，同时保持喉上抬位置数秒；亦可在吞咽时让患者以舌尖顶住硬腭，屏住呼吸，以此位置保持数秒，同时让患者食指置于甲状软骨上方，中指置于环状软骨上，感受喉结上抬。对于上抬无力的患者，治疗师用手上推其喉部来促进吞咽，即只要喉部开始抬高，治疗师即可用置于环状软骨下方的食指与拇指上推喉部并固定。注意要先让患者感到喉部上抬，上抬逐渐诱发出来后，再让患者借助外力帮助有意识地保持上抬位置，此法可增加吞咽时喉部提升的幅度并延长提升后保持不降的时间，因而也能增加环咽段开放的宽度和时间，起到治疗的作用。

3. Masako 训练法　　又称为舌制动吞咽法。目的：吞咽时，通过对舌的制动，使咽后壁向前突运动与舌根部相贴近，增加吞咽时的压力，使食团推进加快。适用于咽腔压力不足、咽后壁向前运动较弱的患者。方法：舌略向外伸，用牙齿轻轻咬住舌头或操作者戴手套帮助患者固定舌头，嘱患者吞咽，维持舌位置不变，随着患者适应掌握此方法，应循序渐进地将舌尽可能向外伸展，使患者咽壁向前更多地收缩，提高咽肌收缩力。

4. Shaker 训练　　即头抬训练，也称等长/等张吞咽训练法。通过强化口舌及舌根的运动范围，增强食管上括约肌（UES）肌肉力量，增加USE的开放；减少下咽腔食团内的压力，使食团通过UES入口时阻力较小，改善吞咽后食物残留和误吸；改善吞咽功能，尤其能够增加脊髓延髓萎缩症患者的舌压。方法：让患者仰卧于床上，尽量抬高头，但肩不能离开床面，眼睛看自己的足趾，重复数次。看自己的脚趾抬头30次以上，肩部离开床面累计不应超过3次。注意颈椎病、颈部运动受限，有认知功能障碍及配合能力差的患者应慎用。

5. 麦克尼尔训练程序　　是系统化、以运动理论为导向，以经口进食为目的的吞咽治疗方法，可广泛应用于吞咽障碍患者。实施方案共有15次治疗过程，每次约1小时，前2次治疗作适应性过渡，主要目的是让患者了解治疗方式和学习吞咽的技巧，并且测试吞咽的基本状况。

6. 导管球囊扩张　　采用机械牵拉的方法，使得环咽肌张力、收缩性和（或）弹性正常化，促进食管上括约肌生理性开放，解决环咽肌功能障碍导致的吞咽困难，也被称为扩张技术。常用的治疗方法包括在内镜或无内镜引导下，用探条、导丝引导的聚乙烯扩张器、充气气囊或充水球囊、水银扩张管对环咽肌进行扩张。其中充气气囊或充水球囊扩张治疗方法被广泛使用。

（四）其他治疗性训练

1. 构音训练。

2. 咳嗽训练。

3. 声带内收训练　　声带内收训练通过声带内收，以达到屏气时声带闭锁，防止食物进入气管。方法：患者深吸气，两手按住桌子或在胸前对掌，用力推压，闭唇、憋气5秒钟或者嘱患者对掌用力发"i"音。

4. 辅助吞咽动作

（1）空吞咽。

（2）交互吞咽：让患者交替吞咽固体食物和流食或者每次吞咽后饮1~2 mL水，这样既有利于激发吞咽反射，又能达到去除咽部滞留食物的目的。

（3）侧方吞咽：咽部两侧的梨状隐窝是吞咽后容易滞留食物的部位之一，通过颏部指向左右两侧的点头样吞咽动作可去除并咽下滞留于两侧梨状隐窝的食物。

（4）点头样吞咽：会厌上凹是另一处容易残留食物的部位。颈部后屈时，会厌上凹变得狭小，残留食物可被挤出，反复进行几次形似点头的动作，同时做空吞咽动作，便可除去残留食物。

5. 呼吸训练　详见呼吸训练章节。

（五）摄食直接训练

1. 进食准备，食物选择　经过间接吞咽功能训练后，患者可逐步进行直接训练。进食时，患者要意识清醒（GCS≥12分），全身状态稳定，能产生吞咽反射，少量误吸能通过随意咳嗽排除。

进食环境一定要安静舒适，让患者注意力集中。吞咽障碍的患者进食程序为：糜烂食物与糊状液体—碎状食物与浓液—正常食物与稀液。容易吞咽的食物应符合以下要求：密度均匀；黏性适当，不易松散；有一定硬度；温度可以低一点，还要兼顾食物的色、香、味等。

进食餐具：勺子可以选择边缘厚钝，匙柄较长，匙面较小者；碗可选择广口平底边缘倾斜者；杯子可以选切口杯。

2. 进食的要求

（1）食物位置的改变：把食物放置在患者的健侧舌后半部和口腔最能感觉食物的部位。

（2）注意事项：一般正常人每口量为稀液体5~20 mL，果酱或布丁5~7 mL，浓稠泥状食物3~5 mL，肉团平均为2 mL。先以少量试之（稀液体1~4 mL），然后酌情增加。速度应由慢开始，不宜快，避免2次食物在口中重叠现象。如进食后残留食物,让患者反复咳嗽,清洁口腔。

3. 进食体位与姿势

(1) 半坐位姿势:对于不能坐的患者可采用床上平卧位,一般至少采取躯干30°仰卧位,颈部前屈,偏瘫侧肩部以枕垫起,喂食者位于患者健侧。

(2) 坐位姿势:对于身体控制良好的患者可采用坐位进食,进食时双脚面平稳接触地面,双膝关节屈曲90°,躯干挺直,前方放一个高度适宜的餐桌,双上肢自然放于桌面,食物放于桌上,让患者能看到食物,以使食物的色香味促进患者食欲。

四、言语、吞咽障碍的针灸治疗

(一) 中医对言语障碍的认识

西医的脑卒中相当于中医的"中风"。早在《内经》中,已有中风后失语症表现的记载,如"风喑""瘖痱""风懿""舌强"等。《素问·脉解》曰"厥而内夺,则为瘖痱";《千金要方》曰"风懿者,昏忽不知人,咽中窒塞然,舌强不能言,病在脏腑";《医学正传·中风》曰"忽言不出";《证治准绳》曰"失音不语"等。随着对中风失语的进一步认识,后世医家还注意到中风失语与脑部疾患、咽喉部疾患所致的失语不同。如明·楼英在《疡医大全》中对中风后失语症与其他原因引起的失语症进行了初步鉴别:"舌瘖者,中风而舌不转运,舌强不能言是也。"《证治准绳·幼科》曰:"若咽喉声音如故,而舌不能转运语言,则为舌瘖"。

历代医家对中风后失语症的病因认识各不相同。唐宋以前医家以感受外风立论,强调外风入中脏腑导致失语。随着临床实践经验的丰富和人们对于中风病研究的深入,至明清时,医家强调脏腑内伤为本病发病关键,《中藏经》曰"心脾俱中风,则舌强不能言",另认为其病机大致可归为风、火、痰、瘀四邪伤及心、肝、脾、肾四脏。但总体而言,多认为是风、痰、瘀相互为因,痰瘀日久,化火生风,风性主升、主动,痰瘀随风,上蒙清窍,清窍失养,脑神失聪;痰瘀互结,阻于舌窍,窍闭不通,故见神昏失语。

（二）中医对吞咽障碍的认识

中风发病急骤，变化迅速，以猝然昏仆、半身不遂、舌强语謇、饮水呛咳等为主要表现。中医古籍并无吞咽障碍之名，吞咽障碍表现以纳食困难、吞咽不利、饮水呛咳等为主，多归属于中风、噎膈、喉痹、喑痱等范畴。喑痱又称风痱，"痱""喑痱"之名早在《内经》中就有相关记载，《灵枢·热病》有云："痱之为病也，身无痛者，四肢不收，智乱不甚，其言微知，可治，甚则不能言，不可治也。"《素问·脉解》记载："内夺而厥，则为喑痱，此肾虚也，少阴不至者，厥也。""风痱"之名首先记载于《诸病源候论·风病诸候》："风痱之状，身体无痛，四肢不收，神智不乱，一臂不遂者，风痱也。时能言者可治，不能言者不可治。"

古代医家对中风病因病机进行了不断地探讨和发挥。在唐宋以前，提倡"外风"致病，认为是"内虚邪中"，如东汉时期张仲景提出"络脉空虚，风邪入中"是发病的主要因素。唐宋以后，尤其是金元时期，则以"内风"致病为主导，如张元素认为是"热"为主要病因，刘河间主张"心火暴盛"为主要病因，《医学发明·中风有三》认为："中风者，非外来风邪，乃本气自病也。"其后，明·张景岳提出了"非风"之说，认为是"内伤积损"所导致，与外风无关。到了清代，叶天士开始明确以"内风"立论，近代医家张伯龙、张山雷等人进一步深化研究后认识到本病发生主要由于肝阳化风，气血上逆，直冲犯脑。

（三）言语障碍的常规针刺

言语障碍的常规针刺采用醒脑开窍法（同前）联合辅助穴位。

1. 辅助腧穴　　上廉泉（RN23，任脉）、金津玉液点刺放血（EX-HN12、EX-HN13，经外奇穴）。

2. 规范操作　　上廉泉位于任脉走行线上，舌骨上缘至下颌之间1/2处，向舌根部斜刺，进针2寸，施用提插泻法，以舌根部麻胀感为度。

取金津玉液时用舌钳或无菌巾将患者舌体拉起，在舌下可见2支静脉，用三棱针点刺舌下静脉，以出血1~3 mL为度。

3. 方义　　上廉泉、金津玉液亦属于局部取穴，有刺激舌体、疏调经

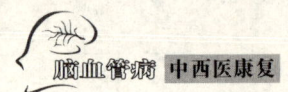

脉、改善舌肌血液循环的重要作用，语言謇涩和舌强不语的患者治疗后即刻语音状态就可改变，效果显著。

（四）吞咽障碍的常规针刺

吞咽障碍的常规针刺采用醒脑开窍法（同前）加辅助配穴。

1. 腧穴组成　　双侧风池（GB20，足少阳胆经）、双侧完骨（GBl2，足少阳胆经）、双侧翳风（TEl7，手少阳三焦经）、咽后壁点刺。

2. 规范操作　　取风池、完骨、翳风时，均向喉结方向斜刺，进针2～2.5寸。施用小幅度高频率捻转补法，即捻转幅度小于90°，捻转频率为120～160转/分，行手法1分钟。要求双手操作同时捻转，留针20～30分钟。

令患者张口，用压舌板将舌体压下，使咽后壁充分暴露，以3寸粗针或圆利针在患者咽后壁两侧点刺8～10点。

3. 方义　　风池、完骨、翳风均为近脑腧穴，除具备前文风池、完骨、天柱的濡脑养髓作用外，三穴共为少阳中枢之脉，具有通利枢纽之功。所以，针刺风池、完骨、翳风可共奏养脑髓、通脑窍、利机关之效。咽后壁点刺为局部刺激，有很好的提高咽后壁神经反应的作用。

第七节　　脑卒中患者的心肺康复

一、脑卒中患者心肺康复的重要性

氧气运输对于生命活动及日常生活必不可少。氧气运输是指充满氧气的血液流动到外周组织、细胞摄取氧气、氧气在组织内的利用及氧饱和度降低的血液流回肺部的过程。氧气运输途径包括从外界到外周组织中动脉血液灌注等多个步骤。脑卒中后通常损害氧气运输的一个或多个途径，如气道阻力增加、呼吸肌力量下降等。长期卧床可进一步减弱氧的转运。因此，改善氧气运输、最大限度地提高氧气运输的效率是脑卒中患者需要进行心肺康复的重要原因。

从中医角度来说，心肺同居上焦，心主血，肺主气，心主行血，肺司呼吸。心肺关系的实质是气和血的关系。气为血之帅，气行则血行；血为气之母，血至气亦至。人体之气来源于先天之气、水谷之气和自然界的清气。然而，肺为娇脏，主气司呼吸，主一身之气，肺有吸清呼浊，进行气体交换的功能，通过肺气的宣发与肃降，完成机体与自然界清气的气体交换，维持人体的生命活动。肺主一身之气的运行，简单来说，肺气通则全身之气通畅，新陈代谢协调有序，人体也就会达到一种通达的理想状态。通过心肺训练可帮助脑卒中患者实现这一理想状态。

2017年《中国脑卒中早期康复指南》指出：卒中早期卧床不动可导致严重的心血管功能障碍。卧床患者应该尽早离床接受常规的运动功能康复训练，以提高患者的心血管功能。重症脑卒中患者合并呼吸功能下降、肺内感染的患者，建议加强床边的呼吸道管理和呼吸功能康复。

心肺康复就是通过综合的干预措施改善心肺功能，从而实现加快疾病恢复、抑制疾病反复发作、预防并发症、延缓恶化甚至逆转病情的目的。

二、脑卒中患者常见的心肺功能障碍及产生原因

（一）脑卒中本身造成的心肺功能障碍

1. 患侧胸廓扩张不足　　脑卒中患者通常伴有患侧胸廓挛缩或活动度下降引起的胸廓扩张不足等现象，通常会降低脑卒中患者的肺通气及躯干控制能力。因此，针对性的胸廓扩张训练具有重要的意义。

2. 呼吸肌肌力下降　　偏瘫患者的胸廓常保持在吸气位且腹肌松弛不活动，呼吸肌不能有效地发挥作用。事实上，卒中后肺活量、吸气能力、总肺容量、最大吸气能力及呼气储备量的降低，均会导致呼吸功能障碍。呼吸肌力量降低是心血管疾病的独立危险因素，并且被认为能够增加卒中风险。在脑卒中患者的呼吸周期中，会出现呼吸肌和下腹部肌力的降低。多项研究一致认为，在自主呼吸和过度换气时麻痹的膈肌位置越高，膈肌的动度越小。相关研究已证实，呼吸肌训练能够改善呼吸肌功能，从而进一步提高运动能力，减少呼吸肌无力患者的呼吸困难程度和夜

间缺氧时间。

3. 呼吸和躯干控制问题　脑卒中患者脊柱过度伸展，患者的肋骨和胸骨上抬，胸大肌肌群早期产生的过强张力，以及患者用这些肌肉以粗大的全伸模式活动其瘫痪的上肢，使肋骨和胸骨的上抬进一步加剧。腹肌不能使肋骨处于下降位，胸廓变形，胸廓的运动也不正常。肋骨的上抬，乃至胸廓的挛缩，对躯干本身的运动，特别是上部躯干的屈曲和旋转有显著的影响。胸椎的屈曲伴旋转这一复合运动常见于功能性活动中，如上举或放物品于一侧或前侧方。肋骨的固定上抬可阻碍该复合运动，使胸壁形状不能发生变化，而胸廓变形是胸椎屈曲旋转和侧屈所必需的。在治疗中，不论主动还是被动运动，均会在起始位置感到受阻。所以治疗前，纠正患者胸部的姿势尤其重要。

4. 呼吸和言语控制问题　由于呼吸功能下降，患者不仅在体力活动中容易疲劳，言语功能通常受到影响。其说话的声音变小，仅能说非常短的句子，甚至可能说一个词要呼吸一次，想说正常长度的句子，必须能够轻松地维持一次发音长12~15秒，而患者维持时间明显缩短。

（二）卒中后与心肺功能相关的并发症

1. 运动耐力下降　脑卒中患者的呼吸肌无力，大脑会对血流进行重新分配，使呼吸肌的血流量由原来的2%增加到16%，以保证患者的基本呼吸，而相应分配到四肢尤其瘫痪侧的血流量就会减少，因此当患侧肢体需要活动时，肢体的疲劳速度会加快，从而影响肢体功能的恢复。这种在患者活动时呼吸肌"窃取"四肢血流量的现象是导致患者活动能力下降的重要原因之一。

脑卒中患者早期活动量下降通常出现去适应现象。严重的去适应是长期卧床、运动降低的结果。去适应的患者，在一定的亚极量运动强度下，运动的氧耗高于体健的人。这是中枢和外周机制综合作用的结果，包括运动时心率增加、心脏后负荷增加和外周肌肉有氧代谢能力降低。另外，躯体活动和训练减少可致运动的能力和效率降低。

2. 卒中相关性肺炎　早期脑卒中患者病后多长期卧床，引起坠积性肺炎。存在意识障碍和咽部肌肉功能障碍的患者导致吞咽困难和会厌功能丧失，可有长期的微量误吸，又无自主咳嗽动作，不能主动清除支气管内分泌物及反流物质，形成慢性肺炎。合并阻塞性睡眠呼吸暂停者，呼吸暂停一方面可以导致低血氧，另一方面可以导致胸膜腔内压负压增高，食道内压下降引起反流。

三、脑卒中患者的心肺康复治疗

（一）体位管理

肺部通气时血流和通气血流比值主要受重力的影响，因此也受体位的影响，体位管理的目标是要减少闭合容量，优化功能残气量。在直立位时胸膜内压负值减小，因此，肺尖部比肺底部的初始容积大，顺应性小。因为在这种体位下（直立位），肺底部的顺应性更好，在通气过程中有更大的容积改变。肺通气除了受重力作用产生的节段差异的影响外，还受局部顺应性和气道阻力的力学作用差异的影响。直立时肺下部的血流灌注增加，这就使肺尖部通气血流比相对肺底部增加，通气血流比在肺中部是最适的。

因此，脑卒中患者可早期进行直立位训练，如电动起立床的训练，不仅可增强下肢功能的恢复，对于增加肺通气、减少心肺相关的并发症也具有重要的意义。

（二）早期活动

脑卒中早期不能主动运动的患者可进行被动运动。对于感染控制后的急性加重期或长期卧床患者，应及早鼓励其进行握手、活动上下肢体等主动运动并给予推拿、按摩、针灸及神经肌肉电刺激等治疗，有利于患者的早日康复。

（三）呼吸训练

1. 呼吸控制　　呼吸控制强调的是让患者放松，恢复其基本的呼吸模式，鼓励其用下胸廓呼吸。良好的呼吸模式可提高患者呼吸效率，减少呼吸做功。做任何训练之前都可用呼吸控制使患者放松。呼吸控制对患者的要求不可太多。患者取舒适的体位，如半卧位，嘱其全身放松，鼓励用下胸廓呼吸。治疗师可在其膝盖下垫软枕，一方面使患者腹部放松，同时使骨盆轻度后倾，有利于膈式呼吸的诱发。治疗师可坐于旁边，手放于大约肚脐稍上的位置，吸气时手放松，呼气时朝着膈肌运动的方向轻轻向上推，力度一定要轻，避免力度太大产生膈肌抵抗（图5.7.1）。

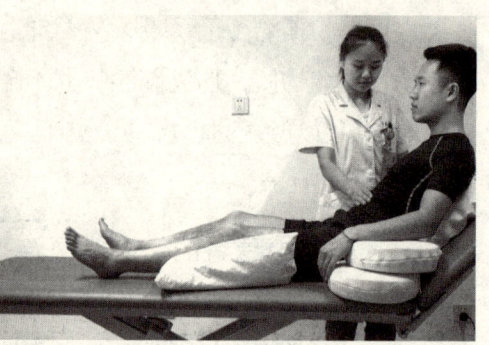

图5.7.1 呼吸控制

2. 胸廓扩张运动　胸廓扩张运动可增加肺容量，促进排痰。首先患者取舒适体位，嘱其放松呼吸。治疗师的手放在要扩张的胸廓部位，同时让患者意识集中在此。治疗师首先感受患者的呼吸，然后在患者吸气时治疗师的手随胸廓的运动而打开，同时指导患者对抗治疗师的手产生胸廓扩张。患者呼气时治疗师的手跟随胸廓运动并轻压肋骨辅助呼气，最后在患者吸气前即呼气的末端对肋骨进行快速的牵张以诱发其吸气（图5.7.2）。

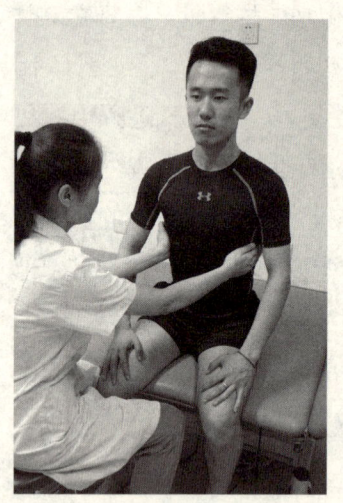

图5.7.2 胸廓扩张运动

3. 被动活动胸廓　治疗师站在床头，将双手分别放在患者季肋部的前外侧，依靠体重使其肋骨向下、向内运动，被动地重新恢复胸部正常位置。注意力量不要过大，老年人或伴有骨质疏松的患者不宜采用此法，在患者持续平静呼吸的同时，治疗师需保持患者胸部于正常位置。将肋骨保持于矫正后的正常位置，腹式呼吸将自然地发生，更好地激活核心肌肉（图5.7.3）。

4. 腹式呼吸　在促进患者腹式呼吸前

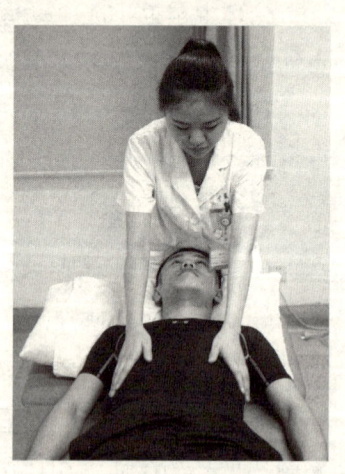

图5.7.3 被动活动胸廓

可活动胸廓以纠正肋骨的位置,随后患者取任意舒适体位,采取仰卧位时双下肢屈曲,腹部放松,患者要放松平稳地呼吸,治疗师一只手平放于患者的上腹部,在呼气末,随着患者的呼气动作平稳地施加压力,通过横膈的上升运动使呼气相延长。伴有构音障碍的患者可在呼气时逐步让患者结合"f、x、a"等发音进行(图5.7.4)。

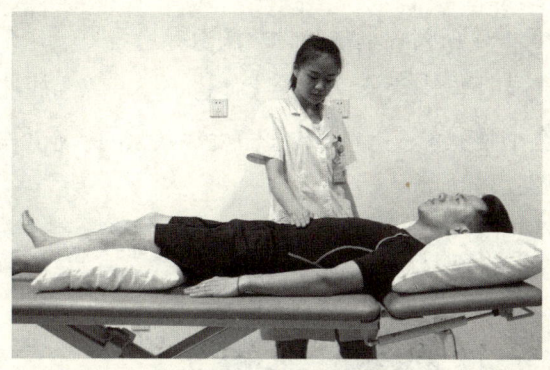

图5.7.4 腹式呼吸

5. 单侧肋间呼吸　　单侧肋间呼吸主要用于改善患者患侧呼吸弱的问题。患者取健侧卧位,在下侧胸廓下缘处放一毛巾卷,需扩张的胸廓在上方,嘱患者吸气,把气吸到上侧的肺部,治疗师的手放在上侧胸廓下缘引导患者吸气,感到这一侧的肋骨往外膨胀,用位于上方的胸廓进行单侧肋间呼吸练习(图5.7.5)。

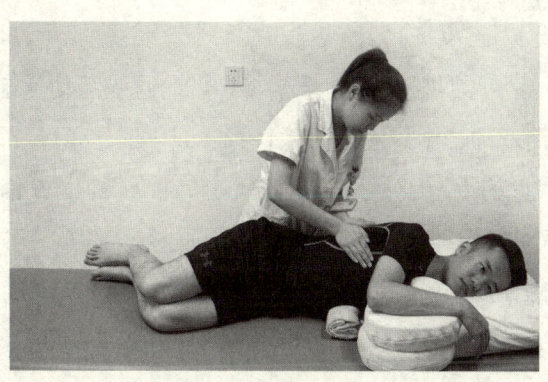

图5.7.5 单侧肋间呼吸

6. 横向胸式呼吸　　横向胸式呼吸是普拉提呼吸的一种。横向胸式呼吸通过改变胸壁运动增加肺容积，同时能协助患者的核心收缩。患者取舒适体位，嘱其用鼻子尽量吸气，感觉吸气时肋骨像手风琴一样张开，腹部不要向外鼓起，肩部保持下沉放松。呼气时用嘴巴慢慢呼气，呼气时感觉肋骨像被紧身衣压缩一样向里收紧，同时呼气时加入盆底肌的收缩（可告知其收缩盆底肌，就像憋小便的感觉一样）。整个过程中要始终收紧小腹，治疗师可以双手放在胸廓下端肋骨两侧引导患者吸气，在呼气时跟随患者呼吸时肋骨的向下向内而运动。治疗师也可以一只手放在患侧下端肋骨，另一只手放在小腹上来感觉其是否一直处在收紧的状态（图5.7.6）。

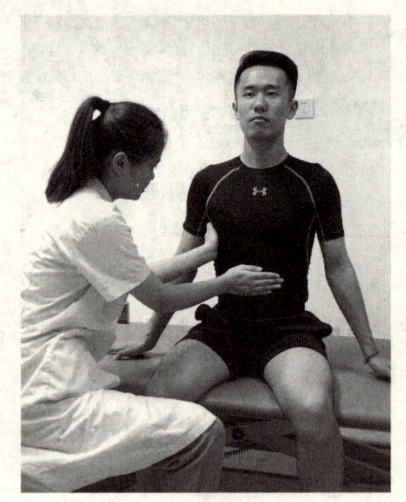

图5.7.6　横向胸式呼吸

7. 膈肌松解　　膈肌松解可用于改善患者的膈肌活动度与吸气能力。患者放松侧卧，治疗师位于患者的头部，将一只手的小鱼际和后3个手指置于第7至第10肋软骨的下方，另一只手置于上方胸廓的下方辅助呼气。在吸气阶段，治疗师轻轻地将手的接触点置于肋缘。在呼气过程中，治疗师加深接触内侧肋边缘，保持抵抗力，另一只手轻轻协助肋骨向下向内运动辅助呼气。在随后的呼吸周期中，治疗师逐渐增加肋缘内的接触深度（图5.7.7）。

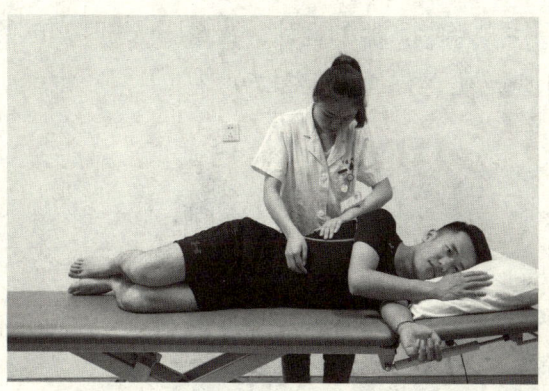

图5.7.7 膈肌松解

8. 吸气肌训练

（1）腹部重锤负荷法：在患者腹式呼吸吸气时对抗腹部膨隆加以重物抵抗，使横膈膜运动的方法。患者取膝立仰卧位，上腹部可放一沙袋，沙袋的重量以能够完整做10次腹式呼吸的负重量作为负荷的确定值，这也是横膈膜10次反复最大的收缩，称为10RM（10 repetition maximum）。以增强肌力为目的的训练设定为10RM的50%、75%、100%，10个/组，3组/次。以耐力为目的的训练设定负荷的35%～75%，15分钟/次（图5.7.8）。

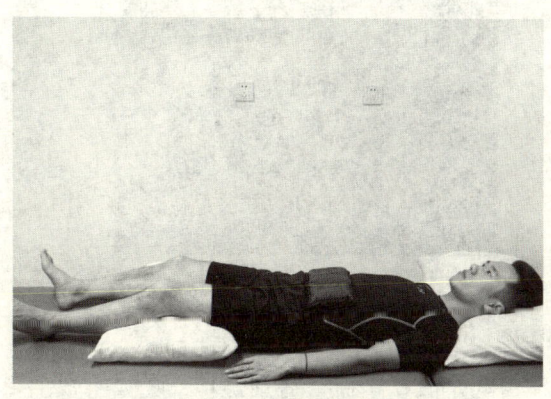

图5.7.8 腹部重锤负荷法

（2）徒手膈肌抗阻：患者取舒适的体位，放松呼吸，治疗师将手放在患者肚脐稍上的位置，在患者吸气时施加阻力。做等张收缩抗阻时，阻力是慢慢变小的，不可影响到膈肌的运动。做等长收缩时，在吸气的中后期施加一个阻力，让患者维持3~5秒（图5.7.9）。

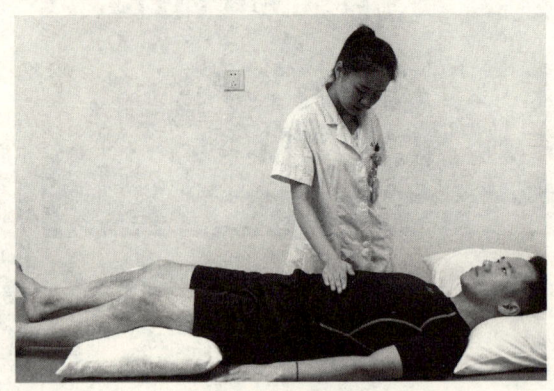

图5.7.9　徒手膈肌抗阻

（3）利用辅助设备增强吸气肌力量：见图5.7.10。

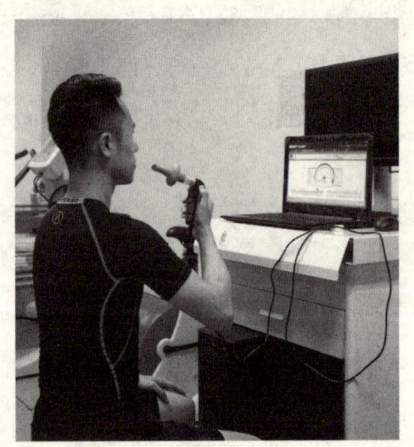

图5.7.10　辅助设备增强呼吸肌

9. 呼吸操　　目的是放松全身，特别是辅助呼吸肌，主要通过腹式呼吸增强膈肌、腹肌和下胸部的活动度，加深呼吸幅度，增大通气量，利于肺泡残气排出，从而改善肺通气功能，增加气体交换。

（1）平静呼吸：见图5.7.11。

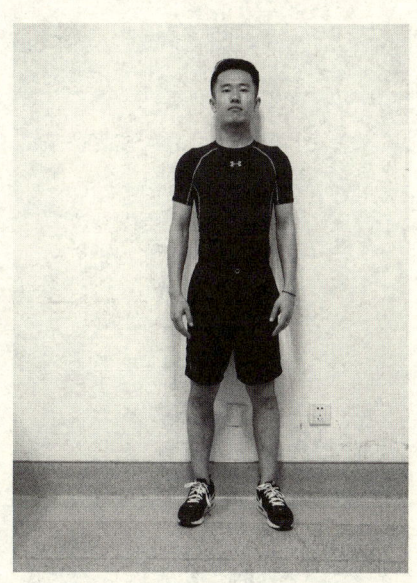

图5.7.11 体位展示

（2）立位，双脚一前一后分开，吸气时双上肢上举，躯干前倾，重心前移，呼气时双上肢放下，重心回到中心（图5.7.12）。

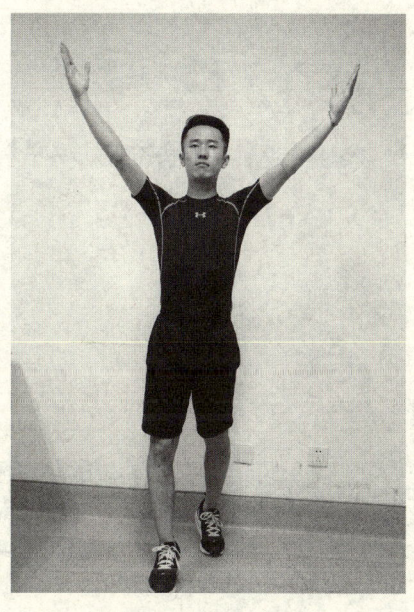

图5.7.12 双上肢上举

（3）立位，平举双上肢吸气，两臂向身旁放下呼气（图5.7.13）。

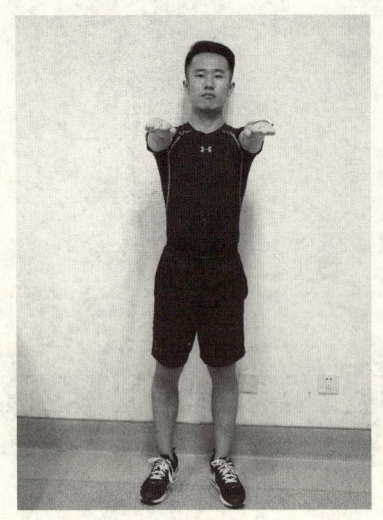

图5.7.13　双臂平举

（4）立位，双上肢平伸吸气，双手叠压腹部呼气（图5.7.14）。

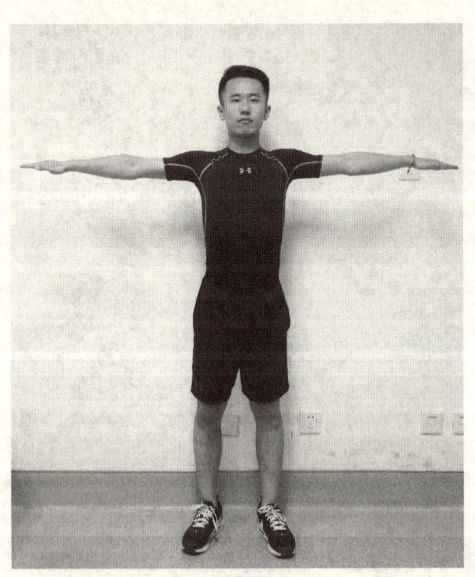

图5.7.14　双上肢平伸

（5）立位，双上肢抱头吸气，双上肢抱头转体呼气（图5.7.15）。

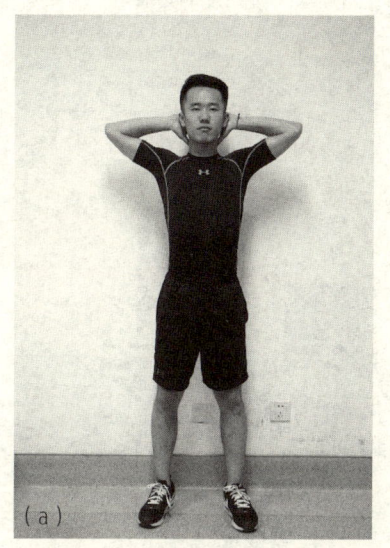
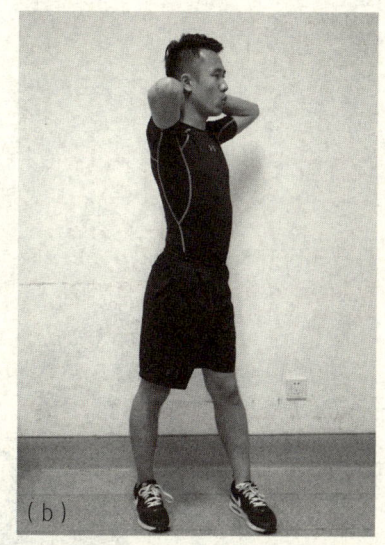

图5.7.15　双上肢抱头

（6）腹式缩唇呼吸：立位，一手放在胸前，一手放腹部，做腹式呼吸。吸气时尽力挺腹，胸部不动，呼气时做缩唇样吐气，腹肌缓慢主动收缩，以增加腹内压力，使膈肌上提，按节律进行呼吸（图5.7.16）。

（四）运动训练

运动训练是心肺康复的核心内容。骨骼肌消耗且功能失调与心肺功能下降是患者活动能力和运动耐力下降的主要原因，严重影响患者的生活质量。运动训练能提高肌肉细胞的有氧和无氧代谢，增加所训练肌肉的毛细血管密度，改善心肺系统协调工作的能力，显著提

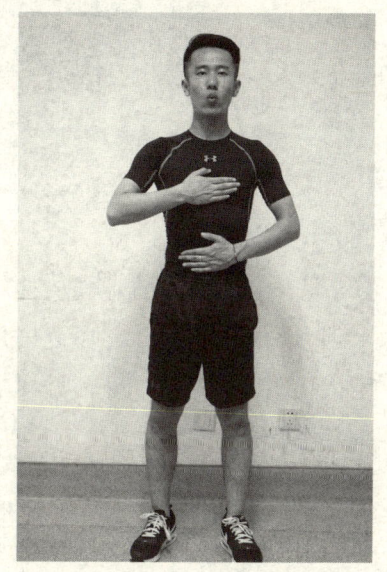

图5.7.16　腹式缩唇呼吸

高脑卒中患者的最大摄氧量（VO_2max），从而改善呼吸困难，提高运动耐力和生活质量。下肢肌群力量较好的脑卒中患者排除相关禁忌建议进行运动训练（图5.7.17）。

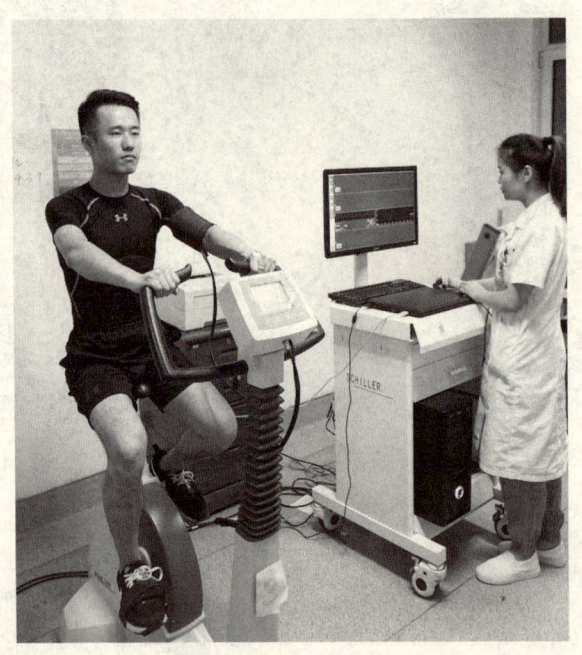

图5.7.17　运动训练

1. 运动能力的评估　　可根据患者的能力选择合适的评估方法，根据评估的结果，设定合适的运动处方，并可定期测试，以调整运动处方，保证训练效果。评估方法多选用心肺运动试验、症状限制性运动试验、低强度持续性运动试验。评估过程中需监测患者的心率、血压、血氧、呼吸频率及呼吸形态的变化。

心肺运动试验（CPET）：CPET是运动试验的一种形式，综合应用呼吸气体监测技术、计算机技术和活动平板或踏车技术，客观定量评价心脏储备功能和运动耐力，是评定心肺功能的金标准，也是制订患者运动处方的依据。① CPET方案的选择，基于安全性考虑，建议脑卒中患者采用症状限制性运动试验或低强度运动试验。② CPET适应证，多用于体能或下肢力量较佳者。一般FEV$_1$≥50%pred，mmRC评分≥1分。③ 受试者准备，受试者运动试验前3 h不能进食或抽烟，需合理着装。④ 医师评估与指导，运动试验前医师须了解患者的病史并认真进行体格检查，尤其是服用药物、吸烟情况、习惯活动水平、有无心绞痛或其他运动诱发的症状。医师须向患者介绍CPET程序及正确执行的方法，因为患者对其过程和运动用力程度的理解对完成质量很有帮助。测量患者血压及净身高、体重，签知情同意书。⑤ 运动试验中鼓励患者做最大努力，但也可随时停下。提醒患者与运动相关的不适感和风险。告知患者如果有胸部窘迫感或腿痛等不适，需指出不适部位，感到胸部窘迫时可自行停止运动。另一方面，若医务人员发现患者有严重异常情况，应立即停止运动。患者自感劳累及呼吸困难程度可参照Borg自感劳累分级表和呼吸困难分级表。⑥ 观察指标主要有最大摄氧量、峰值摄氧量、无氧阈值、最大换气量、通气储存量、血氧、血压、心电图等。

2. 运动处方的制订

（1）运动类型：主要分为有氧训练、抗阻训练、柔韧性训练。

有氧运动是运动康复的主要形式，多采用运动平板和功率自行车进行训练。有氧运动是脑卒中患者长期治疗的重要组成部分。当然，在不增加痉挛的情况下，四肢肌肉的抗阻训练可与有氧训练相结合。抗阻运动、柔韧性训练可作为有氧运动的有效补充。运动模式多采用连续有氧运动和间歇有氧运动，连续有氧运动步骤为热身运动-运动-整理运动。间歇有氧运动阶段呈运动-间歇-运动-间歇交替。间歇有氧运动更安全，可在运动训练早期采用。间歇有氧运动分高强度与低强度，根据患者的运动能力选择。

抗阻训练可提高肌肉力量和耐力，在不增加患者痉挛的情况下一般抗阻强度建议为1RM的20%～50%。训练形式可通过弹力带训练和哑铃进行上下肢、躯干或全身的力量训练。训练方法举例：肱二头肌力量训练、压肩训练、压凳训练、站立划艇、坐位划艇训练、侧拉训练、下蹲训练、压腿训练、踏阶训练等。以患者功能性训练为目标选择合适的抗阻运动方式。

柔韧性训练可在力量训练和有氧训练前后进行。训练方法包括侧颈伸展、肩部旋转、胸廓伸展、肩部伸展、肱三头肌拉伸、股四头肌伸展、腘绳肌伸展、腓肠肌伸展等。每个动作保持10~20秒/个，2~3次/个。

另外可根据患者的兴趣爱好及功能能力进行步行、跑步、爬楼梯训练及种花、扫地等家务活动，各种传统的体育锻炼如六字诀也是良好的运动方法。

对于重度脑卒中的患者，简单的握手和活动脚趾也是主动的康复活动，尽管没有明显的运动强度，但可锻炼相关的神经肌肉功能。

（2）运动强度：运动强度原则上应遵循个体化的原则，对于重度以上的患者应该渐进性地增加运动强度。目前，心肺运动试验是量化和评价运动强度的标准方法，包括功率自行车和平板运动试验，其中功率自行车对脑卒中患者较为常用。采用症状限制最大运动试验可获得患者的最大运动量（Wmax）、VO_2max和最大心率等指标。运动强度方法选择方式如下。① 传统目标心率法：传统运动目标心率是最大预测心率（HRmax）［HRmax =220－年龄（岁）］的50%~60%。② 以Borg量表自感劳累分级评分为标准确定运动强度，推荐RPE 10~14（20级表）。③ 储备心率法：运动时目标心率=静息心率+（最大运动心率-静息心率）×（0.4~0.7）。④ 以$peakVO_2$为标准确定运动强度。采用50%~80%$peakVO_2$不等。⑤ 采用AT值（60%VO_2max）确定运动强度，起始运动强度推荐为25%~60% VO_2max。

（3）运动时间：一般建议30~60 分钟/次。对于呼吸困难而使运动功能受限明显的患者可通过吸氧、无创正压辅助通气和间歇训练等方法增加运动量、延长运动时间、提高锻炼效果。

（4）运动频率：心肺康复的效果是与运动训练频率成正比的。运动康复建议3~5次/周，至少持续2~3个月。重度心肺功能障碍患者建议至少6个月。

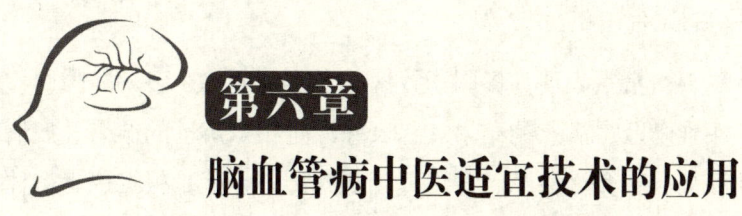

第六章
脑血管病中医适宜技术的应用

第一节 脑血管病的中医康复理论运用

中医康复的概念在20世纪80年代才被提出,其名称在中医古籍中无相应出处,但它的基本组成部分——中医康复治疗方法,在古籍中存在大量记载,可追溯至商周时期,在殷墟甲骨文中就有关于按摩、热熨、针灸、导引等治疗记录。中医康复理论及中医康复技术散在于中医文献中,目前一直未能形成完整的理论体系和成熟的康复流程,主要依据个人的经验进行治疗。本节将根据我们的临床实践初步梳理脑血管病的中医康复思路。

一、以"五脏为中心"的整体观

目前对脑血管病的中医康复治疗,重点在肢体功能障碍上,忽略了整体功能状态。人体是由许多组织器官所构成的,脏腑、经络、肢体、孔窍和气血等人体各个组成部分之间,在结构上是不可分割的,在生理上是相互联系、相互支持而又相互制约的,在病理上也是相互影响的。中医整体观是以五脏为中心,配以六腑,通过经络系统把五体、五官、九窍、四肢百骸等全身组织器官联系成有机整体并通过精、气、血、津液的作用完成机体统一的功能活动。

以五脏为中心的整体观是中医基础理论的鲜明特点之一,脑血管病虽然表现为脑部问题所导致的肢体功能障碍,但其根本首先是五脏功能的失调。本在五脏,其标在脑。因此,不管是中药还是针灸都要从调理五脏入手。

二、"杂合以治"的治疗观

中风病情复杂，常常表现为多因素致病、多病理变化、多功能障碍，临床上单一疗法难以取得满意的结果。综合疗法是根据辨证的结果、病情的需要，施以汤药、针灸、按摩、导引或针药并用，也就是根据患者个体差异、证候的不同，综合选用中医康复的各种方法。即所谓"圣人杂合以治，各得其所宜"，民间亦有"一针二灸三中药"之说。历代名医均重视针灸并用，针药同施。

华佗为外科鼻祖，除手术外，精于方药和针灸。《后汉书·方技列传》记载，华佗针灸不过数处，往往随手而着。张仲景在《伤寒杂病论》中也主张针药结合，辨证论治。一般阳证、热证、实证多用针法，对于阴证、寒证、虚证多用灸法。唐代孙思邈特别强调针灸并用、针药同施，认为"若针而不灸，灸而不针，皆非良医也；针灸而不药，药而不针灸，尤非良医也，知针知药，固是良医"，既精通方药，又精通针灸，方为上医。对于疑难重病、慢性顽固性疾病，尤其要遵循"杂合以治"的原则。

三、重调中焦脾胃气机

脾胃为气机升降之枢纽，升降逆乱亦可致中风。三焦畅通，脏腑气机升降出入有序，脏腑功能和谐。《素问·六微旨大论》曰："非出入，则无以生、长、壮、老、已；非升降，则无以生、长、化、收、藏。"是以升降出入无气不有，三焦之气和，五脏六腑皆和，因此保持三焦通畅是治疗疾病的关键。

中风患者多伴有腹胀、便秘、肺部感染、咳喘、痰多、小便不通等问题，上中下三焦均瘀滞不通。脾胃居中焦，脾主升，胃主降。《医门棒喝》载"升降之机者，在于脾土健运"，脾胃为气机升降之枢纽，脾主肌肉，主四肢，脾胃乃后天之本，气血生化之源。调理脾胃气机升降，使逆乱的气血得以复归正常，使正气得复，气血生化有源而四肢得养，则可使偏瘫向愈。肝升肺降、心肾既济，均赖脾胃升降、气机正常。中焦连接上下焦，是承上启下的关键之所在，中焦阻塞则清气不能升、浊气不能降，所以中风患者首先要解决腹胀、便秘的问题。

四、治病必求于本

"治病求本"始见于《素问·阴阳应象大论》,"阴阳者,天地之道也,万物之纲纪,变化之父母,生杀之本始,神明之府也,治病必求其本"。

(一)治病求本之病症之本

对于个体疾病本身而言,临床表现多种多样,病因病机极为复杂,病变过程有轻重缓急之分,因此必须善于从复杂的疾病中抓住本质。中风患者基础病多,病情更加错综复杂,故临床上需更加慎重,以过硬的中医基本功为基础,给予合理的中药、针灸方案,才能取得更好的疗效。

(二)治病求本之心神之本

1. 重视心理问题　　早在《黄帝内经》时代,中医学就已认识到人的精神好坏直接影响着生命功能的盛衰,尤其是消极的心理状态在一定条件下可引起各种病理变化,成为致病因素。如《素问·举痛论》谓:"百病生于气也,怒则气上,喜则气缓,悲则气消,思则气结。"华佗曾指出:"善医者先医心,而后医其身。"充分说明了中医对心理调适的高度重视。

2. "心主神明"关键在"明"　　中医典籍中关于"心主神明"的理论可以追溯到两千年前的《黄帝内经》。《素问·灵兰秘典论》曰:"心者,君主之官,神明出焉。"《灵枢·邪客》曰:"心者,五脏六腑之大主也,精神之所舍也……心伤则神去,神去则死矣。"《素问·六节藏象论》曰:"心者,生之本,神之处也。"古代先贤不仅认识到情志因素可以导致疾病,而且对于疾病导致的情志改变也积累了丰富的临证经验,对"心"的君主地位做了重要阐述。国际心身医学会曾宣告:"世界心身医学应向中医学寻找智慧。"

(1)"神明"的定义:"神"反映整个机体的生命力,包括脏腑经络气血和精神思维活动。所谓"神明",即"神"藏于内,"明"显于外,内外兼顾,协调统一。《素问·八正神明论》指出"神明"乃"日明心开而志先慧然独语",强调了"神明"即人的各种精神、情志活动正常运行，心境平和，正如《类经·脏象类》中所言："意志思虑之类皆神也。""神明"是传统中医经典理论的重要组成部分，具有重要的临床价值，"主神明"是心重要的生理功能之一。"心主神明"是指人体全身脏腑、官窍、形体的生理活动和精神思维意志等心理活动的正常运行皆由"心"调控和主宰。从另一个层面上，"心主神明"体现的是形神一体观。《黄帝内经》强调"形神具备，乃成为人"，"形神具备"即人有形之躯体与内在之精神保持和谐统一。荀子在《天论》中亦强调"形具神生"，即肉体与心灵协调统一的重要意义。由此可见，形神协调，即"心主神明"功能正常是推动生命发展的内在动力，是生命活动的基础。

（2）"神明"的意义：《素问·灵兰秘典论》云："主明则下安，以此养生则寿，殁世不殆，以为天下则大昌；主不明则十二官危，使道闭塞而不通，形乃大伤，以此养生则殃，以为天下者，其宗大危，戒之戒之。"不难看出，古代圣贤对"心"的重视程度，把"心"置于"君主之官、君临天下"的地位。众所周知，若国家有明君，则国泰民安，繁荣昌盛；若国家君主不明，则民不聊生，国家衰败。"心"对身体脏腑功能的统帅就如同君主治理国家，"神明"则脏腑调达，气血通畅。脏腑、经络气血功能运行正常，则通过积极的调节作用可以增强机体抵御外邪及抵抗精神刺激的能力，提高自身抵抗力，降低外邪及情志刺激对机体造成的损伤，若"神不明"则脏腑功能失调，气血不畅。脏腑、经络气血功能不能正常运行，则机体一旦受到外邪的干扰及精神情志的刺激，加之自身应激抵抗能力弱，就会导致气血瘀滞不畅、脏腑功能失调，进而损伤机体健康。故"心"为五脏之主，神明之所，五脏的盛衰皆与心神关系密切，"心神不明"发生于五脏虚弱之先，是疾病发生的前期过程。所以，神明，形将自正。正所谓，恬淡虚无，真气从之；精神内守，病安从来？

（三）治病求本之天道之本

"天—相应"思想是《黄帝内经》的核心思想之一，"与天地相应，与四时相副，人参天地"，强调自然的运动变化对人的生理、病理的影响和作用。凡是疾病，皆与宇宙总的规律相异也、相离也。顺天是最佳的自然演化，逆天是最凶的个体演化，疾病从某种程度上讲是对人类逆道的处罚，逆道是疾病的原因，如颠倒黑白不顺应日升日落而生活则不可能获得最佳睡眠而长寿。

顺天道矫正机体结构，合天理作息有常，七情适宜，饮食有常，不枉做劳，治病重在修为、修心、修德。离开这些根本的治疗，单从机体层面上进行治疗、改善内环境是无法治愈现代复杂的疾病的。人生修为的最高境界为顺其自然而顺天理，知足常乐而控人欲。

第二节　　巨刺针法在脑血管病中的应用

现代康复学针对脑血管病的治疗已经建立起了较为完善的治疗评估体系，并且仍然在不断发展、完善。中医康复的内容散在各经典中，没有针对性的理论指导及具体操作规范，这也成为目前从事中医康复事业学者的最大困惑。就针法而言，通过梳理经典及古今文献，发现巨刺针法更适合脑血管病患者。

经络学说是中医学的理论基础之一，不仅是针灸的基础理论，对指导各科中医临床也有重要意义。经络在人体是一种超平衡系统，运行全身气血，联络脏腑活动，沟通上下内外，调节体内各部分的功能。

循扪切按作为针灸的操作常规，古人曾反复强调。《素问·刺节真邪论》曰："用针者，必先察其经络之实虚，切而循之，按而弹之，视其应动者乃取之。"《素问·三部九候论》曰："必审问其所始病，与气之所方病，而后各切循其脉，视其经络浮沉，以上下逆从循之。"要求针刺前必须详细进行经络查体，采用爪切、指循、推摩等认真查找有关反应点体征，然后针对反应点体征确定寒热虚实。所以古人强调，"经脉者，决死生，处百病，调虚实，不可不通"。经络上的穴位是内脏在体表的反应点，《经脉》篇多次针对经脉浅路上出现的发热、寒凉、肿满、隆起、陷下、静脉血管"横逆变直"等多种穴位反应基本过程和客观存在的描述。

正由于建立了明晰可靠的原理流程，所以《黄帝内经》才会反复指出"为此诸病，盛则泻之，虚则补之，热则寒之，寒则热之，陷下则灸之"等针灸治则治法采用相应的调节手法，不能认为只要谙熟针法，就能取得良好的疗效，手感对针灸来说仍然很重要。

一、巨刺的定义

《黄帝内经》作为中医史上经典的医学专著，奠定了针灸的理论基础。巨刺针法始见于《黄帝内经》，最先在《灵枢》中被提及，主要散在《灵枢》的"官针""终始""厥病"，以及《素问》的"汤液醪醴论""三部九候论""调经论"等篇中。巨刺法作为《黄帝内经》中提出的一种古老的刺法，有着悠久的历史。《灵枢·官针》曰："凡刺有九，以应九变…八曰巨刺。巨刺者，左取右，右取左。"指机体一侧有病，而于对侧相应部位针刺的方法，即左侧有病取右侧穴，右侧有病取左侧穴的交叉针法。

二、巨刺的适应证

1. **疼痛类疾病**　巨刺的临床应用范围同样始见于《黄帝内经》。《素问·调经论》曰："身形有痛，九候莫病，则缪刺之，痛在于左而右脉病者，巨刺之。"唐代医家王冰解释为："缪刺者，刺络脉，左痛刺右，右痛刺左。巨刺者，刺经脉，左痛刺右，右痛刺左。"即巨刺适应证的诊断依据是病痛在于左（或右），而右（或左）侧脉象呈现的变化。徐凤在《针灸大全·标幽赋》中指出："住痛、移痛取相交相贯之经"；杨继洲在《针灸大成》中也指出："巨刺者，刺经脉也，痛在左而右脉病者，则巨刺之，左痛刺右，右痛刺左，刺经脉也"；元·王国瑞在《扁鹊神应针灸玉龙经》中云："头风偏痛不可忍，半边口燥热，合谷（泻），解溪（左痛取右，右痛取左）。"《针灸聚英》云："肘膝疼时刺曲池，进针一寸是相宜，左病针右右针左，依此三分泻气奇。"从文字上分析，这些古代医家都将巨刺法的应用范围集中在疼痛造成的疾病上，可以看出，巨刺是针灸治疗各种痛症的常用方法，在手法方面都应用强刺激泻法。

2. 中风后偏瘫　　古今医家均认为可以选择"巨刺"及相应方法治疗中风后偏瘫。王国瑞在《扁鹊神应针灸玉龙经》中云："中风半身不遂，左瘫右瘓，先于无病手足针，宜补不宜泻；次针其有病手足，宜泻不宜补。"《针灸大成·治症总要》曰："阳症，中风不语、手足瘫瘓者，合谷、肩髃、手三里、百会、肩井、风市、环跳、足三里、委中、阳陵泉，先针无病手足，后针有病手足。阴症，中风，半身不遂、拘急、手足拘挛，此是阴症也。亦依治之，但先补后泻……中风左瘫右瘓，三里、阳溪、合谷、中渚、阳辅、昆仑、行间……刺不效，复刺后穴，先针无病手足，风市、丘墟、阳陵泉。"《针灸逢源卷五·中风门》曰："半身不遂，此由气血不周，一名偏枯是也，或但手不举，口不能言，而无他症者，此中经也，各随其经络俞穴而针灸之，兼用药补血养筋方能有效。百会、肩井、肩髃、曲池、手三里、列缺、风市、绝骨、足三里，以上穴先针无病手足，后针有病手足。"《针灸甲乙经》中有一段关于巨刺治疗中风的描述，"偏枯，身偏不用而痛……病在分腠之间，巨刺取之"。对于左右交叉取穴，明代医家喻昌有一个形象的比喻："盖观树木之偏枯者，将溉其枯者乎？"喻昌认为，"当溉未枯者，使其荣茂，能够畅其枯者。"对于中风的发病机制，《灵枢·刺节真邪》认为，"虚邪客于半身，其入深，内居营卫，营卫稍去则真气去，邪气独留，发为偏枯"。真气去而邪气独留是发病的特点。患侧肢体真气不足，巨刺之法能通左右之经脉使患侧真气恢复。除了运用针法外，古代医家还有使用巨刺灸法治疗中风后偏瘫的描述，《神灸经纶·中风灸穴》曰："偏风半身不遂，左患灸右，右患灸左，肩髃、肩井、百会、承浆、地仓、三间、二间、阳陵泉、阳辅、（口喎）列缺、风市、曲池、环跳、足三里、绝骨、昆仑。"更是说明了巨刺适合偏瘫这种治疗上需要从左引右、从右引左的疾病。

对中风后其他兼症，古今文献也有记录。关于中风后言语不利的描述见《卫生宝鉴卷七·中风针法》："不语饮食不收承浆、漏落，左治右，右治左。"中风后口喎的描述见《针灸集成》："偏风口喎，间使，左取右、右取左，灸三七壮，立瘥，神效，灸后令患人吹火则乃知口正，此其验也。"《奇效良方·五脏正治方》："中风口喎……用橡斗盛蒜泥，涂合谷穴，右喎左贴，正则止之。"元·杜思敬辑的《针经摘英集》对于中风后其他兼症总结得很全面。

（1）治中风口眼㖞斜：刺足少阳经听会二穴，在耳前陷中，上关下一寸，动脉宛宛中，张口得之。刺足阳明经颊车二穴、地仓二穴，夹口吻旁四分，外如近下有脉微微动，跷脉、手足阳明之交会。左取右，右取左，宜频针灸，以取尽风气，口眼正为度。针入四分。

（2）治中风手足不遂：针百会穴，在前顶后一寸五分，顶中央旋毛中可容豆，督脉、足太阳交会于巅上，针入二分。听会穴，手少阳脉气所发，针入七分，留三呼，得气即泻。肩髃穴，在肩端两骨间凹陷中，举臂取之，手阳明、跷脉之会。曲池穴，在肘外辅骨屈肘曲骨之中，以手拱胸取之，针入七分。三里穴，在曲池下二寸，按手肉起兑肉之端，针入三分。悬钟穴，在外踝上三寸动脉中，足三阳之大络，针入六分。风市穴，在腿外两筋间，正身舒下两手著腿，当中指头陷中。其七穴左治右，右治左，以取尽风气，轻安为度。治中风气塞涎上，不语昏危者针百会。风池，在颞颥后发际际陷中，足少阳、阳维之会，针入七分。大椎，在第一椎上陷中，手足三阳、督脉之会，针入五分。肩井，在肩上，缺盆上大骨前一寸半，以三指按取之，当中指下陷中者是。手足少阳、阳维之会，只可针入五分。曲池，具在前。间使，在掌后三寸两筋间陷中，厥阴手经，针入三分。三里等七穴，左治右，右治左，以取尽风气，神清为度。

3. 巨刺的机制　　通过对巨刺法的研究发现，这种古老的针刺手法充分体现了中医的基本特点。中医学的独特理论体系是以整体观念为主导的，整体观念体现于中医的生理、病理、诊断、辨证及治疗等各个方面。人体以五脏为中心，配以六腑，通过经络系统"内属于脏腑，外络于肢节"的作用而实现各项功能。经络本身就是一个整体，正常人体左右两侧的经络相互连接、沟通，如手足三阳经均交会于督脉的大椎，足三阴经交会与任脉的中极、关元。经络的左右交叉循行交通经气，如手阳明大肠经"入下齿中，还出挟口，交入中，左之右，右之左"。由于循行分布于人体左右两侧的经脉交相沟通，经气相通，保证在正常生理状态下人体内外、上下、左右、前后的阴阳平衡，才能维持人体生理功能的正常活动。人体在正常情况下，全身各个部分的气血保持协调平衡，当某处气血失衡，就产生阴阳的偏盛偏衰，故治疗上应该调其阴阳。如《素问·至真要大论》曰："谨察阴阳所在而调之，以平为期。"机体处于失衡状态的时候，身体就会出现偏侧气血的偏盛偏衰，通过交叉针刺对侧肢体，调整气血的偏盛偏衰，力求恢复机体原有的平衡状态，"以平为期"。患侧肢体真气不足，"巨刺"之法能通左右之经脉，使患侧真气恢复。

大脑皮质接受的信息是来自双侧的，机体一侧患病，患侧的感觉输入必定会受到损伤，导致无法输入正常的信号，并将其传入到大脑皮质；健侧的机体感觉输入是正常的，针刺的信息能够正常传入大脑中，因此，针刺信息对大脑皮质的影响是双侧的。由于大脑的多数联合纤维是两半球同位区的联系，所以左右对应部位的交叉取穴法与上下左右交叉取穴法均可产生效果。

第三节　脑血管病中医适宜技术——针法

针刺疗法是脑血管病最常用的治疗方法，历代医家均对临床实践经验有所总结，本文在古籍梳理及古今医家经验的基础上总结针对脑血管病行之有效的治疗技术，内容如下。

一、脑血管病毫针刺的补泻原则

1. 软瘫期的补泻原则　　上下肢软瘫巨刺针法，泻健侧。

2. 痉挛期的补泻原则　　上下肢痉挛泻阴补阳。上肢腕关节以上痉挛以下软瘫，腕关节以上泻阴补阳、腕关节以下阴阳双补。膝关节以上痉挛伴踝关节软瘫，踝关节以上补阴泻阳、踝关节以下补阳泻阴。足下垂者，先阴阳双补，后泻阴补阳。足内翻者泻阴补阳。手足下垂、四肢麻木、肢体无力者阴阳双补。手指、足趾能背折者补阳泻阴。手指、足趾不能弯曲者补阴泻阳。手指、足趾不能分开者补阳泻阴。手指、足趾不能并拢者补阴泻阳。

3. 恢复期的补泻原则　　在痉挛期补泻的基础上加温针法。

以上针刺均是捻转补泻，顺补逆泻，行针时捻转角度要大、力度要强、速度要快。

二、针刺体位的选择

1. 仰卧位　　适宜取头、面、胸、腹部腧穴和上、下肢部分腧穴。

2. 侧卧位　　适宜取身体侧面少阳经腧穴和上、下肢部分腧穴。

3. 俯卧位　　适宜取头、项、脊背、腰背部腧穴和下肢背侧及上肢部分腧穴。

4. 仰靠坐位　　适宜取前头、颜面和颈前等部位的腧穴。

5. 俯伏坐位　　适宜取后头和项、背部的腧穴。

6. 侧伏坐位　　适宜取头部的一侧、面颊及耳前后部位的腧穴。

三、针刺时的注意事项

1. 过于饥饿、疲劳、精神高度紧张者，不行针刺。体质虚弱者，刺激不宜过强，并尽可能采取卧位。

2. 避开血管针刺，防止出血，常有自发性出血或损伤后出血不止的患者不宜针刺。

3. 皮肤有感染、溃疡、瘢痕或肿瘤的部位不宜针刺。

4. 针刺眼区腧穴时要掌握一定的角度和深度，不宜大幅度提插捻转或长时间留针，以防刺伤眼球或导致出血。

5. 背部第11胸椎两侧、侧胸（胸中线）第8肋间、前胸（锁骨中线）第6肋间以上的腧穴，禁止直刺、深刺，以免刺伤心、肺，尤其对肺气肿患者，更需谨慎，防止发生气胸。

6. 两胁及肾区的腧穴，禁止直刺、深刺，以免刺伤肝、脾、肾脏，尤以肝脾肿大患者更应注意。

7. 针刺顶部及背部正中线第1腰椎以上的腧穴时，如进针角度、深度不当，易误伤延髓和脊髓，引起严重后果。针刺这些穴位至一定深度如患者出现触电感向四肢或全身放散，应立即退针，切忌捣针。

四、针刺操作的手法与顺序

1. 针刺的手法

（1）采取巨刺法时注意在体表部位寻找病灶的对应点、敏感点、变色区、压痛点、条索状、筋结处、相对经络线、相对阴阳面等。人体的上下对应、左右对应、前后对应、同侧上下肢体对应、阴侧阳侧对应、相表里的阴经阳经对应、相同肢体对应、上肢下肢交叉对应。并加强对进针后针刺手感、滞针感的体会。

（2）用左手指压或者提捏皮肤固定针刺部位，右手食指、拇指、中指、环指持针，采用直刺法或者斜刺法迅速用平补平泻手法进针，达到一定深度即得气的时候停下来，采用捻转补泻，该补则补，当泻则泻，在补泻的时候针尖可在原得气的位置再向下深入，随着补泻退至得气的上方，再使针尖回到得气的位置。右手操作时左手不要离开原固定部位。同时，右手操作时要把手指的功力用在针柄上，使针体上产生一种强大的重力作用在痛点处。留针20~30分钟，平补平泻，出针。

2. 针刺顺序　　先健侧后患侧，先阳侧后阴侧，先上肢后下肢，先上后下。

五、脑血管病的具体治疗

（一）软瘫期

1. 上下肢软瘫

（1）取穴：上肢取肩髃（手阳明大肠经）、曲池（手阳明大肠经）、手三里（手阳明大肠经）、外关（手少阳三焦经）、合谷（手阳明大肠经）、上廉（手阳明大肠经）、手阳八邪（经外奇穴）、臑会（手少阳三焦经）、肩髎（手少阳三焦经）、尺泽（手太阴肺经）。下肢取环跳（足少阳胆经）、外膝眼（经外奇穴）、承山（足太阳膀胱经）、委中（足太阳膀胱经）、解溪（足阳明胃经）、足阳八邪（经外奇穴）、血海（足太阴脾经）、三阴交（足太阴脾经）、太冲（足厥阴肝经）、中渎（足少阳胆经）、风市（足少阳胆经）、阳陵泉（足少阳胆经）、丘墟（足少阳胆经）、悬钟（足少阳胆经）、光明（足少阳胆经）、外丘（足少阳胆经）、阳交（足少阳胆经）。

（2）操作方法：上下肢均是巨刺，泻健侧穴位。

2. 口眼歪斜

（1）取穴：下关（足阳明胃经）、迎香（手阳明大肠经）、人中（督脉）、颊车（足阳明胃经）、地仓（足阳明胃经）、牵正（经外奇穴）、合谷（手阳明大肠经）、二间（手阳明大肠经）、四白（足阳明胃经）、巨髎（足阳明胃经）、大迎（足阳明胃经）、冲阳（足阳明胃经）、内庭（足阳明胃经）、行间（足厥阴肝经）、太冲（足厥阴肝经）、口禾髎（手阳明大肠经）、颧髎（手太阳小肠经）、翳风（手少阳三焦经）。

（2）操作方法：巨刺，取健侧穴位，泻法。

3. 眼睑闭合不全

（1）取穴：阳白（足少阳胆经）、丝竹空（手少阳三焦经）、瞳子髎（足少阳胆经）、太阳（经外奇穴）、睛明（足太阳膀胱经）、四白（足阳明胃经）、承泣（足阳明胃经）、印堂（经外奇穴）。

（2）操作方法：巨刺，取健侧穴位，泻法。

4. 眼睑下垂

（1）取穴：阳白（足少阳胆经）、丝竹空（手少阳三焦经）、瞳子髎（足少阳胆经）、太阳（经外奇穴）、睛明（足太阳膀胱经）、四白（足阳明胃经）、承泣（足阳明胃经）、印堂（经外奇穴）。

（2）操作方法：巨刺，取健侧穴位，用泻法。

5. 流涎

（1）取穴：承浆（任脉）、金津（经外奇穴）、玉液（经外奇穴）、颊车（足阳明胃经）、地仓（足阳明胃经）、牵正（经外奇穴）。

（2）操作方法：取承浆时针尖自下向上斜刺，朝着鼻尖方向，皮下定向法。金津、玉液点刺放血。颊车、牵正、地仓、巨刺，泻健侧穴位。

6. 腮内留食

（1）取穴：下关（足阳明胃经）、牵正（经外奇穴）、颊车（足阳明胃经）、地仓（足阳明胃经）、合谷（手阳明大肠经）。

（2）操作方法：巨刺，健侧取穴，泻法。

（二）痉挛期

1. 上下肢痉挛

（1）取穴：上肢取肩髃（手阳明大肠经）、曲池（手阳明大肠经）、合谷（手阳明大肠经）、手阳八邪（经外奇穴）、外关（手少阳三焦经）、上廉（手阳明大肠经）、手三里（手阳明大肠经）、肩髎（手少阳三焦经）、臑会（手少阳三焦经）、尺泽（手太阴肺经）、内关（手厥阴心包经）。

下肢取环跳（足少阳胆经）、膝内（经外奇穴）、委中（足太阳膀胱经）、承山（足太阳膀胱经）、三阴交（足太阴脾经）、解溪（足阳明胃经）、足阳八邪穴（经外奇穴）、外膝眼（经外奇穴）、膝外（经外奇穴）、足三里（足阳明胃经）、太冲（足厥阴肝经）、中渎（足少阳胆经）、风市（足少阳胆经）、阳陵泉（足少阳胆经）、丘墟（足少阳胆经）、悬钟（足少阳胆经）、光明（足少阳胆经）、外丘（足少阳胆经）、阳交（足少阳胆经）。

（2）操作方法：上肢刺肩髃、曲池、合谷、手阳八邪、外关、上廉、手三里、肩髎、臑会，用补法。阴侧的尺泽、内关，用泻法。每日1次。效果不明显时，加刺健侧的阳穴，用泻法，加刺1~3次。

下肢刺环跳、中渎、风市、膝内、委中、承山、三阴交、解溪、足阳八邪，用补法。外膝眼、膝外、足三里、阳陵泉、丘墟、悬钟、光明、外丘、阳交、太冲，用泻法。每日1次。效果不明显时，加刺健侧的阳穴，用泻法，加刺1~3次。

2. 肩肘关节痉挛伴腕关节下软瘫

（1）取穴：肩髃（手阳明大肠经）、曲池（手阳明大肠经）、尺泽（手太阴肺经）、内关（手厥阴心包经）、外关（手少阳三焦经）、合谷

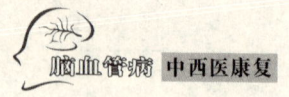

（手阳明大肠经）、手阳八邪（经外奇穴）。

（2）操作方法：肩髃、曲池用补法，尺泽用泻法。内关、外关、合谷、手阳八邪穴用补法。效果不明显时，加刺健侧的阳穴，用泻法，加刺1～3次。亦可配病灶对应穴。

3. 膝关节痉挛伴踝关节下软瘫

（1）取穴：膝内（经外奇穴）、内膝眼（经外奇穴）、三阴交（足太阴脾经）、环跳（足少阳胆经）、膝外（经外奇穴）、外膝眼（经外奇穴）、足三里（足阳明胃经）、委中（足太阳膀胱经）、承山（足太阳膀胱经）、解溪（足阳明胃经）、足阳八邪（经外奇穴）、太冲（足厥阴肝经）。

（2）操作方法：膝内、内膝眼、膝下内侧穴、三阴交，用补法。环跳、膝外、外膝眼、足三里、膝下外侧穴，用泻法。委中、承山、解溪、足阳八邪用补法，太冲用泻法。每日1次。效果不明显时，泻健侧的阳穴或取病灶对应穴。

4. 足下垂

（1）取穴：环跳（足少阳胆经）、外膝眼（经外奇穴）、足三里（足阳明胃经）、足阳八邪（经外奇穴）、解溪（足阳明胃经）、血海（足太阴脾经）、三阴交（足太阴脾经）、承山（足太阳膀胱经）、委中（足太阳膀胱经）、太冲（足厥阴肝经）。

（2）操作方法：下肢刺环跳、外膝眼、足三里、足阳八邪、解溪、血海、三阴交、承山、委中，用补法；太冲用泻法。每日1次。效果不明显时，加刺健侧的阳穴，用泻法；太冲用泻法。关节下方有病时，加刺关节上方1～2个穴位。

5. 足内翻

（1）取穴：环跳（足少阳胆经）、血海（足太阴脾经）、足三里（足阳明胃经）、上巨虚（足阳明胃经）、下巨虚（足阳明胃经）、光明（足少阳胆经）、悬钟（足少阳胆经）、丘墟（足少阳胆经）、阴陵泉（足太阴脾经）、三阴交（足太阴脾经）、太冲（足厥阴肝经）、委中（足太阳膀胱经）、解溪（足阳明胃经）。

（2）操作方法：刺环跳、血海、足三里、上巨虚、下巨虚、光明、悬钟、丘虚，用补法。阴陵泉、三阴交、太冲，用泻法。每日1次。效果不明显时，加刺健侧的阳穴，用泻法，加刺1～3次。

6. 面肌痉挛

（1）取穴：太阳（经外奇穴）、四白（足阳明胃经）、下关（足阳明胃经）、牵正（经外奇穴）、颊车（足阳明胃经）、地仓（足阳明胃经）、合谷（手阳明大肠经）。

（2）操作方法：健侧用泻法，患侧用补法。针尖朝向眼、鼻、口的方向斜刺进针，用皮下定向法。每日1次。也可舌下静脉放血。患侧痉挛点点刺放血后拔罐，均为3日1次，一般3～5次即可。也可用泻血笔在痉挛点上点刺放血、拔罐。

（三）恢复期

1. 上下肢麻木无力

（1）取穴：上肢取肩髃（手阳明大肠经）、曲池（手阳明大肠经）、合谷（手阳明大肠经）、内关（手厥阴心包经）、外关（手少阳三焦经）、手阳八邪（经外奇穴）、尺泽（手太阴肺经）、手心（经外奇穴）。

下肢取环跳（足少阳胆经）、外膝眼（经外奇穴）、足三里（足阳明胃经）、足阳八邪（经外奇穴）、解溪（足阳明胃经）、血海（足太阴脾经）、三阴交（足太阴脾经）、承山（足太阳膀胱经）、委中（足太阳膀胱经）、太冲（足厥阴肝经）。

（2）操作方法：上肢刺肩髃、曲池、合谷、内关、外关、手阳八邪，用补法；尺泽用泻法。下肢刺环跳、外膝眼、足三里、足阳八邪、解溪、血海、三阴交、承山、委中，用补法；太冲用泻法。每日1次。用补法的穴位亦可配合温针法。效果不明显时，加刺健侧的阳穴，用泻法，加刺1～3次。

2. 手足肿胀

（1）取穴：曲池（手阳明大肠经）、手三里（手阳明大肠经）、外关（手少阳三焦经）、合谷（手阳明大肠经）、手阳八邪（经外奇穴）、外膝眼（经外奇穴）、膝外（经外奇穴）、承山（足太阳膀胱经）、解溪（足阳明胃经）、风市（足少阳胆经）、尺泽（手太阴肺经）、阴陵泉

（足太阴脾经）、三阴交（足太阴脾经）、足阳八邪（经外奇穴）。

（2）操作方法：曲池、手三里、外关、合谷、外膝眼、膝外、承山、解溪、风市用补法，尺泽、阴陵泉、三阴交用泻法。每日1次。用补法的穴位亦可配合温针法。效果不明显时，配病灶对应穴。

3. 大便失禁

（1）取穴：中脘（任脉）、天枢（足阳明胃经）、关元（任脉）、足三里（足阳明胃经）、三阴交（足太阴脾经）、神阙（任脉）、大肠俞（足太阳膀胱经）。

（2）操作方法：刺中脘、天枢、关元、足三里、三阴交，用补法。每日1次，并配合温针法。

4. 便秘

（1）取穴：中脘（任脉）、大横（足太阴脾经）、行间（足厥阴肝经）、照海（足少阴肾经）、太白（足太阴脾经）、天枢（足阳明胃经）、水道（足阳明胃经）、归来（足阳明胃经）、支沟（手少阳三焦经）、承山（足太阳膀胱经）、曲池（手阳明大肠经）、内庭（足阳明胃经）、大肠俞（足太阳膀胱经）、上巨虚（足阳明胃经）、阳陵泉（足少阳胆经）。

（2）操作方法：中脘、大横、行间、照海、太白用补法，天枢、水道、归来、支沟、承山、曲池、内庭、大肠俞、上巨虚、阳陵泉用泻法。每日1次，用补法的穴位亦配合温针法。

5. 小便失禁

（1）取穴：关元（任脉）、中极（任脉）、三阴交（足太阴脾经）、神阙（任脉）、命门（督脉）。

（2）操作方法：刺关元、中极、三阴交，用补法。每日1次并配合温针法。神阙、命门，隔姜灸，每日一次，以汗出为度，7日为1个疗程。

6. 尿潴留

（1）取穴：三焦俞（足太阳膀胱经）、肾俞（足太阳膀胱经）、关元俞（足太阳膀胱经）、膀胱俞（足太阳膀胱经）、上髎（足太阳膀胱经）、次髎（足太阳膀胱经）、中髎（足太阳膀胱经）、下髎（足太阳膀胱经)、委阳(足太阳膀胱经)、秩边(足太阳膀胱经)、三阴交(足太阴脾经)、关元(任脉)、阴陵泉(足太阴脾经)、中极(任脉)、关元左右各1寸处取穴(经外奇穴)。

(2)操作方法:三焦俞、肾俞、关元俞、膀胱俞、上髎、次髎、中髎、下髎、委阳、秩边直刺用补法,三阴交直刺用泻法,关元针尖朝向膀胱部位斜刺用泻法,阴陵泉直刺用泻法,中极针尖朝向膀胱部位斜刺用泻法。关元左右各1寸处取穴,针尖朝向膀胱方向斜刺进针,用补法。每日1次,用补法的穴位配合以温针法。

7. 面部麻木

(1)取穴:太阳(经外奇穴)、阳白(足少阳胆经)、四白(足阳明胃经)、迎香(手阳明大肠经)、下关(足阳明胃经)、牵正(经外奇穴)、颊车(足阳明胃经)、地仓(足阳明胃经)。

(2)操作方法:太阳、阳白、四白、迎香、下关、牵正、颊车、地仓用皮下定向法,针尖朝着正中线的方向,左右均刺。患侧用补法,并配合隔姜泥灸;健侧用泻法。

六、各家经验穴的刺法

(一)叶氏针法的使用(见图6.3.1)

1. 手两针　大小鱼际赤白肉际处(从指根推到掌根的位置找到反应点),穿过反应点,斜向掌横纹(大陵穴位置)进针(此两针用以通督脉及膀胱经),需注意滞针感及穴位的准确性。

2. 脑户后找到结节,在结节上方由上到下穿过,用于强化治疗效果。

3. 言语障碍　哑门穴斜向喉咙方向直刺进针。

4. 横穿肩关节　由肩关节解剖位的三角孔进针,朝肩关节前上方透刺,针不够长时也可由前上方再向此位置透刺一针。

5. 腹股沟发紧　前方腋横纹头向后透刺进针。

6. 沿着三角肌前后两侧的筋膜沟,顺此筋膜沟向肘关节排列走针。

7. 曲池穴外1寸位置进针,进针后沿骨膜直刺。

8. 前臂内侧尺桡骨之间筋膜沟走针由肘到腕,但针尖都要朝向肘关节。

9. 腕关节的刺激　　用于关节不灵活及手脚发凉，屈腕在腕关节3条肌腱的外侧下方进针，进针后先针到骨膜上，然后贴着骨面（针骨升阳）在3条肌腱下针刺。

10. 手指不灵活　　手阳八邪穴的进针及三间透后溪。

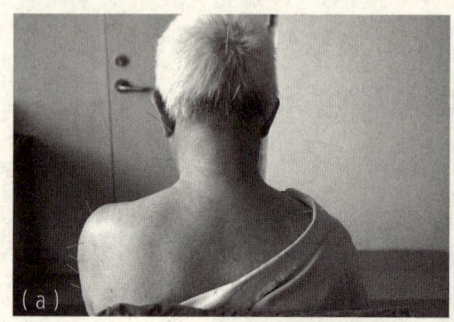
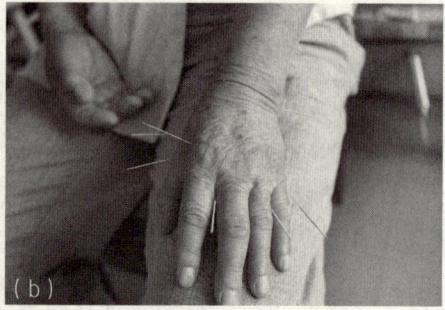
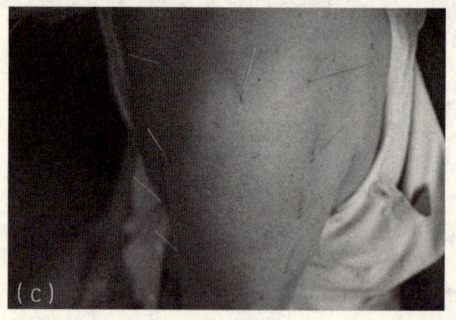

图6.3.1　叶氏针法

（二）张文义先生针刺中的经验穴

1. 手心

（1）定位：位于手掌弯曲时的掌心凹陷处。

（2）刺法：自掌心进针，将透手掌的外侧为度。

（3）主治：手掌不能伸开，上肢及对侧的瘫痪、麻木疼痛。

2. 伸指

（1）定位：位于合谷前1寸处凹陷中。

（2）刺法：针尖朝向后溪方向刺入，针体在掌面中间穿过，将透后溪为度。

（3）主治：上下肢的瘫痪，手掌屈而不能伸及上下肢麻木疼痛。

3. 膝内

（1）定位：位于膝关节腘窝横纹内侧尽头处。

（2）刺法：针尖自内侧进针，朝膝外方向刺入，将达到膝外为度。

（3）主治：下肢瘫痪、麻木疼痛等，调整足内外翻。

4. 膝外

（1）定位：位于膝关节腘窝横纹外侧尽头处。

（2）刺法：针尖自外侧进针，朝膝内方向刺入，将达到膝内为度。

（3）主治：下肢瘫痪、麻木疼痛等，调整足内外翻。

5. 抬足

（1）定位：位于足掌内侧缘凹陷处，足内侧上0.5寸。

（2）刺法：针尖自足掌内侧进针，朝足掌的外侧缘上0.5寸的方向刺入，将达到外侧为度。

（3）主治：治疗足下垂、下肢瘫痪、麻木疼痛等。

6. 足心

（1）定位：足弯曲时的足心凹陷处。

（2）刺法：自足心进针，将透过足掌为度。

（3）主治：治疗足下垂及下肢的瘫痪、麻木疼痛、下肢浮肿、不安腿综合征。

以上穴位均可被灵活地运用在脑血管病的毫针刺中并施以正确的补泻手法。

（三）唐强提出的头针康复体系的建立

头针疗法是在继承中国古代针刺治病理论及针刺经验基础上，结合西医学神经生理、解剖知识，经过临床实践加以总结的在头部特定区域针刺以治疗疾病的方法，多用于治疗脑源性疾病，其刺激区域的划分原则是大脑皮层的功能定位在头皮上的投影。头针主要应用在患者康复训练中的留针，以便长时间加强患者在康复训练中对大脑功能区的刺激。

1. 刺激区的定位及主治

（1）顶区：部位为百会透前顶，与左、右神聪及再向外左、右各1

寸向前透刺。主治运动障碍、感觉障碍、尿便障碍、空间定位障碍。见图6.3.2。

（2）顶前区：部位为百会从前顶至囟会及其向左、右各1寸的平行线向前透刺。主治运动障碍、协调障碍、肌张力障碍、自主神经功能障碍。见图6.3.3。

（3）额区：部位为从囟会至神庭及其向左、右各1寸的平行线。其下为额叶的前部。主治认知功能障碍，心理障碍。见图6.3.4、见图6.3.5。

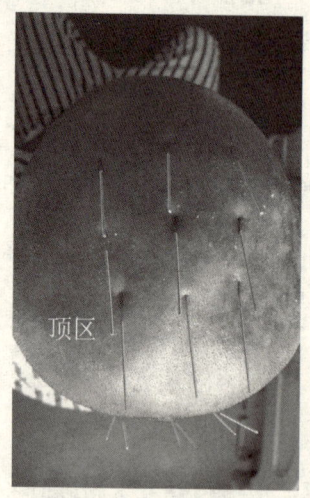

图6.3.2　头针顶区

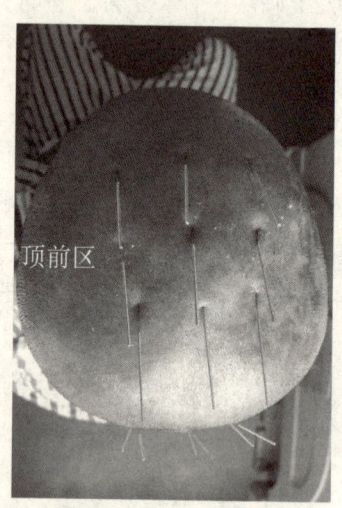

图6.3.3　头针顶前区

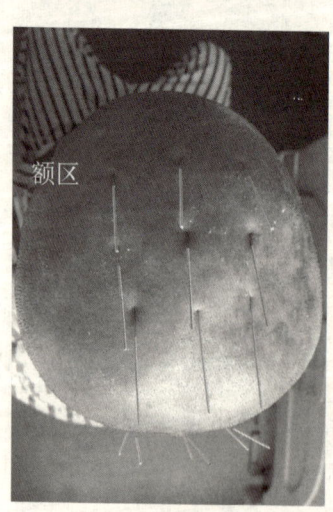

图6.3.4　头针额区

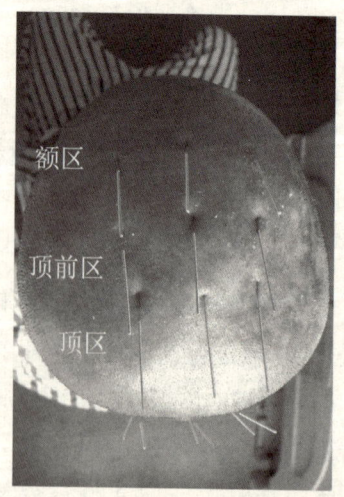

图6.3.5　头针顶、顶前、额三区

（4）枕区：部位为从强间至脑户及其向左右各旁开1寸的平行线向下透刺。主治视力障碍。见图6.3.6。

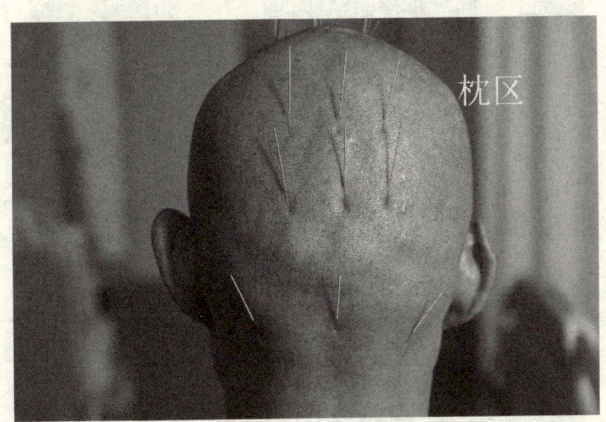

图6.3.6　头针枕区

（5）枕下区：部位为脑户向风府、玉枕透天柱，其直下为小脑。主治平衡功能障碍、协调功能障碍。见图6.3.7。

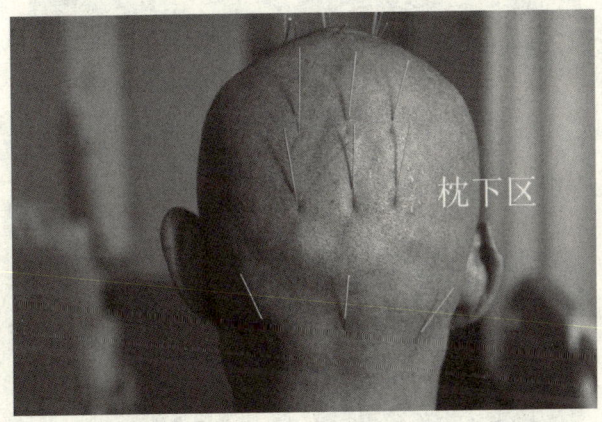

图6.3.7　头针枕下区

（6）项区：部位为风府、风池及其二穴之间。主治吞咽障碍、构音障碍。见图6.3.8、见图6.3.9。

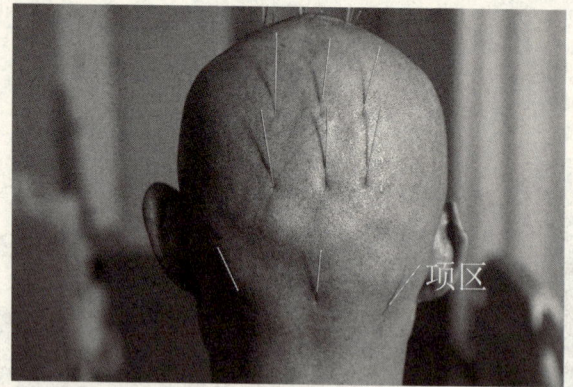

图6.3.8 头枕项区

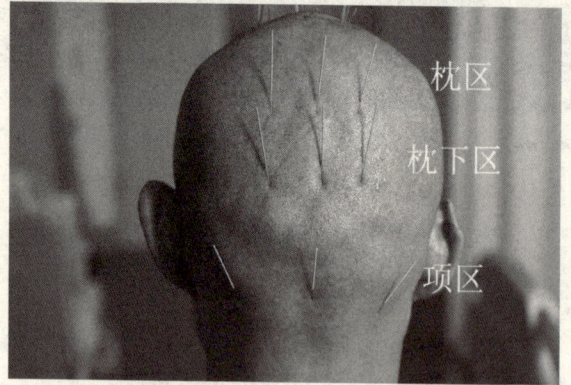

图6.3.9 头针枕、枕下、项三区

（7）颞区：部位为头维后下方0.5寸、顶骨结节前0.5寸及二者之间。主治语言功能障碍、前庭神经功能障碍。见图6.3.10。

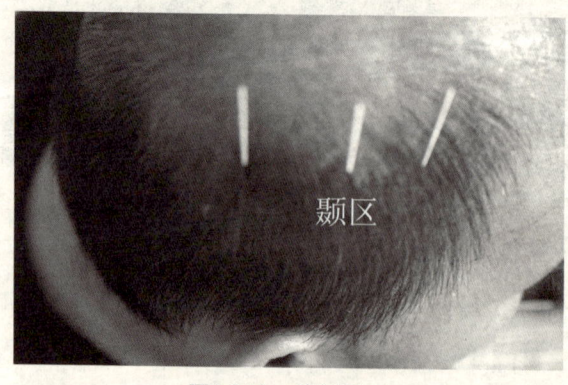

图6.3.10 头针颞区

2. 体系的使用

（1）主穴：顶区、顶前区。

（2）配穴：言语功能障碍配颞区，吞咽、构音功能障碍配项区，认知功能、心理障碍等配额区，平衡功能障碍配枕下区，视力障碍配枕区。

（四）温针法的应用

1. 含义　　是在毫针针刺后于针尾捻裹艾绒，燃点加温以治疗疾病的一种方法，又称为针柄灸法。在我国汉代的医籍《伤寒论》中就已提到这种方法，可以看作是针刺与艾灸的结合。我科主要是在针刺的同时在应灸的穴位上挂相应大小的艾柱。

2. 操作方法　　先按疾病的需要选取穴位，针刺得气后，将针留在一定深度，于针柄装上小枣大的艾绒，必须捻紧，以防脱落。也可取1.5~2厘米长的一段艾条，插在针柄上，然后从下端点燃，直到艾团烧完为止。为了防止艾火脱落灼伤皮肤，可在穴区垫一张硬纸片。见图6.3.11。

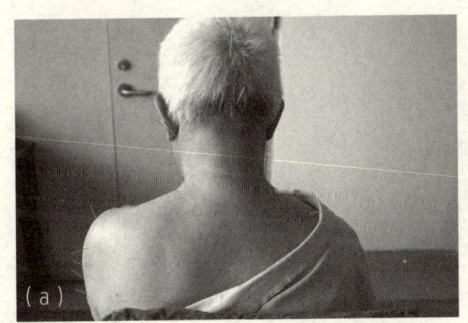
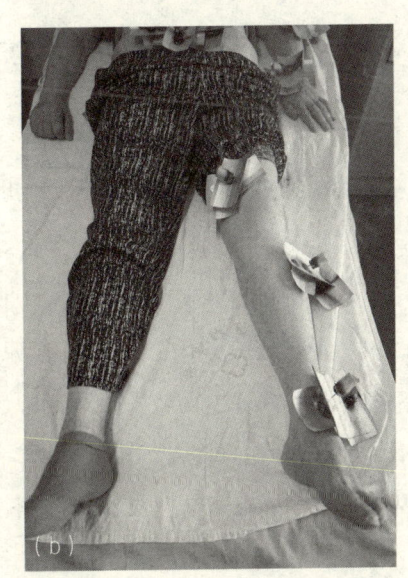

图6.3.11　温针法

3. 注意事项

（1）针尾上的艾柱一定要装好，以免燃烧时艾柱和火星落下，造成

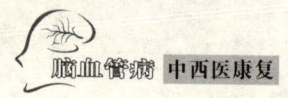

烧伤。

（2）点燃艾柱时，应先从下端点燃，这样热力直接向下辐射和传导，可增强效果。

（3）如有艾火落下，可随即将艾火吹到地下或直接浇灭。同时嘱咐患者不要挪动体位，以免针柄上的艾柱一起落下，加重烧伤，同时也可防止弯针事故。

（4）为了防止烧伤事故，可在温针旁边垫上毛巾、衣物等。

（5）针柄一定要适当远离皮肤，两层垫纸板之间要有一定的空隙。

4. 常用选穴　　百会配手三里，中脘配左阳池、肩髃、曲池、外关、内关、合谷、气海、关元、中极、环跳、风市、血海、足三里、阳陵泉、上巨虚、悬钟、光明、三阴交、肾俞、脾俞、肝俞、委中、承山等。

第四节　　脑血管病中医适宜技术——灸法

一、脑血管病软瘫期——脐灸

1. 作用

（1）回阳苏厥，息风固脱：张介宾认为脐"虽至阴之地，而实元阳之宅"。人有阳气则生，无阳气则死，故灸脐部对虚脱、昏厥、中风昏迷等急症有回阳救急之功。一般多用隔盐灸脐法。

（2）调通络，理气血：脐通全身经脉，脐疗可使全身经络通畅、气血调和。临床上可治疗痹症及诸痛症。

（3）扶正祛邪，养生延年：脐为先天之命蒂，又为后天之气舍，具补脾肾、益精气之功，为保健要穴。脐疗可增强人体抗病能力，有祛病保健、益寿延年之功。临床上可用于虚劳诸疾和预防保健。

2. 温脐法　　又称为蒸脐法，是将药物（多为复方）研成细末填满脐部，上置大小适中的面碗，在面碗中点燃艾柱。面碗与药物之间放一张大小适中的桑皮纸，以免面团沾在皮肤上。多用于脑血管病早期的灸法。见图6.4.1。

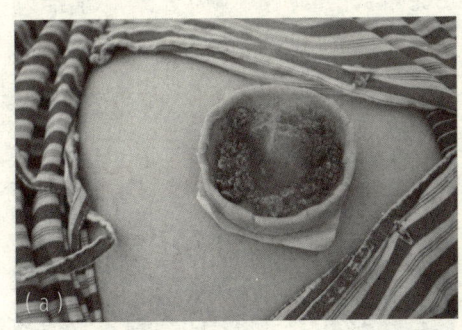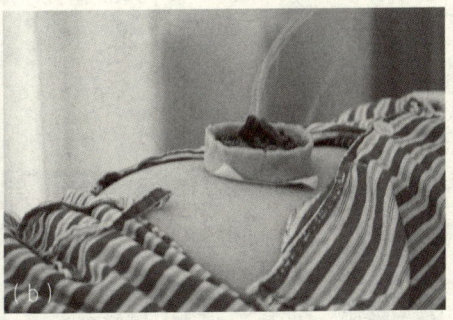

图6.4.1　脐灸

3. 注意事项

（1）一般采用仰卧位，充分暴露脐部，以方便取穴、用药和治疗。

（2）脐孔常有污垢，应用脐疗时应先用棉球对脐部进行常规消毒。

（3）脐疗用药虽有自己的特点，但仍宜辨证用药，方便提高疗效。

（4）脐部娇嫩，在使用刺激较强的药物或艾灸壮数较多时，宜先在脐部涂一层凡士林后再用药或艾灸，可避免脐部起泡。

（5）脐疗给药时一般用胶布或伤湿止痛膏等固封，个别患者会对胶布等发生过敏反应，可暂停用药，外涂脱敏药膏，待脱敏后继续用药。

二、脑血管病痉挛期——隔姜灸

利用温热药物的作用，通过经络传导，以温通经络、调和气血、消肿散结、祛湿散寒、回阳救逆，达到预防保健、治病强身的目的。见图6.4.2。

1. 操作方法

（1）用物准备：治疗盘、艾炷、火柴、凡士林、棉签、镊子、弯盘，酌情备浴巾、屏风等。备姜泥、药泥。

（2）操作程序：① 备齐用物，携至床旁，做好解释，取得患者配合。② 协助患者取合适体位，暴露施灸部位，注意保暖。③ 操作步骤：将鲜生姜切成直径大小适中的块状，用破壁机打碎，把姜泥做成大小适中的饼状置于腧穴或患处，再将艾炷放在姜泥上面点燃施灸。当艾炷燃尽，再易炷施灸，直至灸完规定的壮数，以皮肤潮红而不起疱为度。④艾炷燃烧时，应认真观察，防止艾灰脱落灼伤皮肤或烧坏衣物等。⑤施灸完毕，清洁局部皮肤，协助患者整理衣着、床单等，安置舒适体位，酌情通风。⑥清理用物，归还原处。

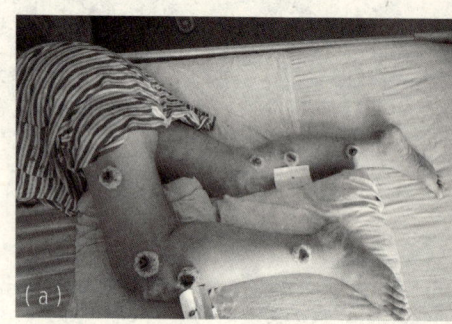
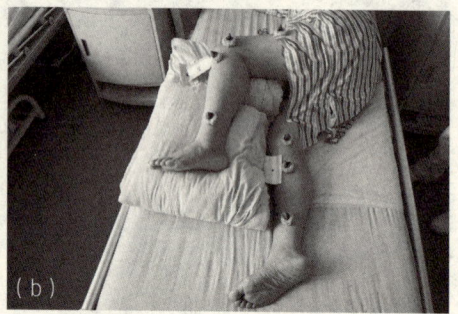

图6.4.2　隔姜灸

2. 注意事项

（1）隔姜灸用的姜应选用新鲜的老姜，宜现切现用，不可用干姜或嫩姜。

（2）姜泥的厚薄，宜根据部位和病症而定。一般而言，面部等较为敏感的部位，姜泥可厚些；急性或疼痛性病症，姜泥可薄一些。

（3）在施灸过程中若不慎灼伤皮肤，致皮肤起透明发亮的水疱，须注意防止感染。

三、脑血管病恢复期——雷火灸

雷火灸主要用于治疗偏瘫侧肢体的肿胀，利用药物燃烧时的热量，通过按灸的方法刺激相关穴位，热效应可激发经气，使局部皮肤腠理开放，药物透达相应穴位内，起到疏经活络、活血利窍、改善周围组织血液循环的作用。见图6.4.3。

1. 雷火灸的特点

（1）药力峻、火力猛、渗透力强、灸疗面广。

（2）无针刺给人带来的痛苦。

(3)无内服药带来的内脏功能的破坏及不良反应。

(4)能收到立竿见影的效果,是一般灸法所不能比拟的。

2. 治疗的操作要领　采取雷火按灸时嘱患者舌顶上颚,以达更佳的治疗效果。

(1)患者取俯卧位,先左右分段纵向灸八髎穴60次,再横向灸60次,熏至皮肤温热发红为度。

(2)沿督脉由下到上(长强到大椎)纵向灸60次,熏至皮肤温热微红为度。

(3)沿偏瘫侧上下肢由关节近端到远端纵向灸60次,熏至皮肤温热微红为度。

(4)患者取仰卧位,在百会穴2.5~3 cm处垂直灸,以患者能耐受为度。

(5)神阙下到曲骨的小腹先纵向灸60次,再横向灸60次,熏至皮肤微热发红为度。

(6)沿偏瘫侧上下肢由关节近端到远端纵向灸60次,熏至皮肤温热微红为度。

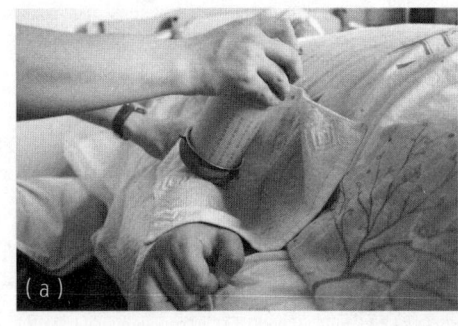 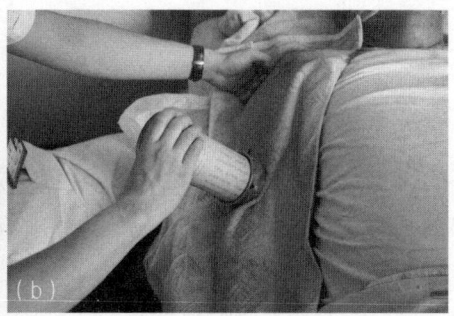

图6.4.3　雷火灸

3. 注意事项

(1)用灸时,火头中间应隔一条纯棉毛巾与皮肤保持距离,切忌火头与皮肤接触,以免烫伤。

(2)治疗中,应保持红火,随时注意患者表情,以患者忍受适宜为度，以免灼伤。

（3）灸具的防落网不要来回动，不要来回取大头针，以免烫伤。

（4）灭火时，摘掉防火网，把灸具扣在灸盖后不要触及灸盖，以免烫伤。

（5）治疗后切勿立即冲洗，注意保暖，以免影响治疗效果。

（6）对体质虚弱的患者，治疗时火力宜小；对精神紧张的患者，应先消除思想顾虑；对于饥饿的患者，应先嘱其进食并饮水。

第五节　脑血管病中医适宜技术——太极罐法

拔火罐太极整体疗法是民间中医刘静翰先生家传的对人体整体调理的治疗方法，其开创性地提出了"肾脏气结"的临床概念，并围绕这一概念入手针对人体疾病的整体进行调理。

刘静翰先生认为，"肾脏气结"关乎全身，发自中脘至水分，左右肓俞阴交传。深、硬、长者病气重、病史长。"肾脏气结"心肾发病在子时，夜不能寐头眩晕，拔罐灸疗揉散是其真。唐·孙思邈在《备急千金要方·心脏脉论第一》中论述了"心者火也，肾者水也，水火相济"的思想。肾为水，水生万物，心之所萌的灵性反映在水上，水受伤则发病，即"肾脏气结"是由肾受伤开始的。

《道德经》云："道生一，一生二，二生三，三生万物。万物负阴而抱阳，冲气以为和。"藏先天之元气的肾为一，生后天之元气的脾为二，把先天、后天两个元气融合在一起的是三焦之动气或动三焦之气为三。肾与脾虽不是五行相生之关系，却是二元气相生之理，是合二而一的整体。伤肾随即伤脾，肾伤必寒，脾伤必湿，百病皆生。故曰万病发于肾，出自中脘。肾间之动气，肾动三焦之气，脐左硬块之气是三焦之气。肾气虚则气行不畅，气滞结节于中脘至水分穴，同时心肾不交也会加重"肾脏气结",因此"肾脏气结"关乎全身。在治疗上,不但心病要治肾,肾病要治心,心肾同治,还要具有整体观念,注重从心肾以外的脾胃等多方面着手,才能提高疗效。

一、拔火罐太极整体疗法调理脑血管病

本法是以"腹乃气根,肾间动气"为根本,调整周身气机,肾间动气之气机循十二经络。此疗法的治纲是充实肾间的动气,降心火、补肾水是治疗"肾脏气结"的整体疗法。肾为先天之元气为一,脾为后天之元气为二,把此先天之元气与后天之元气合在一起的是三焦之别使(即三焦之动气),在体内如荡荡游云,悠悠惠风般徐徐而动,环行周身,以达到气引血行、血随气流之目的。五脏之本在体内,而肝、心、脾、肺、肾、三焦的状况,在其背部俞穴部位能够准确地反映出来。调病讲究精要、简练、准确,此疗法综合借鉴、吸取了《纲鉴》《黄帝内经》《周易》《老子》《难经》《天下至道谈》和《十四经发挥》等经典中的相关理论记载。治疗"肾脏气结"的难得之处是可在一次治疗中调节机体整体的气机,使失常的气机转为正常。正常的气血循行一周身是与天同度的。掌握了"肾脏气结"这一症状发病的部位,即是掌握了治疗疾病之精要。

五脏六腑在人体的躯干部位,病灶的发生处所也是躯干部位。因此,"拔火罐太极疗法"治疗的主要是躯干部位如腹部、胸部和全背部,只有在胸部、腹部和背部的一次同时治疗过程中,才会出现调理整体气机的太极治疗效果。位于躯干的五脏调理好了,四肢百骸之末梢疾病会不治而愈。腹背部的调理为阴阳的同步调理,在治疗"肾脏气结"的同时调整了机体的整体气机。拔火罐的部位:身体前侧胸腹部的中脘、左阳池、水分、滑肉门、肓俞、大巨、气海、关元、章门;背部的华佗夹脊及督脉,包括天髎、身柱、天宗、肺俞、肝俞、脾俞、肾俞、小肠俞、八髎、曲池、手三里、足三里、委中、承筋、承山、筑宾。在对症治疗的同时,对于寒者我们可以拔完火罐后灸中脘、水分、气海、中极、身柱、天髎、左肝俞、右脾俞、三焦俞、肾

俞、志室、小肠俞、次髎、大墩、隐白、太溪。拔完火罐后用灸法，对治疗"肾脏气结"的症状，调整整体气机具有立竿见影的效果。

二、拔火罐太极整体疗法的特定穴

1. 在泉根　　在大腿内侧中间膝关节上3寸部位，针灸挂图此部位无经络穴位，此穴主治腰、腿、膝关节等疼痛。

2. 心君府　　在两乳头平衡线上与腋窝中心垂直线相连直角交点处，此处可预警心脏病。上焦病邪气在此处出，火罐拔不住，可反复拔1～350罐。主治心脏病、抑郁、心包积液。

3. 动脉上的太溪穴　　足内踝与足后跟连线内踝后凹陷中动脉上的搏动处即为此穴，与针灸挂图上的太溪穴位不同。若拔罐太极疗法后，患者脚仍凉，灸动脉上的太溪穴10分钟，以热为度，有升阳回阳之效。

4. 肾脏气结　　自中脘至水分，左右肓俞阴交的结节，呈条状、片状或球状，在此处拔罐消除结节为刘老先生独创的调理方法。

5. 司天根　　在臂肘内侧少海、小海之间有明显瘀滞结节压痛处，是治膝节痛、腰痛的特效穴。

6. 喘区　　左右锁骨下沿的瘀带结节，沿锁骨左右拔罐，天突至膻中，治哮喘特效。

7. 舌下区　　下颌中喉结前舌根处至天容，可祛除舌下瘀血。

8. 殷门　　在股横纹与委中连线的中点稍偏外，此处呈酸麻胀木感觉即是发出预警。

三、基本定式的操作顺序

1. 先腹部，后背部　　主要用于缓解脑血管病痉挛期肌筋膜的紧张，也可用于对脑血管患者的整体调理。

2. 仰卧位

（1）拔第一罐中脘后，手抓火罐松动手腕，运用臂力手腕内柔之力上下提按抖动火罐，使患者周身产生抖动至大腿，以达到按摩内脏的目的，程度酌情因人而异。体腔深处痛感向不同方向放射，觉痛者多按摩一会，不觉痛者可少按摩。提罐按摩至体腔深处不觉痛为止，局部表皮轻微痛无妨。

（2）拔滑肉门、大巨、水分、章门、气海、中府、云门、膻中、心君府、血海、在泉根、风市、足三里、阴陵泉、筑宾、曲池。见图6.5.1。

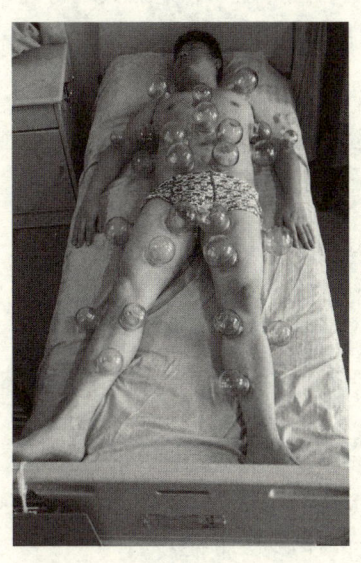

图6.5.1

3. 俯卧位

（1）后背的走罐：督脉大椎至长强、华佗夹脊、膀胱经大杼至肾俞，以上走罐各3次。

（2）拔罐：大椎至命门，大杼至肾俞，天髎、天宗、小肠俞、次髎、殷门、委中、承筋、承山、照海。见图6.5.2。

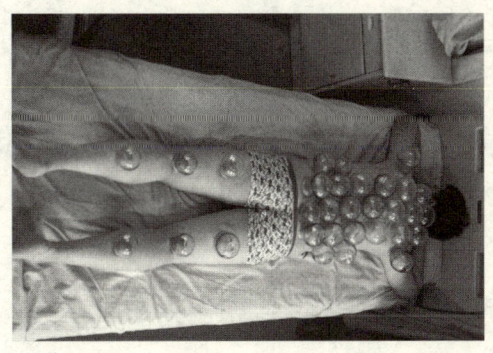

图6.5.2　太极罐法

四、拔火罐太极整体疗法的基本常识

1. 作用　　太极整体疗法可化解肾脏气结，排除寒热风湿病气。

（1）拔祛热寒火罐可祛热散寒，是拔火罐在经络上的使用。

（2）拔祛阴邪罐可驱邪扶正。拔邪在侧面使用，即肩侧、腰侧、腿侧，原因是邪不在正位。

（3）拔祛毒罐时与患者讲解宽心，疗效最佳。另可在经络交叉处刺血泻毒，拔筑宾祛毒。

2. 拔火罐太极整体疗法的量化

（1）拔罐：疼的拔至不疼为度；凉的拔至不凉为度；热的拔至不热为度；拔不住的拔至可拔住为度。

（2）留罐：酌情8～15分钟。

（3）调理疾病可每周拔罐1次。

（4）养生保健、治未病者可半个月或每月1次。

3. 拔火罐太极疗法的注意事项

（1）用整体疗法调理身体时不能有杂念，务必要专心致志。

（2）肾脏气结为百病之根，调理疾病必先调理肾脏气结。

（3）拔罐时，嘱咐患者不要移动体位，以免罐具脱落。拔罐数目多时，罐具间的距离不宜太近，以免罐具牵拉产生疼痛或罐具因互相挤压而脱落。

（4）拔罐棉球的火力不要太旺，要以小火通过不断地闪罐达到最佳的吸附效果。

（5）棉球上的酒精不要太多，以防酒精滴落烧伤皮肤。

（6）拔罐时注意防风保暖，以免使患者受凉，加重病情。

（7）体态瘦弱、年老皮肤失去弹性者，以及腹部塌陷，脉弱乍缓乍急，关脉似有似无，无关脉者皆不能用此术。

第六节　脑血管病中医适宜技术——导引

"导引"亦称"道引",是"导气令和,引体令柔"的意思。导引的核心是"调心、调身、调息",是我国古代的呼吸运动(导)与肢体运动(引)相结合的一种养生治病术,早在古代已被广泛应用。

导引种类多样,有易筋经、八段锦、太极拳等,但对于脑血管病,这些导引存在一定的不足,致使脑血管患者无法完成相应的导引动作。但是《诸病源候论》中论述的导引和六字诀可以避免这一问题。《诸病源候论》中论述的导引根据脑血管病的不同证候编写而成。六字诀即在呼气的同时,结合默念"嘘、呵、呼、呬、吹、嘻"六个字的读音进行锻炼的方法,这种方法对于脑血管病具有操作简单、针对性强两大优点。

一、《诸病源候论》导引法的临床应用

《诸病源候论》是我国历史上第一部专述病源和证候的书,书中虽少有记载治法和方药,却有很大的资料价值,为医者的案头常备用书。此书以病因病理学为主,所以很少论及方剂药物,但引用《养生方》《养生方导引法》等作为防治疾病的方法是它的特色。基于《诸病源候论》之导引动作要领如下。

1. 端正站立,倚住墙壁,轻合口唇,以鼻吸气,以意念引气从头顶百会穴沿督脉下行,至下肢沿后部下行至涌泉穴,屏住呼吸,意守涌泉,然后将气从鼻徐徐呼出,每组25次,共2组(图6.6.1)。参考《诸病源候论》原文:

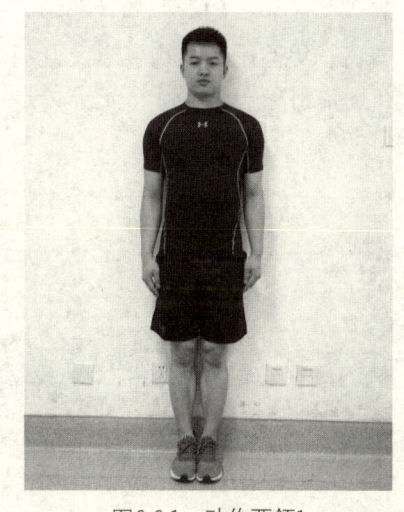

图6.6.1　动作要领1

"正倚壁,不息行气,从头至足止。愈疽、疝、大风、偏枯。"

2. 取仰卧和俯卧两种姿势,两脚足趾同时向上翘,翘起来之后,多保持一会儿,甚至保持足趾上翘达5次呼吸的时间,放松足趾,重复该动作,一组5次,共4组(图6.6.2)。参考《诸病源候论》原文:"仰两足指,五息止。引腰背痹、偏枯,令人耳闻声。常行,眼耳诸根,无有罣碍。"

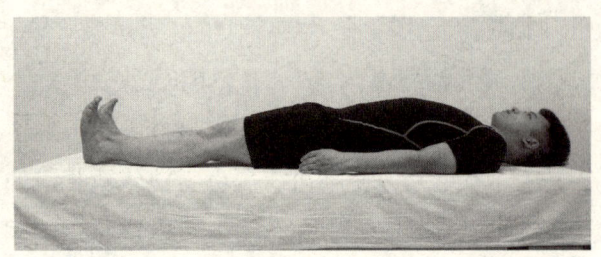

图6.6.2　动作要领2

3. 取仰卧和俯卧两种姿势,先正身仰卧,手足自然伸直,调整姿势,双下肢屈膝屈髋内收,脚尖向回勾,交替往前上方踢腿,极力振动左右两臀部,如此9次。再改取俯卧姿势,膝盖贴着床面,屈膝,脚尖向回勾,双上肢伸肘,放于头部两侧,两足交替向后上方踢腿,亦连续9次,共3组。注意,鼻吸鼻呼,使呼吸平顺,不要憋气(图6.6.3)。参考《诸病源候论》原文:"极力左右振两臀,不息九通,愈臀痛劳倦,风气不随。振两臀者,更互蹑踏,犹言厥。九通中间,偃伏皆为之,名虾蟆行气,久行不已,愈臀痛劳倦,风气不随,不觉痛痒,作种种形状。"

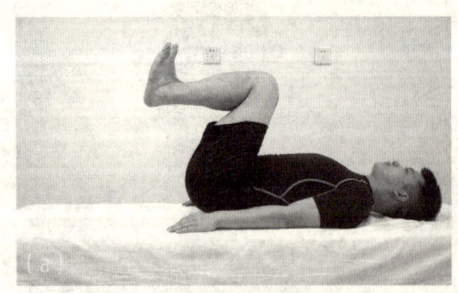 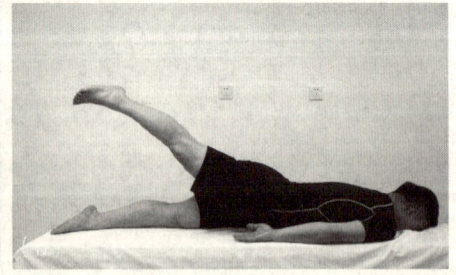

图6.6.3　动作要领3

4. 取仰卧位，舒展两臂、两腿，左足趾向头部方向勾，左腿抬高，保持膝关节伸直，3～5秒后还原，右足趾向头部方向勾，直腿抬高，3～5秒后还原，两脚足趾同时向头部方向勾，两腿同时伸直抬高，略停后还原。一左一右为1次，共做7次（图6.6.4）。参考《诸病源候论》原文："展两足，上。除不仁、胫寒之疾也。"

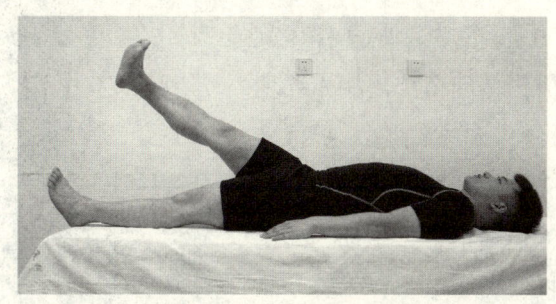

图6.6.4　动作要领4

5. 立位姿势，两脚并拢，头正颈直，竖脊含胸；左臂向前，右臂向后抬起至与肩平，两手立掌，左掌向前推，右掌向后推。两手放平，两臂还原；右臂向前，左臂向后抬起，并推掌；手掌放平，两臂还原，重复21次。两手向下按，低头弯腰，目视心胸部位，引气向下，以涌泉、两胁肋感到发胀为度。上身抬起，恢复站立姿势，呼吸均匀，头部向左右侧弯，左右水平转动，两肩胛骨打开扩胸，再内合，然后两肩环绕，共做14次（图6.6.5）。参考《诸病源候论》原文："手前后递互拓，极势三七。手掌向下，头低面心，气向下至涌泉、仓门。却努一时，取势散气放纵，身气平，头动，膊前后欹侧，柔转二七。去膊并冷血、筋急，渐渐

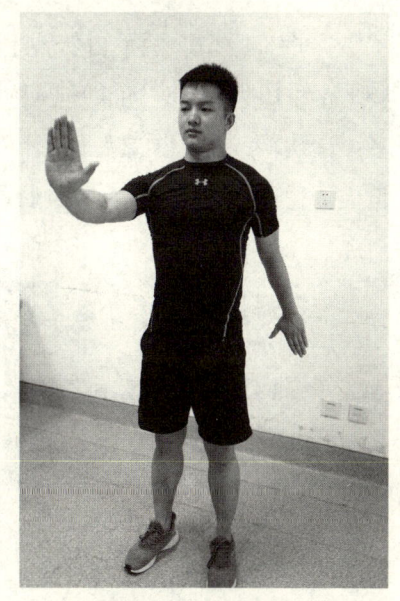

图6.6.5　动作要领5

如消。"

6. 取站立位，身体正立，头目平视，两臂自然下垂，两手自然放松。一足平踏于地，踏稳，不使移动；另一足转向外侧，形成"丁"字步，然后以腰为轴，转动身体，偏向一侧，同时两手亦高举过头，手心相对，跟着身体旋转，整个身体成为侧向姿势。接着改变方向，同样动作，向左向右，交替转侧各14次（图6.6.6）。参考《诸病源候论》原文："一足踏地，足不动，一足向侧，如丁字样，转身欹势，并手尽急回，左右迭互二七。去脊风冷，偏枯不通润。"

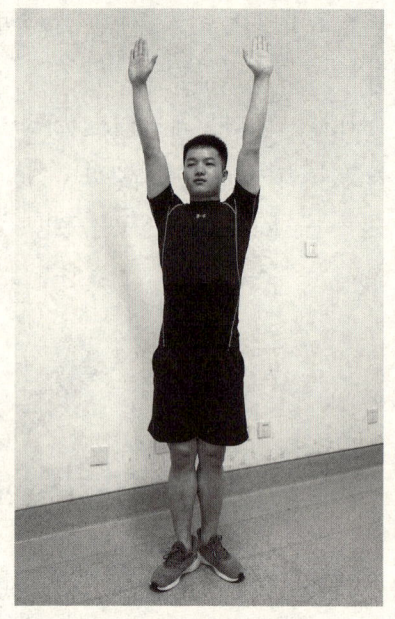

图6.6.6　动作要领6

7. 取仰卧位，两手自然置于体侧，两腿屈曲，两膝关节相互靠拢，两脚平踏，口吸鼻呼，随着呼吸，腹部也一起一伏，重复7次（图6.6.7）。参考《诸病源候论》原文："偃卧，合两膝，布两足，伸腰，口内气，振腹自极，七息。除壮热疼痛，两胫不随。"

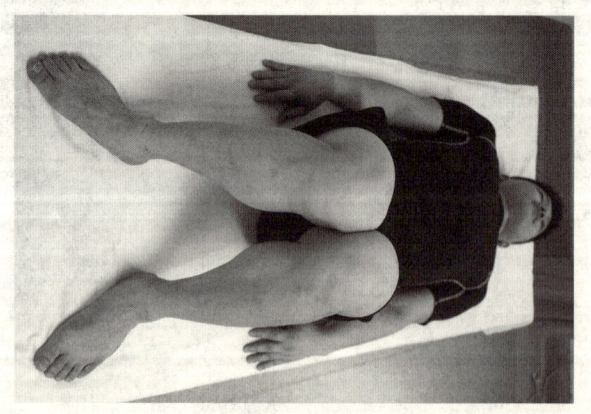

图6.6.7　动作要领7

二、六字诀的临床应用

六字诀又称呼吸吐纳法,其最大特点是可强化人体内部的组织功能,通过呼吸导引,充分诱发和调动脏腑的潜在能力以抵抗疾病的侵袭,从而达到治病强身的效果。

1. 预备式　　两脚平行,与肩同宽,头正项直,百会朝天,内视小腹,轻合嘴唇,舌抵上腭,沉肩坠肘,两臂自然下垂,两腋虚空,肘微屈,含胸拔背,松腰塌胯,两膝微屈,全身放松,头脑清空,站立至呼吸自然平稳(图6.6.8)。

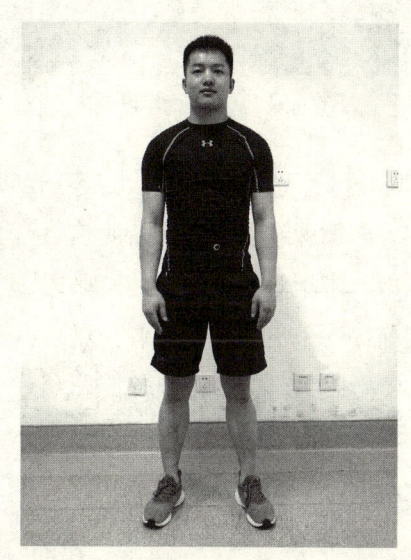

图6.6.8　预备式

2. 嘘字功平肝气　　呼气念嘘字,足大趾轻轻点地,随即放开。两手由肝经之急脉穴处起,手背相对向上提,经章门、期门上升入肺经之中府、云门,两臂如鸟张翼向上、向左右展开,手心向上;两眼反视内照,随呼气之势尽力瞪圆。呼气尽,吸气时,屈臂,两手经面前、胸前下转为拇指尖相对,其余四指指尖向下顺腹前按摩徐徐而下,垂于体侧。双手重叠,覆于下丹田,稍事休息,再做第2次吐字。如此动作做6次,然后做1次调息,恢复预备式(图6.6.9)。

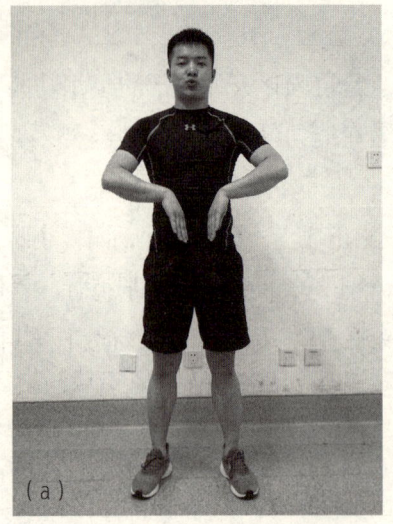
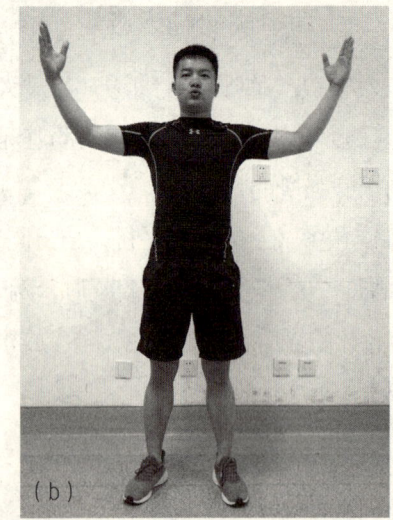

图6.6.9 嘘字功平肝气

3. 呵字功补心气　呼气念呵字，足大趾轻轻点地，随即放开。两手掌心向上由冲门穴处起循脾经上提，逐渐变掌心向上，至胸部膻中穴处向外翻掌，上托至眼部，中指对着外眼角处。呼气尽吸气时，翻转手心向面，经面前、胸、腹前徐徐下落，垂于体侧。双手重叠，覆于下丹田，稍事休息，再重复做，共做6次，调息，恢复预备式（图6.6.10）。

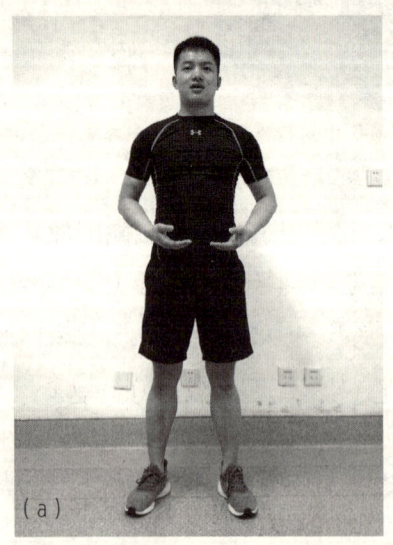
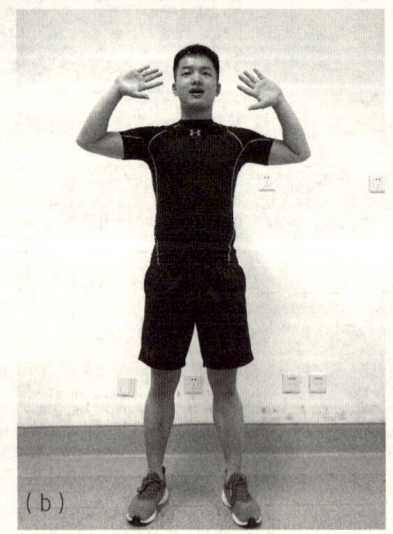

图6.6.10 呵字功补心气

4. 呼字功培脾气　　呼气念呼字，足大趾轻轻点地，随即放开。两手掌心向里由冲门穴处起向上提，逐渐变掌心向上至膻中穴，左手外旋上托至头顶（注意沉肩），同时右手内旋下按至冲门穴处，呼气尽。吸气时，左臂内旋变为掌心向里，从面前下落，同时右臂回旋变掌心向里上穿，两手在胸前相交，左手在外，右手在里，两手内旋下按至腹前，自然垂于体侧。两手重叠，覆于下丹田，稍事休息，再以同样要领右手上托，左手下按做第2次呼字功。如此左右手交替共做6次为一遍，调息，恢复预备式（图6.6.11）。

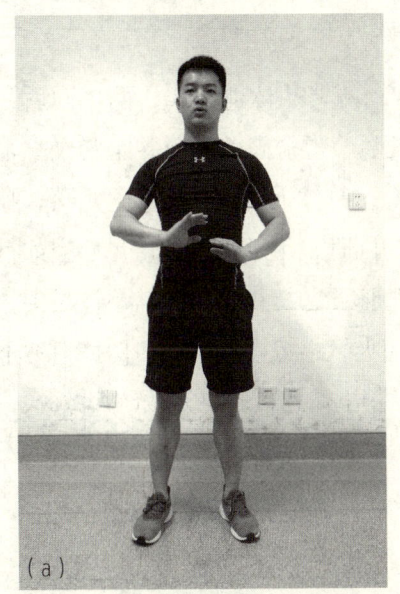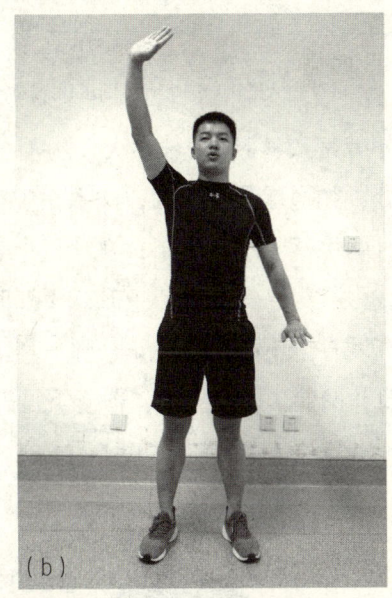

图6.6.11　呼字功培脾气

5. 呬字功补肺气　　两手掌心向里由急脉穴处起向上提，过小腹渐转掌心向上，抬至膻中穴时，两臂外旋翻转手心向外成立掌指尖至喉部，然后左右展臂宽胸推掌如鸟张翼；同时开始呼气念呬字，足大趾轻轻点地，随即放松。呼气尽，随吸气之势两臂从两侧自然下落。两手重叠，覆于下丹田，稍事休息，再重复做，共做6次，调息，恢复预备式（图6.6.12）。

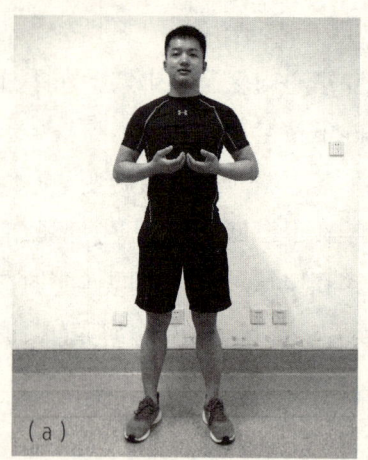
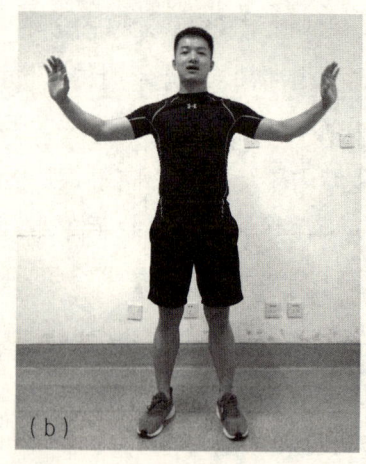

图6.6.12 呬字功补肺气

6. 吹字功补肾气　　呼气读吹字，两臂从体侧提起，两臂向后，两手外劳宫穴在腰部擦搓3次，两手经长强、肾俞向前划弧，至肾经之俞府穴处，如抱球两臂撑圆，两手指尖相对，身体下蹲，两臂随之下落，呼气尽时两手落于膝盖上部；在呼气念字的同时，足五趾抓地，足心空如行泥地，引肾经之气从足心上升。下蹲时身体要保持正直，膝盖不过足尖，下蹲高度直至不能提肛为止，呼气尽。随吸气之势慢慢站起，两臂自然下落于身体两侧。两手重叠，覆于下丹田，稍事休息，再重复做，共做6次，调息，恢复预备式（图6.6.13）。

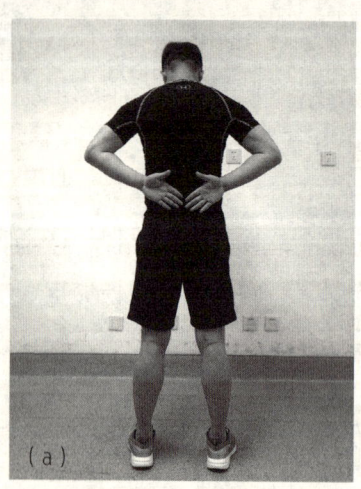
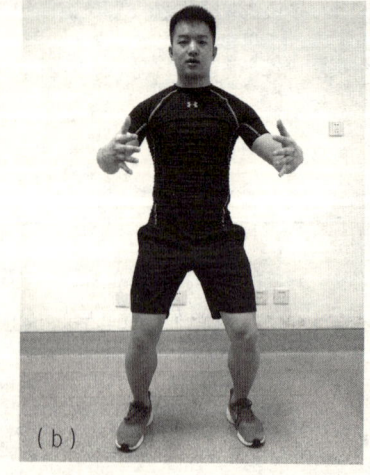

图6.6.13 吹字功补肾气

7. 嘻字功理三焦气　　呼气念嘻字，足四、五趾点地，随即放开。两手如捧物状由体侧向耻骨处抬起，手心朝上，指尖相对，提至膻中穴。然后两臂外旋翻转，手心向外，并向头部托举，两手心转向上，指尖相对。吸气时，两臂内旋，两手五指分开由头部循胆经路线而下，拇指经过风池，其余四指过面部，两手再厉渊腋、日月至环跳，自然垂于体侧，以意送至足四趾端之窍阴穴。然后，两手重叠，覆于下丹田，稍事休息。再重复做，共做6次，调息，恢复预备式（图6.6.14）。

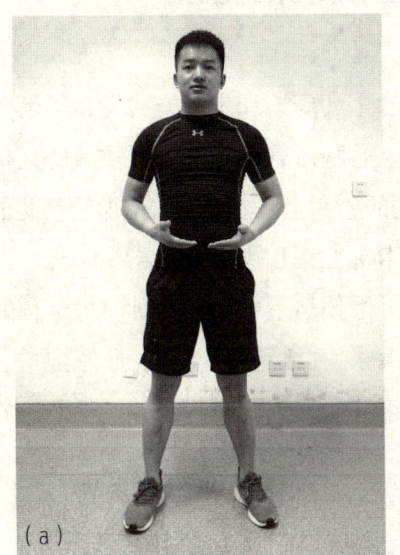
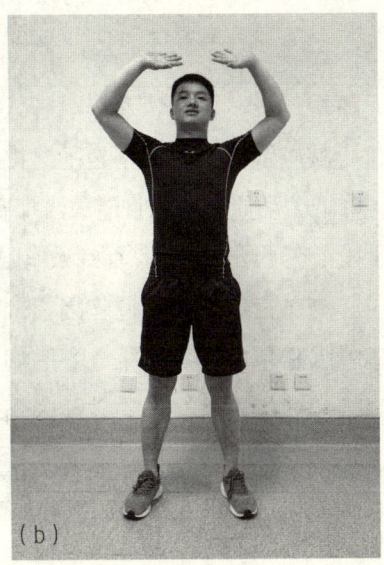

图6.6.14　嘻字功理三焦气

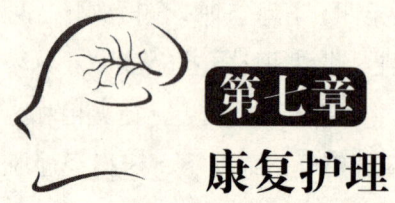

第七章 康复护理

第一节 基础病的管理

随着经济水平的快速提高,人们的生活环境和生活方式发生了巨大改变,心脑血管病的发病率也随之提高。心脑血管疾病不仅严重威胁人体健康,降低生活质量,而且造成医疗费用的急速上涨。尽管心脑血管疾病的治疗手段正在不断增多,然而疗效有限,其死亡率和致残率仍居高不下。

心脑血管病的主要危险因素分为可干预与不可干预两种。可干预的主要危险因素包括:高血压、心脏病、糖尿病、吸烟、酗酒、血脂异常、颈动脉狭窄等;不可干预的危险因素是年龄和性别。因此,做好基础病危险因素的管理非常重要。

一、高血压的管理

加强高血压药物的管理,并要持之以恒,按时随诊,终生服药,切忌间断服药。特别是有高血压病史的人应该经常测量血压并确定是否需要调整药物剂量等。

二、糖尿病和血脂异常的管理

定期检测血糖和血脂水平,发现异常后即应积极治疗。做好饮食管理,加强体育锻炼,坚持药物治疗,定期进行血糖检测,接受健康教育。做到固定热量,均衡营养,控制血糖,改善血脂。

三、克服不良习惯:戒烟限酒

吸烟对健康有害,长期被动吸烟也可增加脑血管病的发病危险,因此为了自己和他人的健康，应下决心彻底戒除。饮酒者一定要适度，不要酗酒。

四、改变不健康的生活方式

掌握正常休息时间，早睡早起；多吃含蛋白质、纤维素较高的食物和蔬菜、水果等，少吃高盐、高脂饮食；进行规律、适度的体育锻炼活动，可进行的有氧运动包括快走、慢跑、长距离慢速游泳、骑自行车、跳舞、太极拳、八段锦等。

第二节 内科常见并发症的预防与护理

一、坠积性肺炎的预防

（一）原因

由于患者长期卧床、不能自主改变体位、抵抗力差、胸廓活动度小、肺部排痰功能减弱、肺底部处易蓄积分泌物等原因，易形成坠积性肺炎。

（二）防护措施

1. **翻身拍背，保持呼吸道通畅** 有效控制感染和排痰、保持呼吸道通畅是关键。告知患者勤翻身、拍背的重要性。应翻身拍背1~2小时/次，取得患者与家属的配合。对于意识清楚的患者，尽量鼓励其自行翻身并适度在床上活动。

2. **自主预防** 鼓励患者主动咳嗽：取半卧位或坐位，鼓励患者做深呼吸3次，在第3次深吸气后屏气数秒钟，然后张开嘴做短暂有力咳嗽2~3次，将呼吸道深部的痰液咳出，咳嗽后做平静而放松的呼吸。

3. **湿化气道** 痰液黏稠不易咯出的患者，可在雾化的生理盐水中加入适量抗生素、化痰及抗支气管痉挛药，以起到抗菌、消炎、解痉、湿化气道黏膜、减轻呼吸道黏膜水肿、稀化痰液、促进排痰的作用。雾化吸入后帮助患者拍背，协助排痰。

4. 口腔护理　　注意漱口液的选择，对有吞咽功能障碍者，应及时指导患者做吞咽功能训练，防止误吸误咽。如有食物滞留口内，鼓励患者用舌头的运动将食物后送以利吞咽。对于上肢肌力稍差的患者，鼓励患者用吸管吸水或漱口。

5. 空气清新流通　　一般自然通风2~3次/日，20~30分钟/次。每天用消毒液擦地2次，用消毒液擦拭桌子，一桌一抹布，晨间护理时使用湿式扫床。

6. 保暖　　为卧床患者更换尿布、翻身、拍背，治疗时尽量少暴露患者。病室温度保持在20~24℃。

7. 健康宣教　　戒烟；适当锻炼，注意锻炼应以不感觉到疲劳为宜，劳逸结合，防止过度疲劳；保持乐观平和的心态，学会控制和放松情绪，释放压力；养成良好的饮食习惯，平衡营养，提高机体免疫功能。

8. 康复锻炼

（1）患者可根据自身情况进行有氧锻炼：可步行、登楼梯、游泳、太极拳、八段锦、朗读、歌唱或进行力所能及的日常活动。

（2）呼吸运动训练：可进行胸式呼吸、腹式呼吸、缩唇呼吸，也可应用呼吸训练器、吹龙、吹气球、吹悬挂的小纸球或通过手拿纸巾吹气等方式进行训练。

二、尿路感染的预防

（一）原因

由于留置导尿管、神经源性膀胱、结石、先天性畸形和阴道、肠道、尿道瘘等原因，引起尿液滞留，降低尿路及生殖道上皮防御细菌的能力，从而发生尿路感染。

（二）防护措施

尿路感染的主要症状是尿频、尿急、尿痛和脓尿，也可有终末血尿等。感染严重者可出现寒战、高热、腰痛、排尿困难等。若久治不愈、反复发作，可严重影响患者的身心健康甚至威胁生命。因此需要做好以下几点。

1. 健康教育

（1）向患者详细介绍尿路感染的相关知识，使患者对其有一定的认识并配合参与治疗。

（2）饮食应以清淡、易消化、营养丰富为主，忌食辛辣、刺激性食物。

（3）日常生活中要多饮水、不憋尿，养成良好的卫生习惯，保持会阴部清洁。

（4）保证充足的睡眠，适当进行体育锻炼，劳逸结合。

2. 预防尿路感染的行为疗法

（1）建立健康的生活方式：① 水分管理，饮水控制在2000 mL之内，避免短时内大量饮水，在6：00～20：00饮水，入睡前3小时尽量避免饮水。② 饮食管理，每2小时饮水（包括奶、汤、饮料等）200～300 mL或三餐时饮400 mL，上午10点、下午3点、晚上8点各200 mL。把水分摄入安排在上午和下午。③ 建立排尿日记，用固定的排尿时间表打破尿急、尿频的周期，每隔2～4小时提醒患者定时排尿。

（2）膀胱功能的训练：通过盆底肌的锻炼，增加膀胱容量，恢复正常的膀胱功能。

（3）间歇清洁导尿的目的、优点、方法。① 清洁间歇导尿的目的是保持独立生活，减少尿道感染，防止上尿路反流，保存正常性关系，减少依赖辅助设备及用具。② 清洁间歇导尿的优点为维护自理的社会生活，维持自尊心；减少并发症的发生风险；保护肾脏、膀胱免受损害，防止尿液反流；减少依赖辅助用具对皮肤的影响；自主排尿的可能性增大。③ 清洁间歇自行导尿的方法为每天饮水量应根据尿量调节，24小时均匀摄入1500～2000 mL。通常间隔4小时导尿1次，每次导尿量保持在300～500 mL之间，每天晚上睡觉前可导尿1次，清晨醒后导尿1次。

三、静脉血栓的预防

（一）临床表现

多见于卧床少动的患者，主要临床表现为患肢疼痛和压痛；肿胀；患肢皮色发紫，严重者可致花斑状甚至坏疽；严重病例肢端动脉搏动明显减弱甚至消失；浅静脉曲张为代偿性，急性期多不明显。

（二）防护措施

深静脉血栓被发现的时候病情多已经发展到了晚期，良好的护理有利于病情的恢复，因此首先要做好深静脉血栓的防护工作。对于已经患有深静脉血栓的患者，应及时治疗。

1. 预防静脉血栓的健康指导

（1）戒烟：告诫患者要绝对禁烟，防止烟草中尼古丁刺激引起血管收缩。

（2）饮食：合理膳食，保证营养全面而均衡，进食低脂、高纤维素的饮食，禁食辛辣刺激性食物。

（3）保护静脉：静脉壁损伤也是引发深静脉血栓形成的因素，长期静脉输液者，应尽量保护静脉，避免在同一部位反复穿刺。

（4）及时就诊：若突然出现下肢剧烈胀痛、浅静脉曲张伴有发热等，应警惕下肢深静脉血栓形成的可能，及时就诊。

（5）适当运动，促进静脉回流：血流缓慢是引起深静脉血栓形成的重要因素，应鼓励患者加强日常锻炼，促进静脉回流，预防静脉血栓形成。对于长期卧床和制动的患者应同时指导其家属，加强患者床上运动，如定时翻身，协助患者做四肢的主动或被动锻炼等。避免在膝下垫硬枕、过度屈髋、用过紧的腰带和紧身衣物而影响静脉回流。

2. 一般性深静脉血栓的预防和护理

（1）深静脉血栓患者休息时，应使床脚稍抬高，有助于静脉血的回流。鼓励长期卧床的患者及早做踝关节和股四头肌活动、足趾的主动屈伸活动，多做深呼吸及咳嗽动作，穿医用弹力袜。

（2）能活动的患者，尽量离床下地活动。不能起床活动的患者，应由护理人员协助，帮助患者双足被动地交替做屈伸运动，每2小时活动1次。亦可对小腿腓肠肌部进行定时挤压和按摩，可以有效减少深静脉血栓的发生。可使用电刺激仪刺激腓肠肌，以有效促进肢体循环。

3. 深静脉血栓的预防

（1）避免碰撞伤肢：注意安全，严防再次碰撞伤。

（2）预防肺栓塞：髂静脉血栓形成后48小时内可行静脉血栓取除术。

（3）静脉血管的保护：避免在同一部位、同一静脉反复穿刺，使用对静脉有刺激性的药物时，尤应注意。

（4）抬高患肢：卧床休息，患肢抬高略超过心脏水平，促进血液回流，减轻浅静脉内压力，使疼痛减轻。急性期嘱患者卧床休息并抬高患肢30°，以利静脉回流，减轻水肿。

（5）对年老、肥胖及有血栓性静脉炎的患者更应注意加强预防。

4. 静脉血栓形成的护理

（1）卧床期间应定期变化体位（每1～2小时1次为宜），避免膝下垫枕、过度屈髋，鼓励患者进行深呼吸及咳嗽。

（2）卧床期间应定时做下肢的主动或被动运动，如膝、踝及趾关节的伸屈活动、举腿等活动。

（3）尽早下床活动有助于预防下肢深静脉血栓形成。

（4）重视患者主诉，若患者站立后有下肢沉重、胀痛感，应警惕下肢深静脉血栓形成的可能。

（5）注意患者双下肢有无色泽改变、水肿、浅静脉怒张和肌肉有无深压痛，必要时需测量两侧下肢相对应的不同平面的周径。若发现两侧下肢的周径相差0.5 cm以上，应及时通知主管医师。

第三节　康复常见并发症的预防

一、肩-手综合征

1. 定义　又称反射性交感神经性营养障碍，是指脑血管病患者在恢复期患手突然浮肿、疼痛及患侧肩关节疼痛，并使手的运动功能受到限制。

2. 临床表现

（1）Ⅰ期：患手突然水肿，皮肤失去皱褶；颜色发生改变，呈橘红色或紫色，特别是当手处于下垂位时；指甲变得苍白不透明；触及患手有柔软感及膨胀感，手有微热及潮湿感。腕关节疼痛。运动范围明显受限，手指外展严重受限，使健手指难插入病侧手指间，Bobath手抓握困难，近端指间关节发硬，因此仅能做稍微屈曲动作，不能完全伸展。被动活动即产生疼痛。腕关节背伸、前臂被动外旋受限明显。患侧肩关节疼痛。关节活动范围受限，屈曲、外展。

（2）Ⅱ期：手水肿减轻，血管运动性变化，如皮肤湿度增加和发红。疼痛、活动受限加重。患手皮肤和肌肉明显萎缩，手指呈爪形及手指挛缩。肉眼可看到在腕骨间区域的背侧中央和掌骨和腕骨相结合部出现坚硬隆起。

（3）Ⅲ期：水肿和疼痛完全消失。手掌偏平，拇指和小指显著萎缩；拇指和食指间部分萎缩、无弹性。腕屈曲偏向尺侧，背屈受限制；掌骨背侧隆起固定无水肿，前臂外旋受限，远端及近端指间关节固定于轻度屈曲位，即使能做屈曲，也是在很小范围内。

3. 预防措施

（1）良肢位摆放：肩下垫一软枕，使患侧肩胛带尽量上抬前伸，肩关节外展外旋；手指及各关节稍屈曲，可以握软毛巾等，注意保持拇指的对指中间位。

（2）避免患侧上肢长时间支撑：在康复训练中，避免长时间进行患侧上肢侧方支撑训练，该训练可能造成腕关节过度背伸。另外，要避免被动关节活动中手指的过度伸展，尤其是掌指关节的过度伸展，过度伸展常常造成关节损伤，诱发肩-手综合征的发生。

（3）保护肩关节，预防肩关节脱位：研究表明，绝大多数肩-手综合征患者伴有肩关节半脱位，但其因果关系尚不清楚。

（4）尽可能不用患侧手背静脉输液，尽可能减少输液时间。

（5）防止对患手的任何外伤。

4. 常用治疗方法

（1）物理治疗：蜡疗、磁疗、功能性电刺激、干扰电。

（2）向心性气压治疗或线缠绕加压治疗。

（3）冰水温水交替浸泡法。

（4）中医淋巴回流手法。

二、肩关节半脱位

1. 定义　　肩关节半脱位是脑血管病最常见并发症之一，其发生率在弛缓性瘫时为60%～80%，好发于Brunnstrom Ⅰ～Ⅱ期肌张力弛缓阶段。因此，多数出现在发病后1个月之内。

2. 临床表现

（1）肩胛带下沉伴方肩畸形。在肩峰与肱之间可出现凹陷，如不明显，可用触诊触及此凹陷。

（2）翼状肩胛。

（3）肩胛骨靠近脊柱，下角内收明显，并且比另　侧低。

（4）冈上肌、冈下肌及三角肌的后部明显萎缩。

3. 预防措施

（1）良肢位摆放：仰卧位，患侧肩胛带前伸，肘关节伸展，前臂旋后，腕关节和手指伸展；患侧卧位，患侧肩前伸，前屈<90°，伸肘，前臂旋后；健侧卧位时，患侧肩和上肢充分前伸，肘关节伸展；坐位时，在

患肢前方放一平桌，将患肢托起；站位或行走时，治疗师应对患肢充分保护，避免自然下垂。

（2）避免不恰当的护理：除被动运动或其他治疗性活动，必须避免引起患者疼痛，而且在帮助患者在床上移动或转移到轮椅上的过程中也要避免引起疼痛。

（3）日常生活和治疗中保护肩关节：家属始终应牢记加强对患肩的保护，千万不可牵拉患侧上肢，以防加重脱位，造成肩痛，增加治疗难度。

4. 常用治疗方法

（1）物理治疗：中低频电疗为主，针灸。

（2）运动疗法：矫正肩胛骨的姿势，肩胛带负重训练，改善肩胛带的迟缓状态。

（3）贴扎技术：① 体位：手臂摆放在肩胛平面，外展45°。② 贴法为将贴布基部固定于肩胛后侧，其余贴布以自然拉力环绕上臂贴上。

（4）Bobath肩托。

三、肩痛

1. 定义　　肩痛是脑血管病的常见并发症之一，表现为肩部疼痛、麻木感、烧灼样痛或难以忍受的感觉等，肩关节活动明显受限。

2. 临床表现　　一般安静时没有疼痛，仅在活动肩关节时出现，肩部运动后加重；患侧上肢下垂有沉重感；上举前伸平均在100°，外展在70~100°时发生；撞击征阳性。肩关节被动外旋时疼痛最明显，疼痛从肩放射到上肢外侧。

3. 预防措施

（1）良肢位摆放：肩下垫一软枕，使患侧肩胛带尽量上抬前伸，肩关节外展外旋；手指及各关节稍屈曲，可以握软毛巾等，注意保持拇指的对指中间位。

（2）早期活动关节防止关节挛缩。

（3）避免造成软组织损伤的护理或训练。

4. 常用治疗方法

（1）物理治疗：温热疗法、蜡疗、超声、干扰电、红外线照射。

（2）运动疗法：无痛范围内运动、肩ROM训练、关节松动术。

四、对家属及陪护人员的宣教

1. 清楚了解患者的能力及功能限制。
2. 避免用力拉患者的患侧手和肩膀，以免造成肩关节半脱位。
3. 积极开导、安慰、鼓励患者，帮助其克服焦虑和抑郁情绪。
4. 协助时尽量站于患者的患侧，以防患者从患侧跌倒。
5. 协助者须清楚每个动作的先后次序，教导患者时，指示要清楚。
6. 协助患者采取良好的卧、坐和站立姿势。

第四节　易发生的不良事件的预防

脑血管病患者多为年老人，并伴有偏瘫、感觉运动障碍、认知障碍等，病情变化快，具有急、危、重的特点，易发生意外。任何细微的疏忽均可导致严重后果，给患者及医院带来不必要的损失，因此应引起高度重视。针对易发生的不良事件，如跌倒、坠床、压疮、烫伤、窒息、走失、非计划拔管（胃管、尿管、气管插管、PICC置管等），应积极采取相应的预防措施。

一、预防对策

1. 建立健全规章制度，重视医护人员的安全教育，法律意识。
2. 加强患者的安全教育，实时进行宣教。
3. 做好危险因素的评估，在患者入院时、病情变化时、治疗或用药变化时做好评估。

二、预防措施

1. 一般预防　　协助患者生活护理，留陪护人员，加床档，必要时使用约束带。

2. 环境预防　　提供呼叫铃，将患者需要的物品放于易取处，保持病室灯光明亮、地板干燥、空气清新、温湿度适宜。

3. 易发生时间、地点的预防　　易发生于下半夜、节假日，地点为洗手间、床边、楼梯、病房、走廊、轮椅、体位转移时等。

三、护理措施

1. 加强技术培训和管理，提高防范能力。

2. 注重对患者的巡视和交接班，妥善固定，完善意外事件报告处理流程，分析讨论，提出改进措施。

3. 遵医嘱合理使用镇痛、镇静药物。

4. 规范操作　　管道固定、肢体约束、翻身扣背、吸痰、转移、口腔护理、会阴护理、气切、PICC置管换药等。

5. 加强巡视和沟通交流，可通过书写板写字、图片、患者的手势和肢体语言、点头等方式进行交流和表达情感需求，分析患者的感受，从而帮助医务人员采取最佳的护理提供给患者。

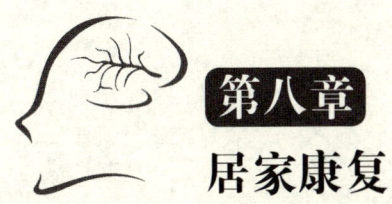

第八章 居家康复

第一节 居家康复概述

一、居家康复的重要性

家庭是脑卒中患者的主要生活场所，家属对康复知识内容的学习，以及对卒中患者康复功能训练进行简单的指导都有非常重要的意义。虽然康复机构系统的康复训练可以在一定程度上减少功能障碍，但是由于康复周期长、家庭负担过重、康复机构床位紧张等原因，卒中患者常常不能长期住院治疗，在病情稳定及功能恢复达到一定程度后，大多回家治疗和康复。所以卒中患者继续康复的任务自然落到了家庭上，而大多数家庭照顾者对脑卒中疾病的知识掌握不够，尤其是康复训练方法、预防复发及并发症、心理干预等方面的知识严重缺乏，导致脑卒中偏瘫患者的家庭康复只进行有限的活动，如公园散步等，而心理、生理功能未进行很好的恢复，甚至出现偏差，严重影响了脑卒中患者的康复效果，不仅影响其自身生活质量，也给家庭和社会带来沉重的负担。从某种角度上讲，卒中患者能否生活自理，进而回归家庭、社会取决于家庭康复的质量。所以，科学规范的家庭康复对偏瘫患者功能的恢复具有极其重要的意义。

二、居家康复的治疗原则

1. 每个训练治疗动作力求规范。
2. 锻炼强度和负荷要适宜。

3. 合理安排康复锻炼项目。

4. 做好准备活动和防护。

5. 按时规律锻炼。

6. 全面锻炼发展。

第二节　日常生活活动能力的居家康复方案

一、转移训练

1. 由床到轮椅的独立转移　患者坐于床边，双足平放在地面上。操作方法：①将轮椅放在患者的健侧，与床成45°夹角。启动轮椅手刹，卸下近床侧轮椅扶手，移开近床侧轮椅脚踏板。②患者健手支撑于轮椅远侧扶手，患手支撑于床上，患足位于健足稍后方。③患者向前倾斜躯干，健手用力支撑抬起臀部，以双足为支点旋转身体直至背靠轮椅，确信双腿后侧贴近轮椅后正对轮椅坐下（图

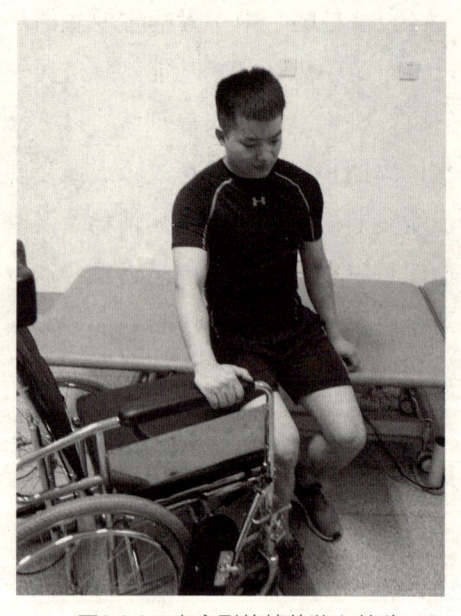

图8.2.1　由床到轮椅的独立转移

8.2.1）。由轮椅返回病床的转移与上述顺序相反。

2. 辅助下由床到轮椅的转移　患者坐于床边，双足平放在地面上。操作方法：①将轮椅放在患者的健侧，与床成45°夹角。启动轮椅手刹，卸下近床侧轮椅扶手，移开近床侧轮椅脚踏板。②家属面向患者站立，双膝微屈，腰背挺直，双足放在患足两边，用自己的膝部在前面抵住患

膝，防止患膝倒向外侧。③ 家属一手从患者腋下穿过置于患者患侧肩胛骨上，并将患侧前臂放在自己肩上，一手抓住患者肩胛骨内缘，另一上肢托住患者健侧上肢，使其躯干向前倾。然后将患者的重心前移至其脚上，直至患者的臀部离开床面。如果患者抬头，将有助于体重转移到腿上。④ 家属引导患者转身坐于轮椅上。由轮椅返回病床，方法同前。应鼓励患者由患侧进行转移，有助于增加患者对患侧的认识和使用（图8.2.2）。

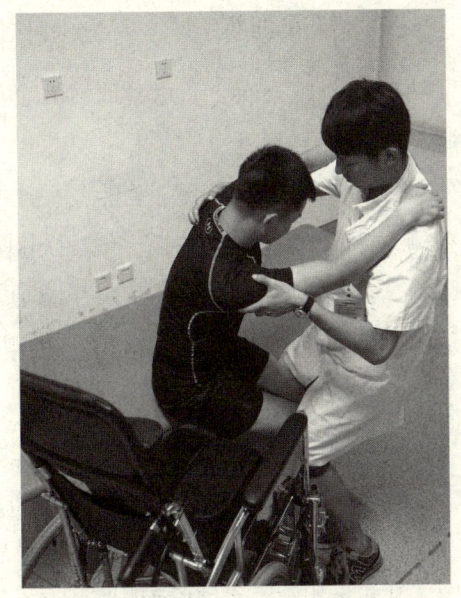

图8.2.2 辅助下由床到轮椅的转移

3. 轮椅与马桶之间的独立转移　患者驱动轮椅正面接近马桶，启动轮椅手刹，移开脚踏板。操作方法：① 双手支撑轮椅扶手站起。② 先将健手移到对侧马桶旁的对角线上的扶栏上，然后健腿向前迈一步，健侧上下肢同时支撑，向后转身，背向马桶。③ 先将患手置于轮椅另一边扶手上，然后再移到马桶旁的另一侧扶栏上。④ 褪去裤子，确信腿的后侧贴近马桶，然后坐下。由马桶返回轮椅的过程与上述相反。

4. 由轮椅到马桶的辅助转移　患者坐于轮椅中，轮椅正面接近马桶，启动轮椅手刹，移开脚踏板。轮椅与马桶间留有一定空间，以利于家属活动。操作方法：① 治疗师站在患者瘫痪侧，面向患者，一侧下肢置于患者前面，另一侧下肢置于轮椅旁。治疗师用同侧手穿拇握法握住患手，另一手托住患侧肘部。② 患者健手支撑在轮椅扶手上，同时患手拉住家属的手站起。在站立过程中家属可通过与患者互握的手给予一定的体重支持。然后患者将健手移到马桶旁的扶栏上。③ 家属和患者同时移动双足向后转身，直到患者双腿的后侧贴近马桶。④ 褪去裤子，家属协助患者臀部向后、向下移动坐于马桶上。由马桶返回轮椅与上述相反。

二、穿衣训练

1. 穿、脱上衣　　患者取坐位穿衣,穿衣时宜先穿患肢,脱衣时宜先脱健肢。

(1) 穿法:利用健手套上患侧上肢袖子,然后健手将健侧衣袖移至健手侧,并套上健侧上肢袖子,最后用健手扯平下襟,系扣或拉上拉链。

(2) 脱法:利用健手先将患肢袖子从肩部褪至肘部,然后将健侧上肢从健侧袖中褪出,最后利用健手将患侧上肢袖子完全褪出。

2. 穿裤子

(1) 在床上穿:利用健手先套上患腿裤腿,然后再穿上健腿裤腿;仰卧于床上,利用健腿支撑起臀部,将裤腰提上,用健手系好腰带。

(2) 在椅子上穿:利用健手先穿患腿,再穿健腿,将裤子提至大腿上部,站起,用健手系好腰带。

三、步行训练

步行训练前应具备的条件:步行训练之前,患者先要完成站立、平衡和重心转移的训练,同时还要掌握屈膝、屈踝、伸髋屈膝、伸髋屈膝背屈踝、患腿的负重、扶持站立位患腿的摆动,以及在患腿负重下健腿前后摆动等步行前的训练。

1. 在平行杠内练习行走　　当患者步行前的准备训练已完成时,即可开始进行平行杠内的步行练习。平行杠内的步行多采用三点步行法。三点步行方法:首先将健侧手移至身体前方握杠;然后患侧下肢向前迈出,这时很容易出现上提骨盆或划圈运动,嘱患者将骨盆自然放松,然后将屈曲的膝关节迈出;患侧下肢站稳后,迈健侧下肢(图8.2.3)。

2. 在训练者的帮助下练习行走　　① 训练者位于患者患侧,握住其患手,使手指伸展,腕背屈,并使患肩保持外旋位,另一手通过患者腋下放于其胸前,使患者保持躯干竖直并向前行走(图8.2.4)。② 训练者也可在患者后方,双手扶持其骨盆进行步行训练。扶持患侧骨盆的手可控制患侧骨盆上抬,也可促进患侧髋关节后伸并促进重心向前转移(图8.2.5)。

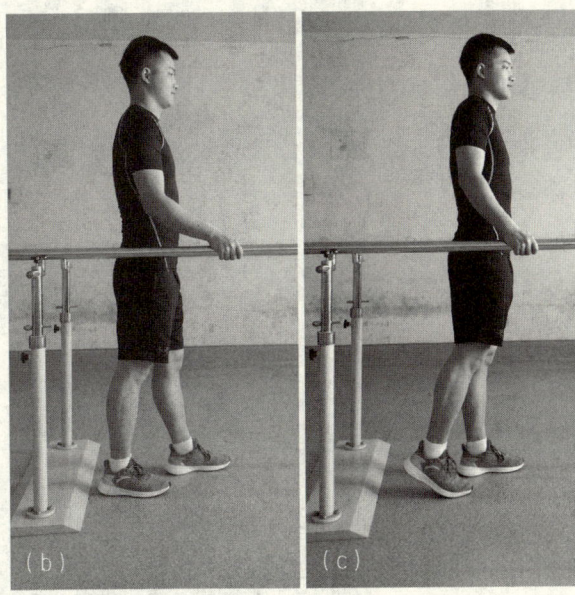

图8.2.3 在平行杠内练习行走

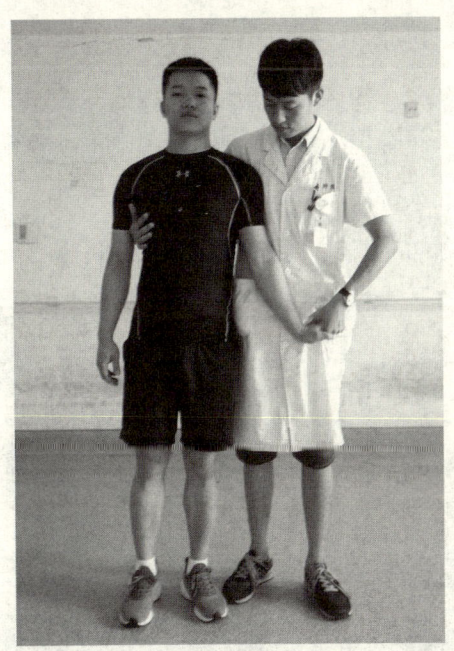

图8.2.4 在训练者的帮助下练习行走(身侧)

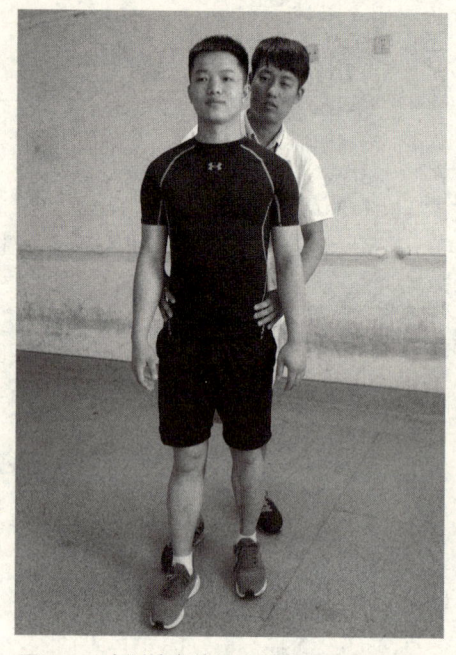

图8.2.5 在训练者的帮助下练习行走（身后）

四、上下楼梯训练

1. 上楼梯训练　　患者用健手扶持扶手，并将重心转移到患腿上，然后健足迈上台阶，此时训练者帮助患者患腿向前；当患者将重心前移至前面的健足上时，训练者的手可移至患者患侧小腿前面，帮助患足放在第二个台阶上。随着功能的好转，可逐渐减少帮助（图8.2.6）。

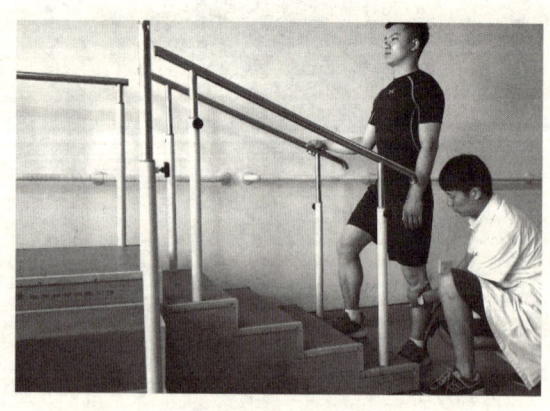

图8.2.6 上楼梯训练

2. 下楼梯训练　　患者用健手扶持扶手，重心转移至患腿上，先用健腿下楼梯，训练者注意控制患腿膝部，使其向前，重心转移至健腿上；当患者用患腿下楼梯时，训练者用手阻止其患腿内收（图8.2.7）。

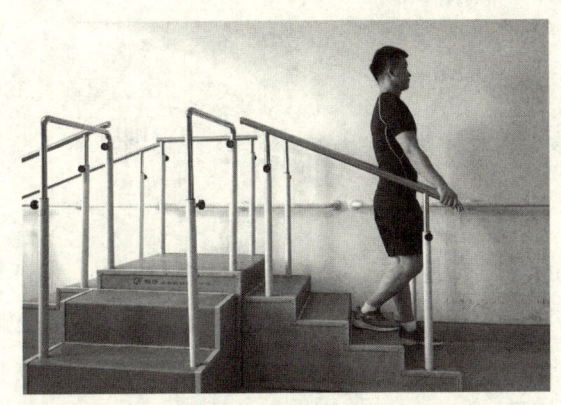

图8.2.7　下楼梯训练

五、注意事项

1. 开始康复训练的时间越早越好　　一般来说只要病情稳定，生命体征（即体温、呼吸脉搏、血压）平稳，就可以开展康复训练。如果已经并发其他疾病，如心肌梗死、上消化道出血、肺部感染、肾功能不全等，则应在医务人员的指导下进行训练。

2. 运动量不宜过大　　训练强度要由小到大，使患者有一个适应的过程，逐渐恢复体力。如安静时心率超过120次/分，收缩压超过180 mmHg（24 kPa），有心绞痛或严重心律失常，应暂停训练。训练后脉率不宜超过120次/分。如果患者经过一天的训练，休息一夜后仍感疲劳，脉搏数仍高于半日水平，则表示运动量过大，应适当减量。

3. 结合日常生活进行训练　　鼓励患者自己做力所能及的事，如更衣、梳洗、进食等。减少其对家庭的依赖、提高独立生活能力。

4. 顺其自然　　患者能达到什么程度就到什么程度，但可以建议患者坚持做1~2次甚至更多。

5. 注意日常保健　　按时服药，规律起居，保持平稳的情绪和开阔的胸怀。多食高纤维素的清淡饮食，保持大便通畅，避免过劳。

6. 若在训练过程中出现其他疾病，如感冒等，则应暂停训练并与医师取得联系。

7. 运动后切勿立即进行热水浴，以免导致循环血量进一步集中分布于外周，从使血压突降，甚至诱发心律失常等。

8. 训练频率至少每周2～3次，最好每天1～2次，每次约30分钟。

9. 不穿过紧过小的衣服，以免影响血液循环和肢体活动。

六、居家环境改造

1. 卫生间的环境改造　　卫生间的入口和通道应方便乘轮椅者进入和进行回转，回转直径不小于1.50 m，门的通行净宽度不应小于0.80 m。无障碍卫生间面积应达到2.00 m × 1.50 m，不应小于1.80 m×1.00 m；无障碍卫生间的门宜向外开启，平开门外侧应设高0.90 m的横扶把手，在关闭的门扇内侧设高0.90 m的关门拉手，并应采用门外可紧急开启的插销。如卫生间的门向内开启，需在开启后厕位内留有直径不小于1.50 m的轮椅回转空间。

卫生间内坐便器高宜0.45 m；在坐便器旁的墙面上应设高0.40～0.50 m的救助呼叫按钮；厕位两侧距地面0.70 m处应设长度不小于0.70 m的水平安全抓杆，另一侧应设高1.40 m的垂直安全抓杆。无障碍小便器下口距地面高度不应大于0.40 m，小便器两侧应在离墙面0.25 m处，设高度为1.20 m的垂直安全抓杆，并在离墙面0.55 m处，设高度为0.90 m水平安全抓杆，与垂直安全抓杆连接，安全抓杆应安装牢固，直径应为30～40 mm，内侧距墙不应小于40 mm。

洗手盆的水嘴中心距侧墙应大于0.55 m，其底部应留出宽0.75 m、高0.65 m、深0.45 m供乘轮椅者膝部和足尖部的移动空间，并在洗手盆上方安装镜子，出水龙头宜采用杠杆式水龙头或感应式自动出水方式。多功能台长度不宜少于0.70 m，宽度不宜少于0.40 m，高度宜为0.60 m；挂衣钩距地高度不应大于1.20 m；取纸器应设在坐便器的侧前方，高度为0.40～0.50 m。

淋浴用坐台高度宜为0.45 m，深度不宜小于0.45 m，淋浴间应设距地面高0.7 m的水平抓杆和高1.40～1.60 m的垂直抓杆，淋浴喷头的控制开关的高度距地面不应大于1.20 m，毛巾架的高度不应大于1.20 m。

2. 卧室的环境改造　　卧室宜使用滑动门或折叠门以及带手柄式的门，保证轮椅的停留及回转空间；床的高度约0.45 m；在床上时手可以触及电灯开关；插座高度为0.40~0.50 m；衣柜挂衣杆高度不应大于1.40 m，其深度不应大于0.60 m。

3. 常用辅助器具的选择与使用

（1）手杖：① 适应证。单足手杖适用于握力好、上肢支撑力强的患者，如偏瘫患者、老年人等；三足手杖适用于平衡能力稍欠佳、使用单足手杖不安全的患者；四足手杖适用于平衡能力欠佳、臂力较弱或上肢患有震颤、麻痹、用三足手杖不够安全的患者。② 手杖测量。对于无直立困难患者，站立时大转子的高度即为手杖的长度及把手的位置。直立困难患者可在仰卧位测量，患者仰卧，双手放在身旁，测量自尺骨茎突到足跟的距离，然后增加2.5 cm（留出穿鞋时鞋后部的高度）。测量正确，患者持杖站立时肘应轻屈30°左右，腕关节背伸，小趾前外侧15 cm至腕背伸时手掌面的距离即为手杖长度。③ 手杖使用。三点步行：使用手杖时先伸出手杖，再迈出患侧足，最后迈健侧足。此种步行方式因迈健侧足时有手杖和患足两点起支撑作用，因此稳定性较好，除部分下肢运动障碍患者常采用外，大多数偏瘫患者及恢复早期病情较轻患者也采用此种步行方法。两点步行：伸出手杖和患足并支撑体重，再迈出健足，手杖与患足作为一点，健侧足作为一点，交替支撑体重的步行方式。这种方法步行速度快，有较好的实用价值。当患者具有一定的平衡功能或较好地掌握了三点步行方法后，可进行两点步行训练。偏瘫程度较轻、平衡功能好的患者及恢复后期患者均可应用此种步行方式。

（2）轮椅：① 轮椅选择。偏瘫患者如果无认知障碍、有较好的理解能力和协调性则可选单侧驱动轮椅；病情严重者选用他人推动轮椅。平衡功能好者可选用座席较低的标准轮椅，安装可拆卸式脚托和腿托、以便脚充分着地，用健侧的上下肢完成操作。若需帮助转移者最好选用可拆卸式扶手。② 轮椅的测量。座席高度：被测量者坐在测量用椅上，膝关节屈曲90°，足底着地，测量腘窝至座席高度、宽度及深度地面的高度为座席高

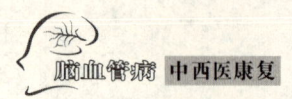

度,一般为45~50 cm。如座席太高轮椅不能进入桌面下;太低时坐骨结节承受的压力过大。座席宽度:被测量者坐在测量用椅上,测量坐位时两侧臀部最宽处的距离再加5 cm为座席宽度,即臀部两侧各有2.5 cm的空隙,一般为40~46 cm。当座席太宽时不宜坐稳,操纵轮椅不便,肢体易疲劳;太窄上下轮椅不便,臀部及大腿组织易受压。座席深度:被测量者坐在测量用椅上,测量臀部向后最突出处至小腿腓肠肌间的水平距离再减5 cm为座席深度,即乘坐轮椅时小腿后方上段与座席前缘间应有5 cm的间隙。座席深度一般为41~43 cm。若座席过短,体重主要压在坐骨结节上;太长腘窝受座席前缘的压迫而影响血液循环,且皮肤易受磨损。扶手高度:被测量者坐在测量用椅上,上臂自然下垂肘关节屈曲90°,测量肘下缘至椅面的距离再加2.5 cm为扶手的高度,一般为25~25 cm。使用坐垫时还应加上坐垫的高度。扶手太高时上臂被迫上抬而易疲劳;若扶手太低,需要上身前倾才能维持平衡,不仅容易疲劳,有时还会影响呼吸。靠背高度:低靠背的高度通常测量从座椅面到腋窝的实际距离再减去10 cm。高靠背的高度是测量从座席面到肩部或后枕部的实际高度。脚托高度与座席高度有关。为了安全,脚托与地面应至少保持5 cm的距离。轮椅全高为从手推把上缘至地面的高度,一般为93 cm。